சந்தியா
பதிப்பகம்

வெ.நீலகண்டன்

தஞ்சாவூர் மாவட்டம் பேராவூரணிக்கு அருகில் உள்ள முடச்சிக்காட்டைச் சேர்ந்தவர். 20 ஆண்டுகளுக்கும் மேலாக இதழியல் துறையில் பணியாற்றிவரும் இவர், தற்போது ஆனந்த விகடனில் துணை நிர்வாக ஆசிரியராக உள்ளார். பண்பாடு, உணவு, மரபு, இசை, கலை, வாழ்வியல் சார்ந்து 25க்கும் மேற்பட்ட நூல்களை எழுதியுள்ளார். சந்தியா பதிப்பக வெளியீடாக வந்துள்ளன இவரது ஊர்க்கதைகள், உறங்காநகரம், அந்தர மனிதர்கள், தமிழர் வாழ்வு, முதல் முகவரி ஆகிய நூல்கள் வாசகர்கள் மத்தியில் பெரும் வரவேற்பைப் பெற்றுள்ளன.

தென்னிந்திய வட்டார உணவுகள்
தமிழகம் – ஆந்திரா

முதல் பாகம்

வெ.நீலகண்டன்

சந்தியா பதிப்பகம்
சென்னை - 83

தென்னிந்திய வட்டார உணவுகள்
தமிழகம் - ஆந்திரா
முதல் பாகம்

© வெ.நீலகண்டன்

முதற்பதிப்பு: 2022

அளவு: டெமி | தாள்: 60gms | பக்கம்: 304
அச்சு அளவு: 11 புள்ளி | விலை: ரூ. 300/-
அச்சாக்கம்: அருணா எண்டர்பிரைஸஸ்
சென்னை - 40

சந்தியா பதிப்பகம்
புதிய எண்: 77, 53வது தெரு, 9வது அவென்யூ
அசோக் நகர், சென்னை - 600 083.
தொலைபேசி: 044-24896979

ISBN: 978-93-95442-31-2

Thenninthiya Vattaara Unavukal
Tamizhagam - Andhra
Part 1

© Ve. Neelakandan

Printed at A S X Pvt. Ltd.,
Chennai - 40.

Published by
Sandhya Publications
New No. 77, 53rd Street, 9th Avenue,
Ashok Nagar, Chennai - 600 083.
Ph: 044-24896979

Price Rs.300/-

sandhyapublications@yahoo.com
sandhyapathippagam@gmail.com
www.sandhyapublications.com

SAN-1026

சமர்ப்பணம்

அன்பும் அக்கறையும் ததும்ப
என் வளர்ச்சியில் அகமகிழும்...
என்றென்றும் எங்களோடு வாழும்
மாமனார் E. மீனாட்சி சுந்தரம் அவர்களின் திருவடிகளுக்கு..!

ஒரு வழிப்போக்கனின் ருசி அனுபவம்!

உணவென்பது கண்ணாடியாக சமூகத்தைப் பிரதிபலிக்கும். வாழ்க்கைமுறை, பண்பாடு, வரலாறு, தட்பவெப்பம், நீர் - நிலத்தின் தன்மை போன்ற எல்லாக் கூறுகளையும் உணவின்வழி அறிந்துகொள்ள முடியும். ஒவ்வொரு மண் பரப்புக்கும் உயிர்ப்பான ஒரு உணவுப்பண்பாடு உண்டு.

ஒரு நிலத்தில் உழன்று வாழும் மனிதர்களுக்கு அந்த நிலத்தில் விளையும் பொருளே உணவு, மருந்து. இயற்கை அப்படித்தான் இந்த பிரபஞ்சத்தை நெய்து வைத்திருக்கிறது. இன்று அந்த உணவுப்பண்பாடும் சுழற்சியும் தனித்தன்மையும் அழிந்துவிட்டன. உலகமயமாக்கல், உணவின் பொருள், தன்மை எல்லாவற்றையும் மாற்றிவிட்டது. பயறும் கொண்டைக்கடலையும் விளையும் ஊரில் சீனாவின் சோயாவையும் காளானையும் தெருக்களில் வைத்து விற்கிறார்கள். சூப்பர் மார்க்கெட் முகப்புகளிலெல்லாம் மோமோஸ் கிடைக்கிறது. பானி பூரிக்களும், சாண்ட்விச்களும் நம் சிற்றுணவுகளைத் தின்றுவிட்டன. பெல்ஜியம் ஃவேபிளை பெரம்பலூரில் சாப்பிட முடிகிறது. உணவின் தனித்தன்மை மறைந்து எல்லாம் எல்லா இடத்திலும் கிடைக்கிறது.

உணவு, சந்தையின் கைவசம் போய் விட்ட காலம். உணவுச்சந்தையும் மருத்துவச் சந்தையுமே உலகை

இயக்குகின்றன. உடலுக்கும் தட்பவெப்பத்துக்கும் பொருந்தாததைத் தின்பதும் ஆரோக்கியம் கெட்டு மருத்துவமனைக்குச் செல்வதும் இயல்பாகிவிட்டது. தன் உழைப்பில் ஈட்டும் பொருளின் பெரும்பகுதியை மருத்துவத்துக்கு இழக்கிறார்கள் மக்கள்.

ஒரு தெருவில் நின்று நிமிர்ந்து பார்த்தால் கண்படும் இடமெல்லாம் உணவகங்கள் இருக்கின்றன. பலவித உணவுகள்... எல்லா உணவகங்களிலும் மக்கள் கூட்டம். நியூ ஏஜ் தலைமுறை, விதவிதமாக சாப்பிடுகிறது. வாழ்க்கையைக் கொண்டாடுகிறது.

மூன்றாம் நிலை குறு நகரங்களில்கூட பர்கரும் பீட்சாவும் வந்துவிட்டன. ஆனாலும் இந்த இடர்களையெல்லாம் தாண்டி இன்னும் மண்ணுக்கேயுரிய வட்டார உணவுகள் கொஞ்சமேனும் உயிர்த்திருக்கவே செய்கின்றன. யாரோ ஒரு மனிதர், தலைமுறையாக அவற்றைக் கட்டிக்காக்கிறார். பாரம்பர்ய ருசி குறையாமல், செய்முறை மாறாமல் விடாப்பிடியாக அதைச் காப்பாற்றி மக்களுக்கு வழங்கிக்கொண்டுதான் இருக்கிறார். அது அந்த ஊருக்கே அடையாளமாக இருக்கிறது.

அப்படி தென்னிந்தியா முழுவதும், ஊருக்கு அடையாளமாக இருக்கிற உணவுகளைத்தேடி நான் மேற்கொண்ட மிக நீண்ட பயணத்தின் அனுபவத் தொகுப்புதான் இந்த நூல். இது ஒரு இலக்கற்ற பயணம். இந்த நூலில் இருப்பவை, தமிழகம், கர்நாடகத்தின் பாரம்பர்ய உணவுகள் என்று சொல்வதற்கில்லை. மண்ணுக்குத் தொடர்பில்லாத, ஆனால் அந்த ஊரில் மட்டுமே கிடைக்கிற, அந்த ஊருக்கே அடையாளமாக இருக்கிற உணவுகளும் இருக்கின்றன. தேடல் மிக்க ஒரு வழிப்போக்கனின் மனதைத்தொட்ட உணவுகள் என்று இந்நூலில் இருப்பவற்றை வகைப்படுத்தலாம்.

அந்தந்த ஊர்களில் சிறப்புற்று இருக்கும் உணவு குறித்த அறிமுகத்தோடு, அந்த உணவுக்கும் அந்த ஊருக்கும் என்ன தொடர்பு என்ற வரலாற்றையும் அந்த உணவின் தனித்தன்மைக்கான காரணத்தையும் தேடியிருக்கிறேன்.

தமிழக உணவுகளைப் பொறுத்தவரை, பாரம்பர்யமாக அதை தயாரிக்கும் உணவகம் அல்லது கடையைப் பதிவு

வெ. நீலகண்டன்

செய்திருக்கிறேன். அந்த ஊர்களுக்குப் பயணிக்கும்போது மறக்காமல் அவற்றை வாங்கி ருசியுங்கள். ஆந்திர உணவுகளின் செய்முறைகளை தந்திருக்கிறேன். வீட்டில் முயற்சிக்கலாம்.

குறிப்பிட வேண்டிய இன்னுமொரு செய்தி, இந்நூலில் இடம்பெற்றுள்ள எல்லா உணவுகளுமே சைவ உணவுகள். நான் அசைவ உணவுகளை விரும்பிச் சாப்பிடுபவன் என்றாலும் என் பயணத்தை முழுமையாக சைவ உணவுகளைத் தேடுவதற்காக மட்டுமே திட்டமிட்டேன். அதற்கு எவ்வித குறிப்பிடத்தகுந்த காரணமோ அரசியலோ இல்லை. விரைவில் முழுமையான தென்னிந்திய அசைவ உணவுகள் குறித்தும் எழுத விருப்பம். நினைத்தாலே வாயூறுகிறது. காலம் கைகூடட்டும்.

தினகரன் இணைப்பிதழாக வந்த வசந்தத்தில் சில வருடங்களுக்கு முன்பு, இவற்றை நெடுந்தொடராக எழுதினேன். அக்காலத்தில் ஏராளமான வாசகர்களைப் பெற்றுத்தந்தது அந்தத் தொடர். தனித்தனி நூலாகவும் வந்தன. எழுத்தாளரும் என் மதிப்புக்குரிய நண்பருமான முகில், "நான்கு மாநில உணவுகளையும் எழுதி விட்டீர்கள். இன்னும் கொஞ்சம் ஒர்க் பண்ணி தொகுத்தால் தென்னிந்திய உணவும் வரலாறும் முழுமையாகிவிடுமே" என்றார். அந்தப்புள்ளியில் இருந்துதான் இந்த நூல் உருக்கொள்ளத் தொடங்கியது. என் எல்லா முயற்சிகளையும் ஆதரித்து கரம் கொடுக்கும் 'சந்தியா' நடராஜன் சார் அந்தப்பணியை விரைவுபடுத்தினார். அவருக்கும் சந்தியா பதிப்பகத்துக்கும் மனமார்ந்த நன்றிகள். மிகுந்த சிரத்தையெடுத்து இந்நூலை வடிவமைத்த தங்கைகள் மேனகா, பிரியா இருவருக்கும் அன்பு.

சாப்பிட்டு ருசிக்கும் அனுபவத்தை இந்த நூலில் உள்ள கட்டுரைகள் உங்களுக்குத் தரக்கூடும். தொட்டுக்கைகள் போல கொஞ்சமாக வரலாறும் செய்திகளும் இருக்கும். தென்னிந்தியா தாண்டி வடகிழக்கு வரை உணவுக்காக பயணித்த அனுபவம் எனக்கு உண்டு. ஒப்பீட்டு நோக்கில் பார்த்தால், தென்னிந்திய உணவுகளே முறையாகவும் ஆரோக்கியமாகவும் சுவையாகவும் சமைக்கப்படுகின்றன.

இந்நூல் முழுமையானதல்ல. உணவோடு சேர்த்து அந்த உணவின் வரலாற்றையும் ருசிக்கும் துளி அனுபவத்தை இந்த நூல் உங்களுக்குத் தருமானால் என் நோக்கம் நிறைவேறியதாக கருதுவேன். தொடர்ந்து இயங்குவோம்.

இந்தத்தருணத்தில் என் வாழ்வில் எல்லாமுமாக நிறைந்திருக்கும் என் மனைவி ஹேமாவதிக்கு பேரன்பு!

என்றும் அன்புடன்
வெ.நீலகண்டன்
ilamurasu@gmail.com

உணவுகள்

ஒரு வழிப்போக்கனின் ருசி அனுபவம்! 6

தமிழ்நாடு

1. கொங்குநாட்டு கல்யாணபந்தி விருந்து 15
2. நாஞ்சில்நாட்டு தும்பு இலை சாப்பாடு... 28
3. தஞ்சாவூர் தாட்டெலைச் சாப்பாடு..! 34
4. மதுரை முனியாண்டி விலாஸ்! 41
5. ஆண்டார்பந்தி சமையல்! 45
6. தஞ்சாவூர் தாம்பூலம்! 51
7. எண்ணெய் பரோட்டா 59
8. வெள்ளரி பஜ்ஜி 61 ☛ 9. வீச்சுப் பரோட்டா 64
10. வரிக்கி 67 ☛ 11. வடைகறி 70
12. உசிலி 73 ☛ 13. தொதல் 75
14. மக்ரூன் 78 ☛ 15. திருமால் வடை 81
16. தேங்காய்பால் தேன்குழல் 83
17. தேங்காய் சொதி 85 ☛ 18. சேர்மிட்டாய் 88
19. தவலை வடை 90 ☛ 20. தம்ரூட் 93
21. சுத்துமிட்டாய் 96 ☛ 22. தட்டுவடை செட் 99
23. சீனா தோசை 102 ☛ 24. சந்திரகலா 105
25. ரசவடை 108 ☛ 26. புட்டு-பயிறு-பப்படம் 111

27. புட்டுப்பணியாரம் 114 ☙ 28. புளிச்சேரி 117
29. பாதாம்பால் 119 ☙ 30. பதற்பேணி 122
31. பருத்தி அல்வா 125 ☙ 32. பருப்பு போளி 128
33. பன்னீர் ஜாங்கிரி 131
34. பக்கோடா கறி 134 ☙ 35. ஒப்பட்டு 137
36. வேர்க்கடலை நிப்பட் 139 ☙ 37. முட்டை மாஸ் 142
38. மஸ்கோத் அல்வா 144 ☙ 39. முந்திரிக்கொத்து 147
40. மக்கன்பேடா 150 ☙ 41. மொய்ங்கா 152
42. கடப்பா 155 ☙ 43. குச்சிமுறுக்கு 157
44. கத்திரிக்காய் கொத்சு 160
45. காசி அல்வா 163 ☙ 46. கைமுறுக்கு 166
47. கோவில் இட்லி 169 ☙ 48. கமர்கட் 172
49. கடலை மிட்டாய் 175 ☙ 50. ஜோடி நெய்த்தோசை 178
51. ஜிகர்தண்டா 181 ☙ 52. இளம்தோசை 184
53. இலையப்பம் 187 ☙ 54. உப்பேரி 190
55. டிகிரி காபி 193 ☙ 56. டைமன் தோசை 196
57. கோலி போண்டா 198 ☙ 58. அத்தோ 201
59. பட்டாணி காரச்சேவு 204
60. அடை-அவியல் 207 ☙ 61. பட்டணம் பக்கோடா 210
62. அங்கூர் பூந்தி 213
63. அசோகா 215 ☙ 64. மொறுமொறு அப்பளம் 217
65. பால்திரட்டு 219 ☙ 66. கந்தரப்பம் 221

ஆந்திரா

1. தொண்டக்காய பச்சடி 225 ☛ 2. அலசந்த வடா 228

3. அல்லம்-பச்சி மிரப்பக்காய பச்சடி 232

4. ஆவக்காய் ஊறுகாய் 235 ☛ 5. கடப்பா காரதோசை 238

6. காக்கராக்காய வேப்புடு 241 ☛ 7. கந்தகட்ட வேப்புடு 244

8. கோங்கூரா தொக்கு 248 ☛ 9. குத்தி வொங்காய் கூரா 251

10. மாமடிக்காய அன்னம் 254 ☛ 11. மாமடிக்காய பப்பு 258

12. மிரப்பக்காய் சாதம் 261

13. முக்கல சொரைக்காய புளுசு 264

14. பரமன்னம் 268 ☛ 15. பருப்பு அல்வா 272

16. பீயம் உசிலி 276 ☛ 17. பெசரட்டு 279

18. கியுபானி கா மித்தா 282 ☛ 19. சாகு பியம் கிச்சடி 285

20. தமலப்பாகு பஜ்ஜி 288 ☛ 21. தெலுங்கானா பிரியாணி 291

22. உளவள சாறு 294 ☛ 23. வம்காய அன்னம் 297

யுகாதிப் பச்சடி 301

தமிழ்நாடு

1
கொங்குநாட்டு கல்யாணபந்தி விருந்து

உலகின் ஆதிச்சமூகங்களில் விருந்தோம்பலுக்குப் பெயர்போனது, தமிழ்ச்சமூகம். வாழும் மண்ணுக்கும், தன்மைக்கும் ஏற்ப, ஒவ்வொரு வட்டாரத்துக்கும் ஒவ்வொரு விருந்தோம்பல் பண்பு உண்டு. அவற்றில், கொங்கு நாட்டு மக்களின் விருந்தும், விருந்தோம்பலும் இணையற்றவை. தனக்கில்லா நிலையிலும், பிறரின் பசியைப் போக்கத் துடிக்கிற பண்பாடு, வளமும், செழிப்பும் நிறைந்த கொங்கு நாட்டின் சரித்திரம் நெடுக பதிவாகி இருக்கிறது.

கோவை, திருப்பூர், ஈரோடு, நாமக்கல், சேலம், தர்மபுரி, மாவட்டங்கள், கிருஷ்ணகிரி, திண்டுக்கல், கரூர் மாவட்டத்தின் சில பகுதிகளை உள்ளடக்கியதே கொங்குநாடு. நான்கு புறங்களிலும் ஓங்கியுயர்ந்த மலைத்தொடர்களைக் கொண்ட இம்மண்டலத்தில் பசுமைக்குப் பஞ்சமில்லை. காவிரி, பவானி, நொய்யல், அமராவதி, தென்பெண்ணை சுவேத நதி என மண்ணை பொன்னாக்கும் நதிகளுக்கும் குறைவில்லை. சோழநாடு நெற்களஞ்சியம் என்றால் கொங்குநாடு நீர்க்களஞ்சியம்.

'கொங்கு மலிந்தால் எங்கும் மலியும், கொங்கு வரண்டால் எங்கும் வரளும்' என்று ஒரு முதுமொழி உண்டு. அப்படியொரு வளம்... அன்று தொட்டு இன்று வரை கொங்கு நாட்டு மக்களின் வாழ்க்கையிலும் அந்த வளத்தை உணரமுடிகிறது.

'கொங்கு' என்றால் தேன். இந்நாட்டின் அடர்ந்த மலைத்தொடர்களில் தேன் மிகுந்திருந்ததால் இப்பெயர் அமைந்தது. மலைத்தொடர் நெடுக தேனெடுத்தலை முதன்மைத் தொழிலாகக் கொண்ட பழங்குடிகள் நிறைந்திருந்தார்கள். பெயருக்கு ஏற்றவாறே கொங்கு மக்களின் மொழியும் தேனாக இனிக்கிறது. வார்த்தைகளில் மரியாதையின் உச்சம் வெளிப்படுகிறது.

பூந்துறை நாடு, தென்கரை நாடு, காங்கேய நாடு, பொங்கலூர் நாடு, ஆறைநாடு என 24 நாடுகளாக உட்பிரிவு கொண்டிருந்தது கொங்கு. இன்றும் அந்த தொன்மம் மேலோட்டமாக வழக்கில் இருக்கிறது. ஒவ்வொரு நாட்டுக்கும் ஒரு 'நாட்டார்' தலைவராக இருக்கிறார். அனைவருக்கும் மேல் ஒரு நாட்டாண்மையும் உண்டு. ஆண்டுக்கொரு முறை நாட்டாண்மை தலைமையில் 24 நாட்டார்களும் ஒன்றுகூடி பிரச்னைகளை பேசித் தீர்த்துக் கொள்வதுண்டு.

பேகன், அதியமான், பழையன், ஓரி, குமணன், விச்சிக்கோ, மோகூர் பழையன், தாமான் தோன்றிக்கோன், கொண்கானன் கிழான், நன்னன், கடியநெடுவேட்டுவன் உள்ளிட்ட புகழ்பெற்ற பழந்தமிழ் மன்னர்கள் பலரும் கொங்கு நாட்டு 'நாட்டார்களாக' இருந்து அரசாண்டவர்கள் தான்.

கொங்கு நாட்டுக்கென்று தனித்துவமான வரலாறு, கலை, பண்பாடு, நாகரீகம், பழக்க வழக்கங்கள் உண்டு. சோழர், ஹொய்சலர், விஜயநகரத்தார், மைசூர் மன்னர்கள் என பல்வேறு ஆளுமைகளின் கீழ் இயங்க நேர்ந்தாலும் கொங்குநாட்டு மக்கள் தங்கள் இயல்பில் இருந்து மாறவில்லை. அதுவே இன்றும் அவர்களை தமிழின் அடையாளமாக வைத்திருக்கிறது.

ஒரு காலத்தில் விவசாயத்தையும், வனத்தொழில்களையும் பிரதானமாகக் கொண்டிருந்த கொங்குநாடு, இப்போது முதன்மையான தொழிற்சாலைகளை உள்ளடக்கிய பகுதியாக வளர்ந்திருக்கிறது. பல்லாயிரம் கோடி ரூபாய் பரிவர்த்தனை நடக்கும் பகுதியாக மாறியிருக்கிறது. கொங்கு மக்களின் ஈடு இணையற்ற உழைப்பின் விளைவு. இந்தியாவின் பல்வேறு மாநிலங்களில் இருந்து, லட்சக்கணக்கான மக்கள் கொங்கு நாட்டில் குவிந்து வாழ்கிறார்கள். அவர்களுக்கு இடமளித்து, உணவளித்து, வாழ்வளித்து, உலகுக்கெல்லாம் உடையளித்து, பாரம்பரிய உணவளித்து, அத்தியாவசியப் பொருள் அழித்து

வளர்ந்து நிற்கிற கொங்குநாட்டின் விருந்தோம்பல் பண்பு பற்றி சொல்லிக்கொண்டே போகலாம்.

"கொங்குநாடு என்று பொதுவாகச் சொன்னாலும், ஒவ்வொரு வட்டாரத்துக்கும் விருந்தோம்பல் தன்மையில் மாற்றம் உண்டு. கோவை, ஈரோடு, சேலம் போன்ற நகர்ப்புறங்கள் முற்றிலும் தொழில்மயமாகி விட்டன. இந்நகரங்களை ஒட்டிய பிற பகுதிகளில் விவசாயம் தலைத்தோங்கி நிற்கிறது. இன்று உலகமயம் காரணமாக பல்வேறு சமூகங்களில் பண்பாட்டு கலப்புகள் நிகழ்ந்துவிட்டன. ஆனால் மிகப்பெரும் தொழில்மண்டலமாக வளர்ந்துள்ள கொங்குநாட்டில் அப்படியான கலப்பு மிகுதியாக இல்லை. வெளிநாட்டு உணவுகள் எல்லாம் சர்வசாதாரணமாக புழங்கும் இக்காலத்திலும் பழங்குடித்தன்மை மாறாத பல உணவுகள் இங்கே கிடைக்கின்றன. தமிழ் இலக்கியங்கள் போற்றும் வள்ளல்களால் ஆளப்பட்ட மண் இது. அதன் பண்பாட்டுத் தொடர்ச்சி இன்று வரைக்கும் இருக்கிறது. கேட்கும் முன்பாகவே முகம்பார்த்து தேவை அறிந்து "தேவையை நிறைவு செய்பவர்கள் கொங்கு நாட்டு மக்கள்..." என்று கொங்குநாட்டின் புகழ்பாடுகிறார் கோவை விஜயா பதிப்பக உரிமையாளர் வேலாயுதம்.

கொங்கு நாட்டில் வேட்டுவக் கவுண்டர்கள், வெள்ளாளக் கவுண்டர்கள், நாயக்கர்கள், ஒக்கிலியர்கள் என பல்வேறு சமூகங்களைச் சேர்ந்த மக்கள் வசிக்கிறார்கள். இதுதவிர, 20க்கும் மேற்பட்ட பழங்குடி சமூகங்களும் உள்ளன. இவர்கள் அனைவரும் விருந்தோம்பல் தன்மையில் ஒருங்கி நிற்கிறார்கள்.

"கொங்கு நாட்டு மக்கள் பண்டிகையும், கொண்டாட்டமுமாக வாழ்பவர்கள். குழந்தை பிறப்பதில் இருந்து, மொட்டையடிப்பது, காது குத்துவது, வயதுக்கு வருவது, திருமணம் என எல்லா நிகழ்வையும் உறவுகளோடு கூடி, கொண்டாடுவார்கள். மகிழ்ச்சியான தருணங்களில் மட்டுமின்றி, துக்ககரமான சம்பவங்களின் போதும் உறவுகள் கூடி தோள் கொடுப்பார்கள். எல்லா நிகழ்வுகளிலுமே விருந்து பிரதானமாக இருக்கும். 'உப்பு ஜவுளி' என்ற நிகழ்வு கொங்குவைத் தவிர வேறெங்கும் இல்லை. திருமணத்துக்கு ஜவுளி வாங்குவது தான் உப்பு ஜவுளி. இந்த நிகழ்ச்சியே திருமணம் போல பிரமாண்டமாக நடக்கும். உப்பு, மஞ்சள், தண்ணீரோடு அத்தனை உறவுகளும் ஜவுளிக்கடை முன்பு கூடிவிடுவார்கள். ஜவுளி எடுத்து முடிந்ததும், ஓரிடத்தில் கூடி பெண்வீட்டாரும், மாப்பிள்ளை வீட்டாரும் உப்பு மாற்றிக்கொள்வார்கள். இந்த

வைபவம் முடிந்ததும் விருந்து... ஒவ்வொரு நிகழ்வுக்கும் ஒவ்வொரு விதமான உணவுகள் உண்டு..." என்கிறார் கொங்குநாடு பற்றி பலநூல்களை எழுதியுள்ள கல்வெட்டு ஆய்வாளர் ஜெகதீசன்.

கோக், பெப்சி கலாச்சாரம் பெருகியுள்ள இக்காலத்திலும் கொங்குமக்கள் வீட்டுக்கு வரும் விருந்தாளிக்கு பானகம் கொடுத்து தாகம் தீர்க்கிறார்கள். சுக்கும், ஏலமும் மணக்க, இன்னொரு டம்ளர் கிடைக்காதா என ஏங்க வைக்கிறது பானகம். தண்ணீரில் வெல்லத்தைக் கரைத்து, எழுமிச்சம்பழம் அல்லது புளியைக் சேர்த்து, ஏலம், சுக்கைத் தூவி வடிகட்டினால் அதுதான், பானகம். நொடிப்பொழுதில் தயாரித்து தருகிறார்கள். அதுவே, குளிர்காலமாக இருந்தால் கருப்பட்டிக் காபி. எக்காலமும் சுவை மறக்காது நாக்கு. வெண்சர்க்கரை பயன்பாடு மிகவும் குறைவாகவே இருக்கிறது. பெரும்பாலும் கருப்பட்டி, வெல்லம் அல்லது நாட்டுச்சர்க்கரை. காபி, டீ பயன்பாடும் குறைவுதான்.

ஆதிகாலத்தில் விவசாயத்தையே தம் முதன்மைத் தொழிலாக கொண்டிருந்ததாலும், பழங்குடித்தன்மை மிகுந்திருப்பதாலும் கொங்கின் பிரதான உணவுகள் தானிய உணவுகளாகவே இருக்கின்றன. கம்பு, கொள்ளு, தட்டாம்பயறு, உளுந்து, குதிரைவாலி, வரகு, அவரை, சாமை, சிவப்புச்சோளம், கேழ்வரகு என தமிழகத்தில் வழக்கொழிந்த பல தானியங்கள் இன்னும் கொங்குநாட்டில் முதன்மை உணவுப்பொருட்களாக உள்ளன.

"கொங்குநாட்டுக்கு வர்ற சம்பந்திகளுக்கு முதல்ல தேன்-தினைமாவு கொடுக்கிறது வழக்கம். நம் சங்க இலக்கியங்கள்ல கூட தேன்-தினைமாவு பற்றி குறிப்புகள் இருக்கு. ரெண்டையும், தனித்தனியா கிண்ணங்கள்ல வச்சிருவாங்க. விருந்தினர்கள் கலந்து சாப்பிடுவாங்க. வாசமணமா, சுவையா இருக்கும். இன்னைக்கும் கோவையில இருக்கிற சில உணவகங்கள்ல இது கிடைக்குது. பொதுவா, சத்து மிகுந்த உணவுகள்ல ருசி கம்மியா இருக்கும்ன்னு ஒரு கருத்து உண்டு. கொங்குநாட்டு உணவுகள் அதை பொய்யாக்கிடும். உடம்பை வதைக்கிற எந்த பொருளையும் உணவகங்கள்ல கூட பயன்படுத்துறதில்லை. கருப்பட்டி அல்லது நாட்டுச்சர்க்கரை போட்டுச் செய்யிற கச்சாயம் (அதிரசம்), தட்டை முறுக்கு, சுத்து முறுக்கு, எள்ளுருண்டைன்னு கொங்கு நாட்டுக்குரிய பலகாரங்கள் விஷேசமானவை. கச்சாயத்துல பலவகை இருக்கு. கரகச்சாயம் (செட்டிநாட்டு கந்தர்ப்பம் போன்றது), பண்ணுக்கச்சாயம் (பணியாரம் போன்றது)... பாவாழைன்னு ஒரு இனிப்பு... அரிசிமாவில இனிப்பு கலந்து செய்வாங்க. வச்சு

சாப்பிடலாம். அதேமாதிரி தொகையல் மாவு... இதில இனிப்பும் இருக்கு, காரமும் இருக்கு... இப்படி சுவையும், ரசனையும் நிரம்பிய பதார்த்தங்கள் நிறைய இருக்கு...” என்று வாயூர வைக்கிறார் சேலம் தமிழ்ச்சங்க நிர்வாகி க.வை.பழனிச்சாமி.

ஒப்பட்டு கொங்கின் தனித்தன்மை மிகுந்த பதார்த்தம். பிற பகுதிகளில் கிடைக்கும் போளியைப் ஒத்திருந்தாலும் கொங்குநாட்டு ஒப்பட்டுக்கு தனிச்சுவை. தேங்காய், பருப்பு, உறைப்பு என நான்கைந்து சுவைகளில் கிடைக்கிறது. கோவை நகரெங்கும் தள்ளுவண்டியில் வைத்து விற்கிறார்கள். மாலை நேரத்தை இனிக்கச் செய்கிறது. ‘சந்தகை’ இன்னொரு கொங்கு ஸ்பெஷல். வேறொன்றும் இல்லை. இடியாப்பத்திற்குத் தான் அப்படியொரு புனைப்பெயர். விருந்துக்கு வரும் புதுமணத் தம்பதிகளுக்கு சந்தகை-தேங்காய்ப்பால் செய்து தருவது கொங்கு மரபு. பிற பகுதிகளில் தீபாவளிக்கு முறுக்குப் பிழிவார்கள். ஆனால் கொங்குமக்கள் பொங்கலுக்கு பிழிகிறார்கள். காணும் பொங்கலன்று குழந்தைகள் நதிக்கரைகளுக்குப் போய் பூப்பறித்து வருவார்கள். அப்போது அவர்கள் மடிநிறைய இந்த முறுக்கை அள்ளிச்சென்று தின்றபடியே ஆடிப்பாடி மகிழ்வதுண்டு.

“அந்தக்காலத்தில இருந்த பல உணவுகளை இப்பவும் கொங்கு பகுதிகள்ல பாக்கலாம். இன்னைக்கும் பல வீடுகள்ல காலை உணவு களிதான். இனிப்புக்களி, உளுந்துக்களி, ராகிக்களி, கோதுமைக்களி, சோளக்களி, சாமைக்களி, மூங்கிலரசிக்களி, குதிரைவாலிக் களின்னு எல்லாத் தானியங்கள்லயும் களி செய்யிறதுண்டு. உடம்புக்கு இதைவிட சத்தான ஆகாரம் எதுவுமில்லை. பெண்கள் பெரிய மனுஷியாகிற போது நல்லெண்ணெய் தளும்ப, தளும்ப களி செஞ்சு கொடுப்பாங்க. கூழும் இங்கே புழக்கத்தில் இருக்கு. தெருவுக்குத் தெரு கம்மங்கூழ் கிடைக்கும். அதேபோல, தானிய தோசைகள், தானிய வடைகளும் இங்கே கிடைக்குது. எல்லா வீடுகள்லயுமே தானியக்குதிர்கள், பானைகள் இருக்கும். எல்லாக் காலத்திலயும் தானியங்கள் இருப்பு வச்சிருப்பாங்க...” என்கிறார் கோவை வடவள்ளியைச் சேர்ந்த காயத்ரி.

கொங்குநாட்டின் அடையாளங்களில் ஒன்றான தானிய லட்டு செய்து விற்பனை செய்கிறார் காயத்ரி. 12 வகையான தானிய லட்டுகள்... சேலம், தர்மபுரி மலைப்பகுதிகளில் இருந்து தானியங்களை வருவிக்கிறார். கொங்கு மண்டலமெங்கும் தானிய லட்டு கிடைக்கிறது.

கொங்குமக்கள் பசியென்று வந்தாருக்கு அளந்து உணவிடுவதில்லை. பெரும்பாலும் எந்த உணவகத்திலும் அளவு சாப்பாடே கிடையாது. கல்யாண போஜனம் தான். போதும், போதுமென்கிற அளவுக்கு சாதத்தையும், பதார்த்தங்களையும் வாரிக்கொட்டுகிறார்கள். கோவை, ரயில்வே ஸ்டேஷனுக்கு எதிரில் உள்ள கீதா ஹோட்டல், கல்யாணபந்தி விருந்துக்குப் பெயர்போனது. திருமண மண்டபத்தில் அமரவைப்பது போன்று வரிசையாக அமரவைத்து வயிற்றின் இண்டு, இடுக்கையும் நிரப்பியபிறகு தான் வெளியே அனுப்புகிறார்கள். 50 ஆண்டுகளுக்கும் மேல் பாரம்பர்யம் உள்ள கஃபே. ஒரிஜினல் வற்றல் குழம்பை ருசிக்க வேண்டுமென்றால் இந்த கஃபேவுக்குச் செல்லலாம். நான்கைந்து மணிநேரத்துக்கு நாக்கிலேயே நிற்கிறது.

கொங்கு விருந்து மிகவும் நிறைவானது. இலைநிறைய சாதம் வைத்து நெய்யூற்றுகிறார்கள். அதோடு சேர்த்து பருப்புச்சாறு. அடுத்து மணக்க, மணக்க கெட்டிச்சாம்பார். தொடர்ந்து புளிக்குழம்பு, மோர்க்குழம்பு, வற்றல் குழம்பு.. ரசத்திலும் ஏகப்பட்ட சாகசம் செய்கிறார்கள். கொள்ளூரசம், மிளகுத்தண்ணி, தழைரசம், செலவுரசம், தாளிக்காத பொறித்துக் கொட்டிய பச்சைரசம் என தனித்த சுவையுடைய ஏகப்பட்ட ரசவகைகள்...

“உணவகங்கள்ல மட்டுமில்லை.. வீடுகள்லயும் சாப்பாடு வளமையா இருக்கும். மேய்ச்சல் தொழில் இன்னும் மிஞ்சியிருக்கிறது கொங்கு நாட்டுல தான். அதனால நெய்யிக்கு பஞ்சமில்லை. நகரத்தைத் தாண்டி நகர்ந்து போயிட்டா, தானியமெல்லாம் வீடுகள்லயே விளைஞ்சு தள்ளுது. கொங்குநாட்டு திருமண விருந்துகளைப் பாத்தா வெளியூர் ஆட்கள் மலைச்சுப் போயிருவாங்க. இலைநுனியில ஆரம்பிச்சு, அடிப்பகுதி வரைக்கும் பதார்த்தங்களை அடுக்கிப்புடுவாங்க. முதல்ல நெய் பூந்தியும், சிறுமலைப் பழமும் வைப்பாங்க. ரெண்டையும் பிசைஞ்சு சாப்பிட்டா நாவெச்சில் ஊறி நாலைஞ்சு உருண்டை கூடுதலா சாப்பிடலாம். அதேபோல நெய்யும், சர்க்கரையும். இலகுவா செரிக்க. வடையில்லாத விருந்தே இல்லை. கறிவேப்பிலை வடை, வெற்றிலை வடை, துளசி வடைன்னு ஏகப்பட்ட ரகங்கள் இருக்கு. பிற பகுதிகள்ல எலுமிச்சை சாதம், தக்காளி சாதம் செய்வாங்க. கொங்குநாட்டுல பூண்டு சாதம், மல்லி சாதம் பருப்பரிசி சாதம்... டிபன்னு எடுத்துக்கிட்டா அதிலயும் ஏகப்பட்ட எண்ணிக்கை. கொங்கு நாட்டுக்குன்னே பிரதானமான ஒரு டிபன், தயிர்சேவை. சேமியாவை தயிர்ல ஊறவச்சு தருவாங்க. வித்தியாசமா இருக்கும். தேங்காய்ப்பால்

பாயசம், பால்பழ பாயாசம், பாசிப்பயறு பாயசம், சவ்வரிசி பாயாசம்ன்னு பாயசத்திலயும் பலவகைகள் இருக்கு..." என்கிறார், உணவகத் தொழிலில் அனுபவமுள்ள ராஜேஷ். சென்னை அண்ணா நகரில் கொங்கு உணவுகளுக்கான உணவகம் ஒன்றையும் இவர் நடத்துகிறார்.

கொங்கு உணவில் காய்ந்தமிளகாய், பூண்டு, மிளகு, சின்ன வெங்காயம் ஆகியவற்றின் ஆளுமை அதிகம். வாசனைப் பொருட்களும் அதிகம் பயன்படுத்துகிறார்கள். புளிக்குப் பதிலாக எலுமிச்சம்பழம். பச்சை மிளகாய், தக்காளி பயன்பாடு குறைவு. கீரை இல்லாத விருந்தே இல்லை. பலவகையான கீரைகள், பசுமை மாறாமல் கிடைக்கின்றன. கறிவேப்பிலை, புதினா, கொத்துமல்லியும் நிறைவாக உபயோகிக்கிறார்கள்.

சைவம் மட்டுமின்றி, கொங்கு நாட்டு அசைவ உணவுகளும் இணையற்றவை. கடலுணவுகளின் பயன்பாடு குறைவு. நாட்டுக்கோழி, பறவையினங்கள், ஆடு ஆகியவை பிரதானமான புலால் உணவுகள். பள்ளிப்பாளையம் சிக்கன், கொங்கு நாட்டு முட்டைக் குழம்பு போன்ற புகழ்பெற்ற அசைவ உணவுகள் இங்குண்டு.

கோவை லஷ்மிசங்கர் மெஸ், அண்ணபூர்ணா, ஆனந்தா, திருப்பூர் நளன், சேலம் பி.பி.எச். ஹோட்டல், நியூ ரெஸ்டாரெண்ட், அங்கண்ணன் கடை, ரஞ்சிதவிலாஸ் போன்ற பாரம்பரிய உணவகங்களில் கொங்குநாட்டின் பாரம்பரிய உணவுகளை ருசிக்கலாம்.

கொங்கு நாட்டின் பெருமைமிகு விருந்தோம்பலின் ஆதாரமே பசுமை மாறாத விவசாயம் தான். பறித்த வேகத்தில் சூடாறாமல் வந்து சேர்கின்றன காய்கறிகள். மலைகளில் திரண்டு கனிந்திருக்கும் பழங்கள் தெருவோரங்களில் குவிந்து கருத்தை கவர்கின்றன. தென்னிந்தியாவின் மிகப்பெரும் பொருளாதார மண்டலமாக வளர்ந்து நிற்கும் கொங்குநாட்டில், பழமையும், பாரம்பரியமும் மிகுந்த விருந்தோம்பல் சொக்கவைக்கிறது. தமிழகத்தின் பண்பாட்டையும், செழுமையையும் அறிந்து கொள்ளவரும் விருந்தினர்களை தைரியமாக கொங்குநாட்டுக்கு அனுப்பி வைக்கலாம். அதுதான் தமிழர்களின் பெருமைக்கு அடையாளம்.

வெ. நீலகண்டன்

ஹெல்த்தி கொங்குநாட்டு ரெசிபிகள் சில

பூண்டு சாதம் (4 பேருக்கு)

பச்சரிசி	-	150கிராம்
பூண்டு	-	15பல்
சின்ன வெங்காயம்	-	20
நல்லெண்ணெய்	-	1 குழிக்கரண்டி
சோம்புத்தூள்	-	1 தேக்கரண்டி
தக்காளி (சிறியது)	-	2
காய்ந்த மிளகாய்	-	6
மல்லி	-	3 மேசைக்கரண்டி
மஞ்சள்தூள்	-	தேவையான அளவு
உப்பு	-	தேவையான அளவு

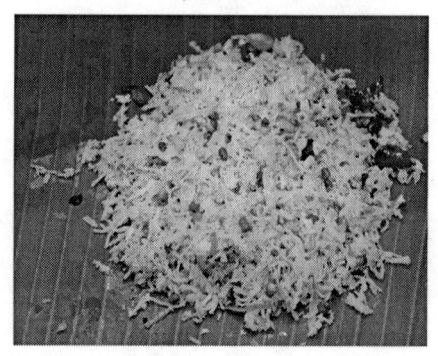

அரிசியை குழையாத வகையில் சாதமாக்கி தனியாக வைத்துக்கொள்ளுங்கள். பூண்டில், பாதியளவை மிக்சியில் அரைத்துக் கொள்ளுங்கள். சின்ன வெங்காயத்தை இரண்டாக வெட்டிக்கொள்ளுங்கள். காய்ந்தமிளகாய், மல்லியைத் தனித்தனியாக வறுத்து அரைத்து வைத்துக் கொள்ளுங்கள். வாணலியை அடுப்பில் வைத்து, நல்லெண்ணெய் விட்டு, பாதியளவு சோம்புத்தூள், வெங்காயம், தக்காளியைப் போட்டு வதக்குங்கள். ஓரளவுக்கு வதங்கியதும், உரித்து வைத்துள்ள பூண்டைப் போட்டு பச்சைவாடை போகுமளவுக்கு வதக்கி, அரைத்துவைத்துள்ள மல்லி, மிளகாய்த்தூள், உப்புப் போட்டு, பூண்டு பேஸ்ட்டையும் போட்டு மிதமான தீயில் வேகவிடுங்கள். தொக்கு பதத்தில் வரும்போது மீதமுள்ள சீரகத்தூளை தூவி இறக்கி, சாதத்தைக் கொட்டி கட்டிபடாமல் கிளறுங்கள். கமகம பூண்டுசாதம் ரெடி.

மல்லி பொங்கல்

பச்சரிசி	-	100கிராம்
பாசிப்பருப்பு	-	100கிராம்
கொத்தமல்லி	-	அரைக்கட்டு
பச்சைமிளகாய்	-	4
பூண்டு	-	10பல்
முந்திரிப்பருப்பு	-	25கிராம்
நல்லெண்ணெய்	-	2 குழிக்கரண்டி
உப்பு	-	தேவையான அளவு

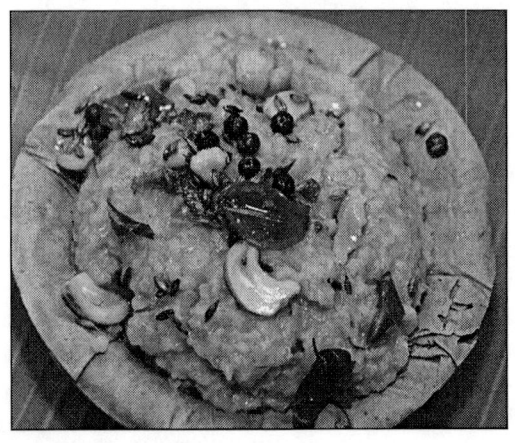

அரிசியையும், பருப்பையும் நன்கு அலசி, இரண்டரை பங்கு தண்ணீர் ஊற்றி 3 விசில் வரும் அளவுக்கு குக்கரில் வேகவைத்துக் கொள்ளுங்கள். கொத்தமல்லி, பச்சைமிளகாய், பூண்டு மூன்றையும் நல்லெண்ணெய் விட்டு தனித்தனியாக வறுத்து அரைத்துக் கொள்ளுங்கள். வாணலியில் நல்லெண்ணெய் விட்டு அரைத்த கலவையை மீண்டும் வதக்குங்கள். நன்கு வதங்கியதும், உப்பு போட்டு, இறக்கி, வேகவைத்த அரிசி-பருப்பு கலவையைக் கொட்டி கட்டிபடாமல் கிளறுங்கள். மல்லிப்பொங்கல் ரெடி.

கறிவேப்பிலை பணியாரம்

புழுங்கல் அரிசி	-	300கிராம்
உளுந்து	-	50கிராம்
வெந்தயம்	-	1டீஸ்பூன்

கறிவேப்பிலை	-	1 கைபிடி
கடுகு	-	1 தேக்கரண்டி
உளுந்து	-	2 தேக்கரண்டி
பெருங்காயம்	-	சிறிதளவு
உப்பு	-	தேவையான அளவு
நல்லெண்ணெய்	-	1 குழிக்கரண்டி

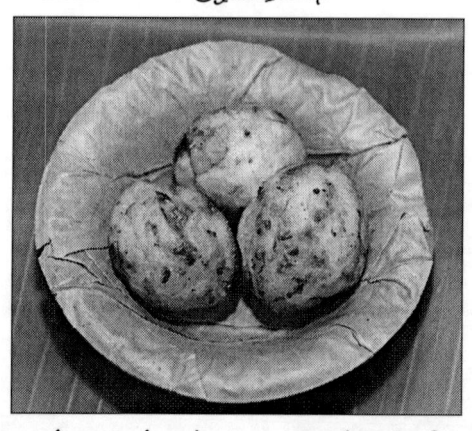

அரிசி, உளுந்து, வெந்தயத்தை ஊறவைத்து இட்லிமாவுக்கு அரைப்பது போல அரைத்து, உப்புச்சேர்த்து கரைத்து புளிக்க வையுங்கள். இரவில் அரைத்து காலையில் பயன்படுத்தலாம். கறிவேப்பிலையில் பாதியை பொடியாக நறுக்கிக் கொள்ளுங்கள். பாதியை அரைத்து பேஸ்ட் ஆக்கிக்கொள்ளுங்கள். வாணலியை அடுப்பில் வைத்து எண்ணெய் விட்டு, கடுகு, உளுந்து போட்டு, முதலில் வெட்டிய கறிவேப்பிலையையும், அடுத்து கறிவேப்பிலை பேஸ்டையும் போட்டுத் தாளியுங்கள். பச்சைவாடை போகும் வரை தாளித்து, அரைத்து வைத்துள்ள மாவில் கலந்து குழிப்பணியாரச் சட்டியில் ஊற்றி வேகவைத்து எடுத்தால் சத்தான, சுவையான கறிவேப்பிலை பணியாரம் ரெடி.

கோதுமை பாயாசம்

சம்பா கோதுமை	-	1 கப்
வெல்லம்	-	இரண்டரை கப்
பால்	-	2 கப்
முந்திரி, திராட்சை	-	25 கிராம்
ஏலக்காய்த்தூள்	-	தேவையான அளவு
நெய்	-	சிறிதளவு

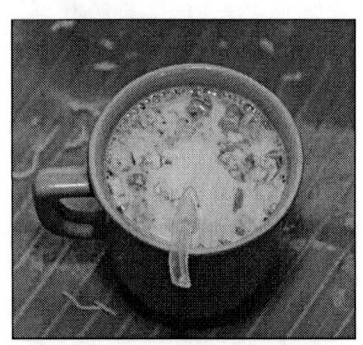

கோதுமையை லேசாக நெய்விட்டு வறுத்து மிக்சியில் போட்டு ஒன்றிரண்டாக உடைத்துக் கொள்ளுங்கள். கோதுமையின் அளவுக்கு 2 பங்கு தண்ணீர் ஊற்றி 2 விசில் வரும்வரை குக்கரில் வேகவையுங்கள். வெல்லத்தை தண்ணீரில் கரைத்து வடிகட்டி தூசிகளை எடுத்துவிட்டு அடுப்பில் வைத்து பாகு காய்ச்சுங்கள். பாகு நன்கு திரண்டு வரும்போது பாலை ஊற்றி மிதமான தீயில் காய்ச்சுங்கள். பாகும், பாலும் இரண்டறக் கலந்தபிறகு, வேகவைத்த கோதுமையைப் போட்டு அடிப்பிடிக்காமல் கிளறுங்கள். நெய்யில் வறுத்த முந்திரி, திராட்சைப் போட்டு, ஏலத்தூளை தூவி இறக்கினால் கோதுமைப் பாயாசம் தயார்.

வெற்றிலை வடை

கடலைப்பருப்பு	- 1 கப்
காய்ந்த மிளகாய்	- 5
சின்ன வெங்காயம்	- 8
சோம்பு	- 1 தேக்கரண்டி
பச்சை மிளகாய்	- 4
பெரிய சைஸ் வெற்றிலை	- 6
நல்லெண்ணெய்	- தேவையான அளவு
உப்பு	- தேவையான அளவு

பருப்பை ஊறவைத்து அதில், காய்ந்தமிளகாய், சின்ன வெங்காயம், பச்சை மிளகாய், சோம்பைச் சேர்ந்து கரகரப்பாக அரைத்துக் கொள்ளுங்கள். வெற்றிலையை சிறுசிறு பீஸ்களாக வெட்டி மாவில் சேர்த்து, உப்புப்போட்டு, எண்ணெயில் தட்டிப்போட்டு வேகவைத்து எடுத்தால் வெற்றிலை வடை ரெடி.

ராகி அடை

ராகிமாவு	- 1 கப்
கடுகு	- 1 டீஸ்பூன்

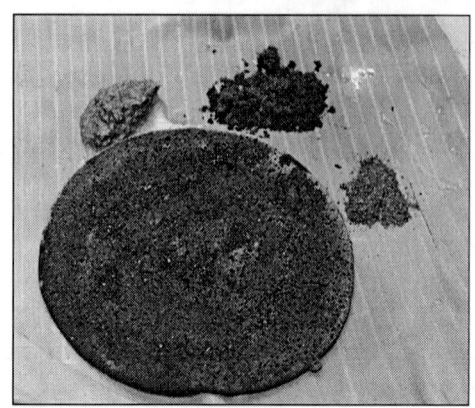

உளுந்தம்பருப்பு	–	50 கிராம்
காய்ந்தமிளகாய்	–	5
பெருங்காயம்	–	சிறிதளவு
சின்ன வெங்காயம்	–	10
நல்லெண்ணெய்	–	தேவையான அளவு
கறிவேப்பிலை	–	தேவையான அளவு
உப்பு	–	தேவையான அளவு

ராகிமாவில் உப்பு சேர்த்து அடைமாவு பதத்துக்கு கரைத்துக் கொள்ளுங்கள். வாணலியில் எண்ணெய்விட்டு, கடுகு, உளுந்து, கறிவேப்பிலை போட்டு தாளித்து, காய்ந்தமிளகாய், சின்னவெங்காயம் போட்டு வதக்குங்கள். இந்தக் கலவையை மாவில் கலந்து அடையாக ஊற்றி எடுங்கள். இந்த ராகி அடைக்கு சுவையான சைடிஷ் கொள்ளுச்சட்னி.

கொள்ளு சட்னி

கொள்ளு	–	1 கப்
சின்ன வெங்காயம்	–	6
காய்ந்தமிளகாய்	–	4
பூண்டு	–	4
புளி	–	சிறிய எலுமிச்சை அளவு
தேங்காய்	–	சிறிதளவு
உப்பு	–	தேவையான அளவு
நல்லெண்ணெய்	–	தேவையான அளவு

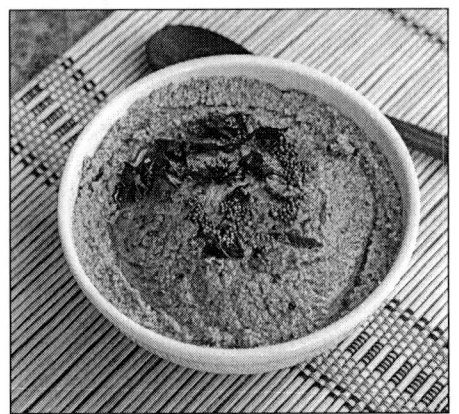

கொள்ளுவை வெறுஞ்சட்டியில் போட்டு வறுத்துக் கொள்ளுங்கள். வாணலியில் எண்ணெய் விட்டு வெங்காயம், காய்ந்த மிளகாய், பூண்டு மூன்றையும் பச்சைவாடை போகுமளவுக்கு லேசாக வதக்கி கொள்ளில் கொட்டுங்கள். இதில் புளி, தேங்காய், உப்பு சேர்த்து அரைத்தால் கொள்ளு சட்னி தயார்.

2
நாஞ்சில்நாட்டு தும்பு இலை சாப்பாடு...

'வாங்க மக்களே...' என்று அன்பொழுக அழைப்பதில் ஆகட்டும்... வியர்வை உலரும் முன்பாக தேன் கலந்த சுவைத்தண்ணீர் தந்து உபசரிப்பதில் ஆகட்டும்... விருந்தோம்பல் பண்பில் நாஞ்சில் நாட்டு மக்களுக்கு என்று ஒரு தனித்தன்மை இருக்கிறது. பசிக்கானதாக மட்டுமின்றி, ருசிக்கும், ரசனைக்கும் உரியதாக உணவைக்கருதும் நாஞ்சில் நாட்டு மக்கள் அந்நியனின் பசியைக் கூட முகக்குறிப்பில் உணர்ந்து அள்ளிக்கொடுக்கும் பண்பு கொண்டவர்கள்.

இன்றைய குமரி, அக்காலத்தில் ஆய்நாடு, நெங்கநாடு, படப்பநாடு, வள்ளுவநாடு, குறுநாடு, புறத்தாநாடு, நாஞ்சில்நாடு என பல குறுநாடுகளாக பிரிந்து கிடந்தது. கிழக்கே ஆரல்வாய்மொழி, மேற்கே, ஆளூர் பன்றி வாய்க்கால், வடக்கே கடுக்கரை மலை, தெற்கே மணக்குடி காயல்... இதுதான் நாஞ்சில் நாட்டின் எல்லைகள். நாஞ்சில் குறவன், நாஞ்சில் பொருநன், நாஞ்சில் வள்ளுவன், பெரிய வீட்டு முதலியார் உள்ளிட்டோர் ஆண்ட இப்பகுதி, பிற்காலத்தில் திருவிதாங்கூர் மன்னர்களின் ஆளுகைக்குள் சென்றது. வடக்கிலும், கிழக்கிலும் மலைவளமும், மேற்கே நிலவளமும், தெற்கே கடல்வளமும் அமையப்பெற்ற இந்நிலத்துண்டில்தான் தமிழரின் பண்பாடு துளிர்த்தது என்கிறார்கள் மானுடவியல் அறிஞர்கள்.

1956-ல் நாஞ்சில்நாடு உள்ளடங்கிய குமரிமாவட்டம் தமிழகத்தோடு இணைக்கப்பட்டாலும், மொழி, உணவு, பண்பாடு, கலை, பண்டிகைகள், சடங்குகள் என அனைத்து அம்சங்களிலும் திருவிதாங்கூரின் படிமங்களை உணரமுடிகிறது. தீபாவளி அளவுக்கு ஓணம் பண்டிகையும், விஷு பண்டிகையும் களைகட்டுகின்றன. விருந்தோம்பல் மற்றும் உணவுப்பண்பாட்டிலும் பெரிய வேறுபாடுகள் இல்லை.

வடக்கு மலையில் உற்பத்தியாகி எல்லைவரை தவழ்ந்தோடும் பழையாறு நதியின் புண்ணியத்தில் எக்காலமும் பசுமைபூத்துக் கிடக்கிறது நாஞ்சில்நாடு. பிரிவினைக்கு முன்பு நாஞ்சில்நாடு தான் திருவிதாங்கூரின் நெற்களஞ்சியம். இங்குமட்டுமே விளையும் குண்டுச்சம்பா அரிசிக்கு கேரளமாநிலமே மயங்கிக் கிடக்கிறது. தென்னை, வாழை, பரந்து விரிந்த நெல்வயல்கள்... கிழக்குப்புறத்தில் அடர்ந்த பனைமரங்கள். கட்டிச்சம்பா, பூவன்சம்பா, கிச்சடி சம்பா, வாசரமுண்டா, பூம்பாலை என 60க்கும் மேற்பட்ட பாரம்பரிய நெல்ரகங்கள் விளைகின்றன. வாழையில் மட்டும் நேந்திரன், பேயன், பாளையங்கொட்டன், மொந்தன், சிங்கன், துளுவன், செந்துளுவன், நெய்த்துளுவன், ரசகதலி, மட்டி, பச்சைப்பழம் என பதினைந்துக்கும் மேற்பட்ட வகைகள். சுவையில் ஒன்றுக்கொன்று முன்நிற்கிறது. நாஞ்சில் நாட்டு மக்களின் வாழ்க்கையில் இருந்து நேந்திரம் பழத்தைப் பிரிக்கமுடியாது. நேந்திரங்காய் வற்றல், நேந்திரம்பழ பாயசம், பழம்பொறி, சர்க்கரை வரட்டி, பாயசம் புளிச்சேரி என அதன்மூலம் ஏகப்பட்ட பதார்த்தங்கள் செய்கிறார்கள். வீட்டுக்குவீடு நேந்திரம்பழ மரங்கள் உண்டு. திடீர் விருந்தினர்கள் வந்தால் நேந்திரம்பழ கவனிப்புதான். இதை ஏத்தங்காய் என்கிறார்கள்.

புளிச்சேரி, எரிச்சேரி, ஓலன், தோரன், இஞ்சிக்கறி, அவியல், தீயல், கிச்சடி என வேறெங்கும் கிடைக்காத பல சிறப்புணவுகள் இங்குண்டு. உபசரிப்பு, விருந்தோம்பல் பண்பில் உணவு இயல்பை விட அதிகம் ருசிக்கின்றது.

"நாஞ்சில் நாட்டுக்குன்னு நிறைய தனித்தன்மைகள் இருக்கு. எல்லா வீடுகளிலும் வெளிப்புறத்தில திண்ணை இருக்கும். திண்ணையோட முடிவுப்பகுதி தலையணை மாதிரி கொஞ்சம் மேடா இருக்கும். அந்த திண்ணையில ஒரு விளக்கை கொளுத்தி வச்சிருப்பாங்க. தண்ணீர்பானை இருக்கும். திண்ணை ஓரத்தில ஒரு மண்குடுவை இருக்கும். அதில உமி, நல்லமிளகு, உப்புச் சேர்த்து அரைச்ச பல்பொடி இருக்கும். வழிப்போக்கர்கள் அந்த

வெ. நீலகண்டன்

திண்ணையில படுத்து ஓய்வெடுப்பாங்க. கட்டிக்கிட்டு வர்ற சாப்பாட்டை சாப்பிடுவாங்க. அவங்களுக்கு வீட்டுக்காரர், சாப்பாட்டுக்கு உப்பு, வெற்றிலைக்கு சுண்ணாம்பு கொடுப்பார். நாஞ்சில் நாட்டுல வாழ்ந்த பல பெரியமனுஷங்க, வழிப்போக்கர்களை உபசரிக்கிறதுக்கு ஊர்மக்களுக்கு நிலங்களை தானமாக தர்ற வழக்கமுண்டு...' என்கிறார் எழுத்தாளர் அ.கா.பெருமாள்.

நாஞ்சில் நாட்டின் முக்கிய பொருளாதாரப் புலம் பனைமரங்கள் தான். வீட்டுக்குவீடு பதநீர் இருப்பு வைத்திருப்பார்கள். சீனி, வெல்லத்துக்கெல்லாம் வேலையில்லை. இனிப்பென்றால் பதநீரில் தயாராகும் கருப்பட்டிதான்.

'பதநியில கூழ்பதநி, பயத்தம்கூழ் பதநி, அண்டிப்பருப்பு பதநி, புளிப்பதநின்னு பத்துக்கும் மேற்பட்ட வகைகள் உண்டு. பானையில பதநீரைக் கொட்டி வண்டுகட்டி வச்சிருப்பாங்க. கூழ்பதநி ஜெல்லி மாதிரி இருக்கும். ரொம்பநாள் கெட்டுப்போகாது. அதேபோல கருப்பட்டியிலயும் பலவகை உண்டு. எல்லா வீடுகள்லயும் அடுப்புக்கு மேல கருப்பட்டி பிறைன்னு ஒரு அறை இருக்கும். அதுக்குள்ள கருப்பட்டியை வச்சுட்டா நல்லா உணர்ந்து மேல்பகுதி கருத்துப் போயிருக்கும். உடைச்சா உள்ளே மஞ்சள் நிறத்தில மகுறும். சாப்பிட ரொம்பச்சுவையா இருக்கும். அதுதான் வெட்டக்கருப்பட்டி. வீட்டுக்கு வர்ற விருந்தாளிகளுக்கு கூழ்பதநியும், வெட்டக்கருப்பட்டியும் தந்து உபசரிப்பாங்க. இந்தப்பகுதியில கிடைக்கக்கூடிய தேன் ரொம்பவே அபூர்வமானது. நிறைய மருத்துவ குணங்கள். எல்லார் வீட்டிலயும் தேன்குடுவை இருக்கும். அதேபோல வீட்டுக்கு வீடு சக்கைப்பழம் (பலாப்பழம்), மாம்பழம் விளையும். அந்தப்பழங்களை வெட்டி தேன்விட்டு கொடுப்பாங்க. அந்தச்சுவையை நினைச்சாலே நாக்கு இனிக்கும்.

வீட்டுக்கு ரெண்டு பசுமாடு கெடக்கும். சுடச்சுடப் பால் கறந்து மல்லி, கருப்பட்டியோட நத்தைச்சுள்ளி இலையை பறிச்சுப்போட்டு கொதிக்கவச்சுத் தருவாங்க. இன்னைக்கு காபி, டீன்னு பல பானங்கள் வந்திருக்கு. கொஞ்சம் நாகரீகம் வளர்ந்திருக்கு. ஆனா நாஞ்சில் நாட்டு பாரம்பரியம் மாறலே.' என்கிறார் எழுத்தாளர் பொன்னீலன்.

நாஞ்சில் நாட்டு உணவுகள் பற்றி ஆய்வுசெய்த எழுத்தாளர் நாஞ்சில்நாடன் தம்மண்ணின் உணவுகள் பற்றி இனிக்க, இனிக்கப் பேசுகிறார்.

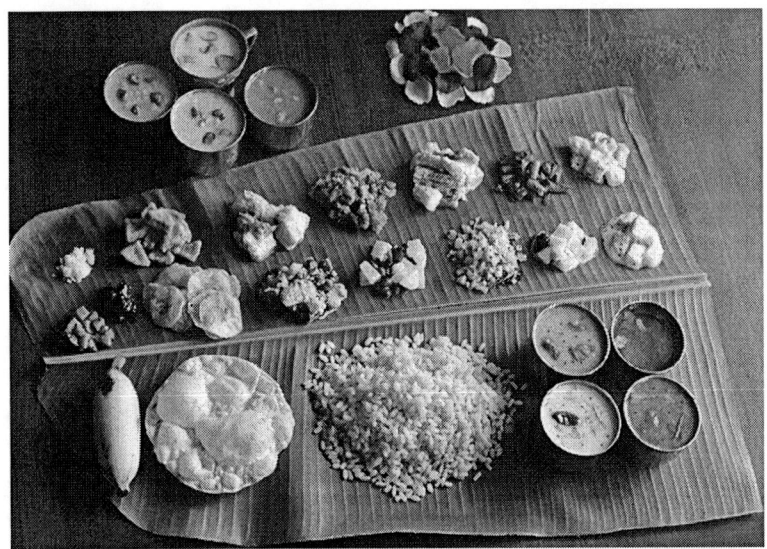

“நாஞ்சில் நாட்டு உணவில சுவைக்கு இணையா சத்தும் நிறைஞ்சிருக்கும். மேல்தோல் நீக்கப்படாத சம்பா அரிசியில தான் சாதம் வடிப்பாங்க. சாதம் வேகுறப்போ ஊரே மணக்கும். கன்னிப்பூ, கும்பப்பூன்னு இரண்டு சாகுபடி. இடைப்பட்ட காலங்கள்ல உளுந்து, சிறுபயிறுன்னு தானியங்களை விதைச்சு சேகரிச்சு வச்சுக்குவாங்க. உளுந்தங்கஞ்சியும் சிறுபயறு கஞ்சியும் நாஞ்சில்நாட்டோட முக்கிய உணவுகள். இந்த கஞ்சிகளுக்கு தொடுகறி கானா சம்மந்தி, பொறிகடலை சம்மந்தி. சம்மந்தின்னா துவையல். சிலபேர் கருப்பட்டியைத் தொட்டுக்குவாங்க. அமிர்தமா இறங்கும். நாஞ்சில்நாடு முக்கியமான தேங்காய் உற்பத்தி மண்டலம். எல்லா உணவுகள்லயும் தேங்காய் பயன்பாடு இருக்கும். ஆனா, எண்ணெய் பயன்பாடு குறைவாத்தான் இருக்கும். மிளகாய் உபயோகமும் குறைவு. நல்லமிளகு, குறுமிளகு தான். அதேபோல இனிப்புகளுக்கு கருப்பட்டி. அப்பமும் மிக முக்கிய உணவு. தோசைபோலவே இருக்கும் இதில் தேங்காய்ப்பால் அல்லது கடலைக்கறி, கிழங்குக்கறி சேத்து சாப்பிடுவாங்க. அவியல் இல்லாம ஒரு சாப்பாடும் கிடையாது. சேனை, வழுதலங்காய், புடலை, வாழைக்காய், பூசணிக்காய், முருங்கைக்காய்ன்னு அத்தனை காய்கறிகளையும் போட்டு தேங்காய் அரைச்சு ஊத்தி அவிப்பாங்க. அவ்வளவு சுவையா இருக்கும். அச்சுமுறுக்கு, முந்திரிக்கொத்து, மனோகலம், உப்பேரி, கருப்பட்டி அதிரசம், சுத்துமுறுக்கு, அரிசி

சீடை... இதெல்லாம் இந்த மண்ணுக்கு உரிய பதார்த்தங்கள். அதேபோல ரசவடையும் முக்கியமானது.

இன்னுமொரு முக்கிய உணவு மீன். மீனை வறுக்கமாட்டாங்க. குழம்புதான். அதிலயும் 'புளிமுளம்'ன்னு ஒரு குழம்பு உண்டு. அயிரை, சாலை, நெய்மேனி, குதிப்பு, பண்ணா, கொழுவுச்சாலை மீன்கள்ல மட்டும் தான் செய்யமுடியும். அதேபோல, கட்டா, விலைமீன், பாறை, சீலா மீன்களை வச்சு 'அவிச்சகறி'ன்னு ஒன்னு செய்வாங்க. நாலுநாள் சுடவச்சு, சுடவச்சுச் சாப்பிடலாம்..." என்று நாவில் நீர் சுரக்கவைக்கிறார் நாஞ்சில்நாடன்.

அருகில் உள்ள கேரள உணவையும், நாஞ்சில் நாட்டு உணவையும் தனித்து அடையாளம் காண்பது சிரமம். பல ஐட்டங்கள் இரண்டு பகுதிக்கும் பொதுவானவை. கேரளமக்கள் விருந்து நிகழ்வுகளுக்கு நாஞ்சில் நாட்டுச் சமையல்காரர்களை தான் விரும்பி அழைக்கிறார்கள். வடிவீஸ்வரம் சீனிஐயர், வெங்கிடு ஐயர், பூதப்பாண்டி குத்தாலம் பிள்ளை, தாழக்குடி நீலகண்டன் என புகழ்பெற்ற பல சமையல்காரர்கள் நாஞ்சில் நாட்டில் உண்டு.

"இனிப்பு, காரம், புளிப்புன்னு அருஞ்சுவையும் அடங்கினது நாஞ்சில் நாட்டுச் சாப்பாடு. ஐட்டங்களை இலையில வச்சா வண்ணங்களால கோலம் போட்டது போல இருக்கும். பெரும்சாப்பாடு, சிறுசாப்பாடுன்னு ரெண்டு வகை. பெரும்சாப்பாட்டுல 20க்கும் மேற்பட்ட பதார்த்தங்கள். அதிலயும் தும்புஇலை விருந்துதான் மரியாதைக்கு அழகு. தும்புஇலைன்னா, கிழிசல், வாடல், கசங்கல், இலசல், முற்றல், கோணல் இல்லாத நடுத்தர வாழையிலை. தும்பு இலையில எப்படி பரிமாறனுன்னு தனி இலக்கணமே இருக்கு. தும்புவோட இடக்கை பக்கம் உப்பு. அடுத்து ஏத்தங்காய் வற்றல், உப்பேறி. அடுத்து, இஞ்சிப்புளி, நார்த்தங்கா கறி, மாங்காக்கறி.. இதெல்லாம் ஊறுகாய்கள். அடுத்து, கிச்சடிகள். வெள்ளரிக்காய் கிச்சடி, பீட்ரூட் கிச்சடி, பாகற்காய் கிச்சடி, பைனாப்பிள் கிச்சடின்னு நாலு கிச்சடி வகைகள் வைக்கனும். தும்புக்கு கீழ்ப்பக்கம் அவியல். அடுத்து துவரன். முட்டைகோஸ், கேரட் போட்டு தேங்காய்ப்பால் ஊத்திச் செய்யப்படுற பொறியல்.

அடுத்து ஓலன். பூசணிக்காய், பரங்கிக்காய், சேம்பு வழுதலங்காய், தட்டாம்பயிறு போட்டு தேங்காய்ப்பால் ஊத்தி செய்யிறது. அடுத்து எரிசேரி. பூசணிக்காய்ல பயறு போட்டு செய்யிற கூட்டுக்கறி. அதுக்குப்பக்கத்தில 2 பப்படம் வைக்கனும். வலது கைப்பக்க

நுனியில ஒரு ரசகதலி பழம். எலுமிச்சம் பழமும் வைக்கிறதுண்டு. உப்பு, புளி கூடறக்குறைச்சு இருந்தா பிழிஞ்சுக்கலாம். நடுவில சாதம். சாதத்துக்கு முதல்ல பருப்பு, நெய்விடனும். அடுத்து சாம்பார்... புளிச்சேரி. அன்னாசிப்பழம் போட்டு செய்யப்படுற மோர்க்குழம்பு தான் புளிச்சேரி.

அடுத்து ரசம். சம்பாரம். சம்பாரம்ன்னா, நல்லாப்புளிச்ச கெட்டிமோர். கறிவேப்பிலை, பச்சைமிளகாய், இஞ்சியோட எலுமிச்சம் தோலை வெட்டிப் போட்டு செய்யிறது. இடையில உள்ளித்தீயலும் உண்டு. தீயல்ன்னா புளிக்குழம்பு மாதிரி. இதுபோக குறைஞ்சது நாலுவகை பாயசமாவது இருக்கும். நாஞ்சில் நாட்டுல 30க்கும் மேற்பட்ட பாயச வகைகள் உண்டு. நேந்திரம் பாயசம், சக்கைப் பாயசம், அடைப் பாயசம், பால்பாயசம், சிறுபருப்பு பாயசம், கடலைப்பருப்பு பாயசம், சேனைப்பாயசம், தடியங்காய் பாயசம், சேமியா பாயசம், கோதுமை பாயசம்.. பாயசத்தில பிசைஞ்சு சாப்பிட தனியா சில ஐட்டங்கள் வைக்கனும். அடைப் பாயசத்தில மட்டி வாழைப்பழம் பிசைஞ்சு சாப்பிடுவாங்க. பால் பாயசத்தில் போளி, பூந்தி சேத்துச் சாப்பிட்டா தித்திப்பு நாக்கை விட்டு இறங்காது...' என்கிறார் புகழ் பெற்ற நாஞ்சில் சமையல்காரர் நீலகண்டன்.

நேந்திரம் பழத்தை மாவில் தோய்த்து எண்ணெயில் பொறித்தெடுக்கும் பழம்பொறி, புட்டுப்பயிறு, அரிசிக்களி, உளுந்தங்காடி, நெய்யப்பம், பலாப்பழக் களி, உன்னியப்பம், சுக்குப்பால், மெழுகுபுரட்டி, கருப்பட்டி அதிரசம் என நாஞ்சில் நாட்டுக்கே உரித்தான பதார்த்தங்கள் நிறைய உண்டு.

உடம்பை உறுத்தாமல் தாலாட்டிச் செல்லும் காற்று, சிதைபடாத மண், அமிர்தமாக ஊறும் தண்ணீர் என நாஞ்சில் நாட்டில் வாழ்வதே வரம் தான். அங்கு கிடைக்கும் உணவுகள் அந்த வாழ்க்கையை இன்னும் உன்னதமாக்குகின்றன. "செவிக்கு இசையும், கண்ணுக்குச் சிற்பமும், ஓவியமும், மனதுக்குக் காமமும் போல் நாவிற்கும் மூக்கிற்கும் சமையல்..." என்பார் நாஞ்சில்நாடன். நாஞ்சில் நாட்டு சமையலும், விருந்தோம்பலும் நாவையும், மூக்கையும் மட்டுமின்றி மனதையும் ஈர்க்கிறது.

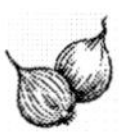

வெ. நீலகண்டன்

3
தஞ்சாவூர் தாட்டெலைச் சாப்பாடு..!

'பொன்னிச் சம்பாவுல பொங்கிப் போட்டாலும், தஞ்சாவூர் சம்பந்திக்கு பொல்லாப்பு தீராது...' என்றொரு சொலவடை உண்டு. உணவு விஷயத்தில் தஞ்சா ஜில்லாக்காரர்களை திருப்திப்படுத்தவே முடியாது. அந்த அளவுக்கு ருசியாகவும், ரசனையாகவும் சாப்பிட்டுப் பழகியவர்கள். நஞ்சையும், புஞ்சையும் கொஞ்சி விளையாடுவதால் வளமான வாழ்க்கை என்பது தஞ்சைக்காரர்களுக்கு வாய்த்த வரம். உணவை வெறும் பசிக்குரியதாக மட்டும் இல்லாமல் மரியாதையும், உரிமையும் சார்ந்த வாழ்வியல் அடையாளமாக பார்ப்பவர்கள். வாழ்வில் வளம் குன்றிய தருணங்களில்கூட தங்கள் மரபுகளை விட்டுக்கொடுக்காமல் வாழ்பவர்கள்.

தஞ்சை ஜில்லா விருந்தோம்பலில் முக்கிய இடம் வகிப்பது 'தாட்டெலை சாப்பாடு'. சுபகாரியங்களில் சம்பந்தி உறவுக்காரர்களுக்கு 'தாட்டெலை சாப்பாடு' கட்டாயம். இன்றளவும் பல சமூகங்களில் அந்த நடைமுறை நீடிக்கிறது. தஞ்சையை சுற்றியுள்ள பதினெட்டுப் பட்டி மிராசுதாரர்களை திருமணத்துக்கு அழைத்தால் கட்டாயம் தாட்டெலை சாப்பாடு போடவேண்டும். திருமணம் முடிந்து விருந்துக்கு வரும் புதுமணத் தம்பதிகளுக்கும் தாட்டெலையில் விருந்து வைக்கவேண்டும்.

அதென்ன தாட்டெலை..?

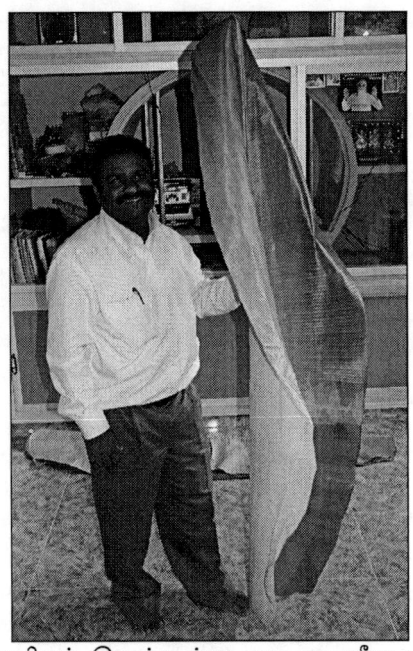

அடியும், நுனியும் வெட்டப்படாத முழுநீள வாழை இலை. 5முதல் 6அடி நீளம் கொண்ட இளம்பச்சை இலை. இதற்கென்றே காவிரியின் இரு கரைகளிலும் பலநூறு ஏக்கரில் வாழைமரங்கள் வளர்க்கப்படுகின்றன. இந்த வாழை மரங்களில் பூ, காய் வெட்ட மாட்டார்கள். இலைக்கென்றே வளர்க்கப்படும் மரங்கள் இவை. பூவன் ரக வாழை மட்டுமே தாட்டெலைக்கு தகுந்தது. காற்றில் ஆடி கிழியாமல் இருக்க, குருத்து பருவத்திலேயே சுருள் பிரியாமல் சுருக்கு வைத்துக் கட்டுவார்கள். நீளமாக வளர்ந்ததும் அறுத்து பிரித்தால் இலை படரும். தஞ்சாவூர், பட்டுக்கோட்டை, திருவாரூர் பகுதி சந்தைகளில் தாட்டெலை ஏலம் தினமும் நடைபெறும். 100இலை கொண்ட ஒருகட்டு 800-1000 ரூபாய்.

“வாழை இலையில சாப்பிடுறது மூலிகைச் சாப்பாடு மாதிரி... உடம்புக்கு குளிர்ச்சி. அதுவும், சுடச்சுட சாப்பாட்டை வச்சுச் சாப்பிட்டா, இலையில இருக்கிற சத்தெல்லாம் உணவுல கலக்கும். கல்யாண வீட்டு தாட்டெலை விருந்துல 17முதல் 25வகை தொட்டுக்கைகள் பறிமாறணும். அழைப்பிதழ்லயே சமையல்காரர் பெயரையும் போட்டுறணும். தாம்பூலம் வைக்கிறப்போ ‘இந்த சமையல்காரர் சமைக்கிறார்... அவசியம் நீங்கள் சாப்பிடனும்’னு வேண்டுகோள் வைப்போம். எவ்வளவு தான் சீர்செனத்தி

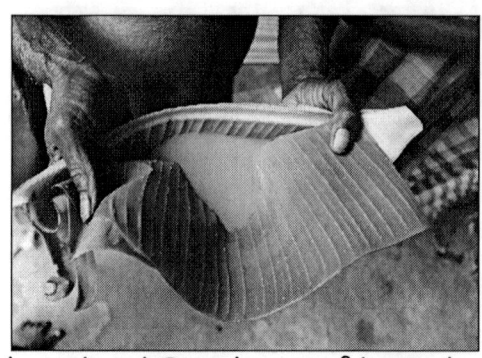

செஞ்சாலும் சாப்பாட்டுலயும், உபசரிப்புலயும் குறைவச்சா மரியாதை போயிரும்...” என்கிறார் ஆச்சனூர் சம்பத்.

“சுபகாரியங்களுக்கு அழைப்பிதழ் வைக்கிறதே வித்தியாசமா இருக்கும்... கூட ஒரு நாதஸ்வரக்காரரைக் கூட்டிக்கிட்டு புருஷன், பொஞ்சாதியா போய் கூப்பிடனும். ‘விஷேசத்துக்கு வாங்க’ன்னு மட்டும் சொன்னாப் போதாது. ‘எல்லா வேளையும் எங்க வீட்டுலதான் சாப்பிட’னுன்னு சேத்துச் சொல்லனும். சிலபேரு சமையல்காரரைப் பார்த்துத்தான் விருந்துக்கே வருவாங்க. மாயவரம் அகோரம் அய்யர், மருத்துவக்குடி வெங்கட்ராமன், விக்கிரபாண்டியம் நாராயணசாமி, குடந்தை மணி, சாட்டை வெங்கட்ராமன், உத்திராபதி, தியாகராஜ அய்யர், சேங்காலிபுரம் ராமசாமி, குத்தாலம் துருவராஜ அய்யர்ன்னு தாட்டெலைக்கு சமைக்கிறதுக்குன்னே சமையக்காரங்க இருக்காங்க. இவங்க சமையலைச் சாப்பிடுறதே தனி கௌரவம்...” என்கிற தஞ்சை மாவட்ட ஓட்டல் உரிமையாளர் சங்கத் துணைத்தலைவர் கோவி. கணேசமூர்த்தி, தனது மகளின் திருமணத்துக்கு 2 ஆயிரம் பேருக்கு தாட்டெலைச் சாப்பாடு போட்டவர். சமையல், நாகப்பட்டினம் ராமமூர்த்தி.

தஞ்சை வட்டார உணவின் சிறப்பே ரசாயனம் படாத காய்கறிகள் தான். வீட்டுக்கு வீடு காய்கறித் தோட்டம்.. என்னதான் வறட்சி, வறுமை என்றாலும் பசுமைக்கு குறைவில்லை. வெங்காயம், முள்ளங்கி, பறங்கி, பூசணி, கத்திரி, கருணை, வெண்டை, தக்காளி என எல்லாமும் வீட்டுக்கு அருகிலேயே பச்சைப்பசுமையாக பறிக்கலாம். எல்லாப் பருவத்திலும் ஏதாவது ஒரு காய்கறி விருந்தினரை எதிர்நோக்கி செடியில் காய்த்திருக்கிறது.

விருந்தோம்பலுக்கு என்று தனி விதிகளே வகுத்து வைத்திருக்கிறார்கள் தஞ்சை ஜில்லாக்காரர்கள்.

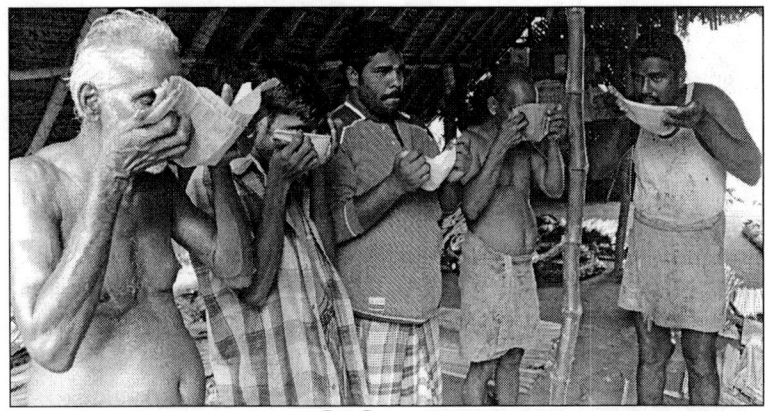

"வீட்டுக்கு வர்ற சம்பந்திப்பொறங்களுக்கு டீ, ஜூஸ் குடுத்தா கோவிச்சுக்கிட்டு கிளம்பிருவாங்க. கறந்த பால்ல போட்ட காபிதான் குடுக்கணும். வீட்டுக்கு வீடு காப்பிக்கொட்டை அரைக்கிற மெஷின் இருக்கும். காப்பிக்கொட்டையை வறுத்து வச்சிருப்பாங்க. விருந்தாளி வந்த உடனே நாலைஞ்சு கொட்டையை அரைச்சு, காபி போடுவோம். மாயவரம் பித்தளை பில்டர்ல காபி போட்டா நாலூரு மணக்கும்..." என்கிறார் திருவையாறு, 'மரபு பவுண்டேஷன்' நிறுவனர் ராம.கௌசல்யா.

தஞ்சாவூர் ஜில்லா உணவு வகைகள் வித்தியாசமானவை. எளிமையான சமையல் முறைதான். ஆனால் சுவைக்கு பஞ்சமில்லை. மண்பானை சமையல் கொஞ்சம் குறைந்துபோனாலும் மரபுவழி பதார்த்தங்களுக்கு குறைவில்லை.

"பொதுவா இங்கிலீஸ் காய்கறிகளை யாரும் பயன்படுத்த மாட்டாங்க. அதேபோல வெங்காயம், மிளகாயும் அளவாத் தான் சேப்போம். மிளகாய்க்குப் பதிலா மிளகு. தோப்புத்தொறவு இல்லாதவங்க கூட வீட்டுப்பக்கத்தில 2 வாழைக்கட்டையை ஊன்றி வச்சிருப்பாங்க. கூரைக்குக் கூரை பறங்கிக்கொடி, பூசணிக்கொடி படந்து கிடக்கும். திடீர்ன்னு வீட்டுக்கு விருந்தாளி வந்துட்டா, தோட்டத்துல ஒரு வாழைக்காயைப் பறிச்சு துவையல் அரைச்சிருவோம். பறங்கியைப் பரிச்சு பல்தாங்கியும், பூசணியைப் பறிச்சு ரசவாங்கியும் செஞ்சிருவோம். ஒரு வாழையைத் துண்டாக்கி, தண்டெடுத்து மோர் பச்சடி செய்வோம். ஆவக்கா ஊறுகா, நார்த்தங்கா பொடி, மாவடு எல்லாம் தயாரா வச்சிருப்போம். நார்த்தாங்காப் பொடியைத் தொட்டுக்கிட்டா 2 படி மோர்ச்சாதம் அமுதமா உள்ளேபோவும்..." என்கிறார் கும்பகோணத்தைச் சேர்ந்த யோகா ஆசிரியை ஜெயந்தி.

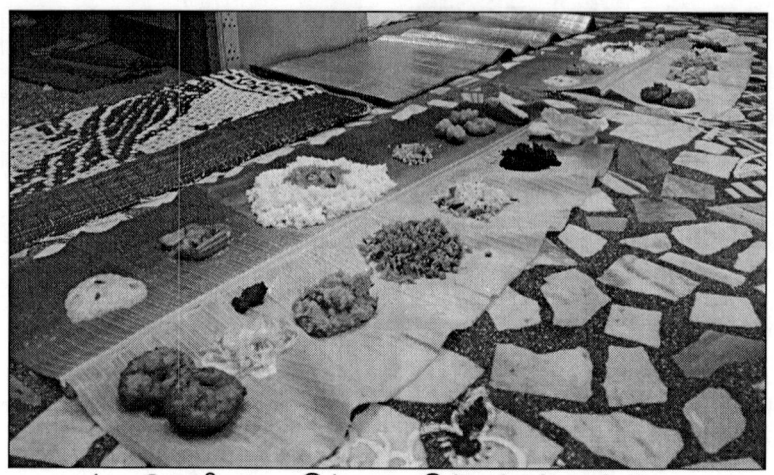

சாப்பாடு பறிமாறுவதில் கூட திட்டங்கள் உண்டு.

“இலையோட நுனி இடதுபுறமா இருக்கணும். முதல்ல, வடதுபுறம் கொஞ்சமா பாயாசம் வைக்கனும். அடுத்து, அதுக்கு நேர்மேல தயிர்பச்சடி, மாங்காய் இனிப்பு பச்சடி அல்லது பறங்கி பல்தாங்கி, கோசுமறி (வெள்ளரிக்காய் கூட்டு), காரக்கறி, தேங்காய்கறி, உசிலி, அவியல், வறுவல், ஸ்வீட்ன்னு வரிசையா வச்சு, இலையோட நரம்புக்கு வெளிப்புறமா பருப்பு, நெய் வைக்கனும். நடுவில சாதம். முதல்ல பாயாசத்தைத் தான் சாப்பிடணும். அது உமிழ்நீர் சுரப்பை அதிகமாக்கி பசியைத் தூண்டும். அடுத்து பருப்புசாதம்.., சாம்பார்சாதம், காரக்குழம்பு...” விவரித்து அசரவைக்கிறார் கௌசல்யா.

வெற்றிலை தாம்பூலமும் விருந்தோம்பலில் ஒருஅங்கம். கரூர் வெள்ளை வெற்றிலை, அய்யம்பேட்டை கொடிக்கால் வெற்றிலை, ஆவூர் பச்சை வெற்றிலை என்று பலரகங்கள் உண்டு. பெரும்பாலும் ஊருக்கு ஒரு வெற்றிலைக் கொடிக்கால் இருக்கும். தஞ்சாவூர்காரர் வெற்றிலை போடுவதை கண்காட்சி கணக்காக பார்த்துக்கொண்டே இருக்கலாம்.

‘முதல்ல, வெத்திலையை எடுத்து வேட்டியில முன்னையும், பின்னையும் துடைப்பாங்க. அடுத்து ரெண்டு பக்கமும் சரிசமமா மடிச்சு, மேல் காம்புல தொடங்கி, கீழே நுனி வரைக்கும் உள்ள நரம்பை கிழிச்சுப் போடுவாங்க. யாரும் சுண்ணாம்பு காசு கொடுத்து வாங்கிறதில்லை. கிளிஞ்சல்கள் வாங்கி ஊறவச்சு, ‘கத்தைக்காம்பு’ங்கிற வாசனை சாமான், பன்னீர் ஊத்தி கலந்து

வச்சுக்குவாங்க. தேவைப்படுறப்போ, கொஞ்சமா எடுத்து வெண்ணெ கலந்து பயன்படுத்துவாங்க. இதை எவ்வளவு சேத்தாலும் வாயி, வயிறு வேகாது. சீவல் எல்லாம் இப்போ தான். அப்போ, கொட்டப்பாக்கு... பாக்குவெட்டி வச்சு சின்னதா வெட்டிக்குவாங்க. வாய் செவக்க, செவக்க வெத்திலை போட்டாத்தான் விருந்துக்கு நிறைவு...” என்கிறார் கௌசல்யா.

மழையும், மண்ணும், உழவும், உழைப்பும், உறவும், உண்மையும் கலந்ததே தஞ்சை ஜில்லா வாழ்க்கை.. அவ்வப்போது வந்து வாட்டுகிற வறட்சிகள் அம்மக்களின் வாழ்க்கையில் எந்த விளைவையும் ஏற்படுத்துவதில்லை. எல்லாக் காலங்களிலும் அவர்களின் வாழ்க்கையிலும், வார்த்தையிலும், உபசரிப்பிலும் நிரம்பி வழிகிறது நிறைவு..!

சில சிம்பிள் ரெசிபிகள்

வாழைக்காய் துவையல்

நன்கு முற்றிய வாழைக்காயின் தோலைச் சீவிவிட்டு, நெருப்பில் சுட்டு உதிர்த்து, வறுத்த பருப்பு, வரமிளகாய் சேர்த்து அரைத்தால் வாழைக்காய் துவையல் ரெடி.

வாழைத்தண்டு மோர் பச்சடி

வாழைத்தண்டை சிறிது, சிறிதாக நறுக்கி மோரில் ஊறவைத்து, எழுமிச்சம் பழத்தை பிழிந்து, உப்புப் போட்டால் வாழைத்தண்டு மோர் பச்சடி ரெடி.

நார்த்தம்பொடி

தயிர்சாதத்துக்கு ஏற்ற சைடிஷ் இது. நடுத்தரமான நார்த்தை இலைகளோடு, மிளகாய், பெருங்காயம், உப்பு சேர்த்து உரலில் போட்டு இடித்து, லேசாக விளக்கெண்ணை கலந்து சிறு, சிறு உருண்டைகளாக உருட்டி, பாட்டிலில் வைத்துக் கொண்டால் ஒரு மாதம் வைத்து தொட்டுக் கொள்ளலாம்.

கொரடா

கொஞ்சம் ‘சுள்’ளென்ற சுவை விரும்பிகளுக்கு ஏற்றது. பச்சைமிளகாய், இஞ்சி, உப்பு, மல்லித்தழை நான்கையும் சேர்த்து அரைத்து எழுமிச்சம் பழத்தை பிழிந்துவிட்டால் கொரடா ரெடி. இதை சர்க்கரைப் பொங்கலுக்குத் தொட்டுக் கொள்வார்கள்.

பூசணிக்காய் ரசவாங்கி

பூசணிக்காயை நறுக்கி, பாசிப்பருப்பு, மஞ்சள்தூள் கலந்து வேகவைத்து, மிளகு, பச்சைமிளகாய், தேங்காய், மல்லி நான்கையும் அரைத்துப் போட்டு தாளித்து இறக்கினால், அதுவே பூசணிக்காய் ரசவாங்கி. உடம்பில் உள்ள துர்நீரை (ரசம் என்றால் நீராம்) வடித்து விடுமாம் இந்த உணவு.

பறங்கி பல்தாங்கி

பிஞ்சுப் பறங்கியை வெட்டி, பாலில் போட்டு நன்கு வேகவைத்து, குழையும் தருணத்தில் சர்க்கரை போட்டு இறக்கவேண்டும். சீரகம் போட்டு தாளித்து கொட்டினால் பறங்கி பல்தாங்கி ரெடி.

தேங்காய் தயிர் குழப்பி

தேங்காய் துருவலை தயிரில் ஊறவைத்து சிறிது உப்புப் போட்டால் தேங்காய் தயிர் குழப்பி ரெடி.

ஆவிஅடை

புழுங்கல் அரிசியை வறுத்து பொறியரிசியாக்கி, அதோடு துவரம்பருப்பு சேர்த்து ஊறவைத்து அரைக்கவேண்டும். பூண்டு, வெங்காயம், தேங்காய்ப்பூ, உப்பு, வரமிளகாய் சேர்த்து வதக்கி, அரைத்த மாவில் கொட்டி இட்லி தட்டில் அள்ளிவைத்து வேக வைத்தால் ஆவிஅடை ரெடி. தேங்காய் சட்னி தகுந்த சைடிஷ்.

4
மதுரை முனியாண்டி விலாஸ்!

“சுப்புராசு வேட்டவலத்தில வச்சிருக்காரு. ஜெயராசு திருக்கோவிலூர்ல வச்சுருக்காரு. நாராயணசாமி கெடார்ல வச்சுருக்காரு. ஜெகநாதன் கோலியனூர்ல வச்சுருக்காரு. மாணிக்கம் ஆரணியில வச்சுருக்காரு. முனியசாமி திருப்பூர்ல வச்சிருக்காரு. ரெங்கசாமி தேங்கனிக்கோட்டையில வச்சிருக்காரு. செந்திலு ஈரோட்டுல வச்சிருக்காரு...”

இப்படி, 400 பேர் வசிக்கும் அந்த சிறிய கிராமத்தில், 300-க்கும் மேற்பட்டவர்கள் ஓட்டல் வைத்திருக்கிறார்கள். அத்தனையும், ‘மதுரை முனியாண்டி விலாஸ்’

மதுரை-விருதுநகர் சாலையில் சற்றே உள்ளடங்கி உள்ள வடக்கம்பட்டி, கட்ராான்பட்டி, அச்சம்பட்டி, புதுப்பட்டி, கோபாலபுரம்... இவைதான் உலகெங்கும் இருக்கக்கூடிய ‘மதுரை முனியாண்டி விலாஸ்’ ஹோட்டலின் தோற்றுவாய்கள். குறிப்பாகச் சொன்னால் வடக்கம்பட்டி. இங்கிருந்தே முனியாண்டி விலாசின் வேர் பரவியது.

வடக்கம்பட்டி, வளமான கிராமம். நீண்ட தெருவில் வரிசையாக மச்சுவீடுகள். எல்லாத் திசைகளிலும் சிமெண்ட் சாலைகள். நடுவில், நிசப்தமான ஒரு ஆலமரத்தடியில் கம்பீரமாக

நிற்கிறார் முனியாண்டி. இவர்தான் ஊருக்கு காவல்தெய்வம். முனியாண்டியை மையமாக வைத்தே மக்களின் வாழ்க்கையும் சுழல்கிறது.

"சுத்துப்பட்டு கிராமத்துக்கே ஆதிமுனி இவருதான். இவரு இல்லாம நாங்க யாருமே இல்ல. எந்த காரியத்தை தொடங்குனாலும் முனி பேர்லதான் தொடங்குவோம். புள்ளைக்கி காது குத்துறதுல ஆரம்பிச்சு, கல்யாணம், காச்சி, தொழிலு வரைக்கும் எல்லாமே இவரு சொல்படிதான்…" - ஊரில் ஒவ்வொருவரும் முனியாண்டி புராணம் பாடுகிறார்கள்.

ஓய்வு பெற்ற ஆசிரியர் போஸ் விரிவாகப் பேசுகிறார்...

"எல்லாம் மானாவாரி பூமிங்க. வானம் கருணை காட்டுனாத்தான் சேறும் சோறும். வெவசாயத்தை மட்டுமே நம்பி காலத்தை ஓட்ட முடியல. ஜீவனத்துக்கே சிரமப்பட்ட சூழ்நிலையில, சுப்பையா சாமி நாயுடுவும் ராமசாமி ரெட்டியாரும் காட்டின வழிதான் ஓட்டல் தொழிலு. 60 வருஷத்துக்கு முன்னால ஒரு ஓட்டல்ல போயி தொழிலைக் கத்துக்கிட்டு நாயுடு காரைக்குடியிலயும், ரெட்டியாரு நாகப்பட்டினத்திலயும் ஓட்டலை தெறந்தாங்க. ஊரு வழக்கப்பட்டி ரெண்டு பேருமே முனியாண்டி பேரத்தான் ஓட்டலுக்கு வச்சாங்க. இன்னைக்கு உலகம் முழுவதும் மதுரை முனியாண்டி விலாஸ்னு கடை நடத்துற பிள்ளைகளுக்கு முன்னோடி இவங்க ரெண்டுபேர்தான். அதனாலதான் எல்லா ஓட்டல்லயும் சுவை ஒரேமாதிரி இருக்கு…" என்கிறார் போஸ்.

கட்ராம்பட்டி, அச்சம்பட்டி, புதுப்பட்டி, கோபாலபுரவாசிகள் வடக்கம்பட்டியில் பெண் கொடுத்து, பெண்ணெடுத்தவர்கள். காலப்போக்கில், அவர்களும் வடக்கம்பட்டியார் வழியை நாடிவிட்டார்கள். இந்த கிராமங்களில் 600-க்கும் அதிகமானோர் 'மதுரை முனியாண்டி விலாஸ்' நடத்துகிறார்கள்.

"எல்லா ஓட்டல்கள்லயும் ஒரு உண்டியல் வச்சிருப்போம். தெனமும், முதல்ல நடக்குற யாவாரத்துக் காசை அந்த உண்டியல்ல போட்டுருவோம். அந்தக் காசு முனியாண்டிக்கு. வருஷத்தில 2 முறை முனியாண்டிக்கு திருவிழா. தை 2-ம் தேதி, மாசி 2-ம் தேதி. திருவிழாவுக்கு ஒரு மாசத்துக்கு முன்னாடி நிர்வாகக்குழுவில இருக்கவங்க ஒரு வாகனத்தில முனியாண்டி படத்தை வச்சு பூஜை செஞ்சுக்கிட்டு எல்லா ஏரியாவுக்கும் வருவாங்க. அவங்ககிட்ட, உண்டியல் காசோட தலைப்பணத்தையும் குடுத்திருவோம்.

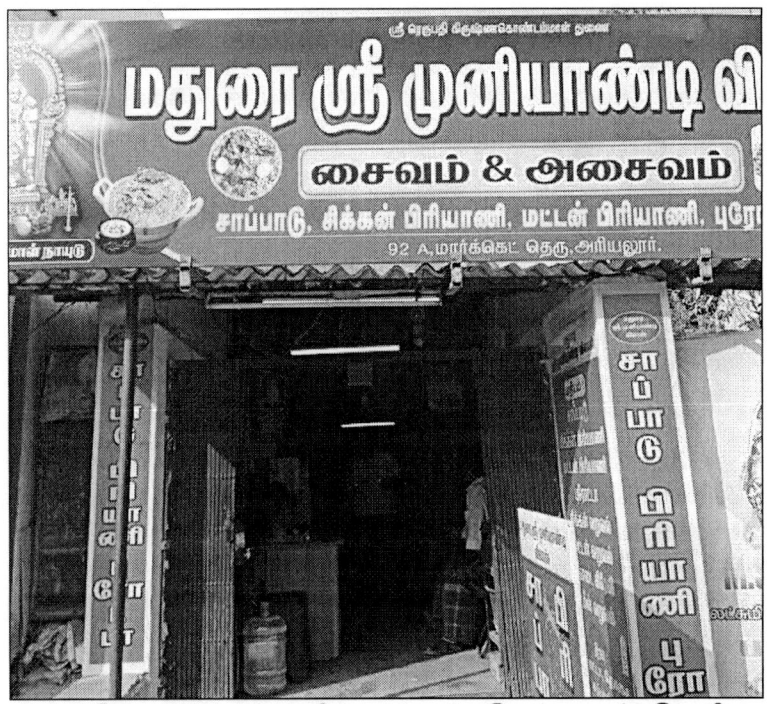

உலகத்தில எந்த மூலையில ஓட்டல் இருந்தாலும் திருவிழா அன்னிக்கு கடையை மூடிட்டு குடும்பத்தோட வடக்கம்பட்டி போயிருவோம்...” என்கிறார் சென்னை ராயப்பேட்டையில் ஓட்டல் நடத்தும் ராஜேந்திரன்.

திருவிழாவின் ஸ்பெஷலே அன்னதானம்தான். முனியாண்டி விலாஸ் தரத்தில், 5000 பேருக்கு மேல் அன்னதானமாக பிரியாணி வழங்குகிறார்கள். எல்லோருமே தேர்ந்த சமையல்காரர்கள் என்பதால், அன்னதானத்துக்கு தனியாக சமையல்காரர்களை வைத்துக் கொள்வதில்லை.

இரண்டு சமூகத்தினரும், மதுரை முனியாண்டி விலாஸ் ஒருங்கிணைப்பு சங்கங்களை தனித்தனியாக நடத்துகிறார்கள். அதன்மூலம், பள்ளிக்கூடம், சிமெண்ட் சாலை என பல நலப்பணிகளையும் செய்கிறார்கள். வருடக் கடைசியில் வரவு செலவுகளை புத்தகமாக்கி அனைத்து உறுப்பினர்களுக்கும் அனுப்புகிறார்கள்.

"இப்பல்லாம் யார் யாரோ 'முனியாண்டி விலாஸ்'னு பேரு வச்சு ஹோட்டல் நடத்துறாங்க. ஆனா, எங்களுக்குன்னு சில வரைமுறைகள் வச்சுருக்கோம். எங்க சாப்பாட்டை சாப்பிட்டா வயிறு குளிரணும். உடம்பைப் பாதிக்கிற எந்த பொருளையும் சாப்பாட்டுல சேக்கிறதில்ல. ஏன்னா, நாங்க எங்கே இருந்தாலும் முனியாண்டியும் எங்க கூடவே இருப்பாரு. நாங்க செய்ற எல்லாத்தையும் பாத்துக்கிட்டே இருக்காரு. அந்த நினைப்பு எப்பவும் எங்களுக்கு இருக்கு" - திருத்தணியில் மதுரை முனியாண்டி விலாஸ் நடத்தும் ஏவிஆர்.சரவணன் உணர்வுப்பூர்வமாகச் சொல்கிறார்.

5
ஆண்டார்பந்தி சமையல்!

அசைவ சமையலுக்கு செட்டி நாடு எப்படியோ அப்படித்தான் சைவ சமையலுக்கு ஆண்டார்பந்தி. தஞ்சை, நாகை, திருவாரூர் தாண்டி தென் மாவட்டங்கள் வரை ஆண்டார்பந்தி விருந்தென்றால் விழாக்களுக்கு கூட்டம் ஒரு சுற்று அதிகம் கூடும். அந்த அளவுக்கு தனித்தன்மையான சமையல் நுட்பம் கொண்டவர்கள் ஆண்டார்பந்தி சமையல்காரர்கள்.

கும்பகோணத்தில் இருந்து நாச்சியார்கோவில் வழியாக மயிலாடுதுறை செல்லும் பிரதான சாலையில், பூந்தோட்டத்தில் இருந்து 5வது கிலோ மீட்டரில் இருக்கிறது ஆண்டார்பந்தி கிராமம். காவிரியின் கிளை நதியான அரசலாற்று ஈரம் ததும்புகிறது ஆண்டார்பந்தி காற்றில். கூடவே தெய்வீகமும்.

தொன்மையான சைவ வழிபாட்டோடும், புராணங்களோடும், தெய்வீக இலக்கியங்களோடும் தொடர்புடைய இந்த சின்ன கிராமம், நேர்கோடாக நீண்டு திரும்பும் இரண்டு தெருக்களை மட்டுமே உள்ளடக்கியது. மொத்தம் 125 குடும்பங்கள் தான். எல்லோரும் ஒரே சமூகத்தைச் சேர்ந்தவர்கள். இந்த கிராமத்து ஆண்களுக்கு பெரும்பான்மைத் தொழில் சமையல். நூறுக்கும் மேற்பட்ட சமையல்காரர்கள் நிறைந்திருக்கிறார்கள் இந்த கிராமத்தில்.

"ஆண்டார்பந்தியில இருக்கிற மொத்த மக்களும் சைவ பிள்ளைமார் சமூகத்தைச் சேர்ந்தவங்க. அந்தக் காலத்துல

தேசிகர்ன்னு சொல்வாங்க. எல்லாருமே மாமன், மச்சான், பங்காளிங்க தான். பொண்ணு கொடுக்கிறது, எடுக்கிறது கூட ஊருக்குள்ளே, உறவுக்குள்ளேயே முடிச்சுக்குவோம். எல்லாரும் உறவுக்காரங்களா இருக்கதால, ஒரே தொழில்ல இருந்தாலும் போட்டி, பொறாமை இல்லை. வேலைகளையும் பகிர்ந்து செய்யுறோம். ஒரு விஷயம் தெரியலேன்னா பாகுபாடு இல்லாம கேட்டுத் தெரிஞ்சுக்குவோம்.

சைவ சமயத்துல எங்களுக்கு ரொம்பவே பிடிப்புண்டு. திருநாவுக்கரசர், திருஞான சம்பந்தருக்கெல்லாம் இன்னைக்கும் இங்கே மடங்கள் இருக்கு. முறைப்படியான வழிபாடுகளும் நடக்குது. இன்னைக்கும் எங்க ஊர்ல நாட்டாமை நிர்வாகம் தான். 5 வருஷத்துக்கு ஒருமுறை ஊர் கூடி 5 நாட்டாமைகளைத் தேர்வு பண்ணுவோம். அவங்க தான் நல்லது, கெட்டதெல்லாம் தீர்மானிப்பாங்க. முன்னாடி நின்னு செய்வாங்க.

ஊர்ல நிறைய கட்டுப்பாடுகளும் உண்டு. நாங்க சுத்த சைவம். வெளியில பச்சைத்தண்ணிகூட குடிக்க மாட்டோம். எங்கேயும் கை நனைக்க மாட்டோம். சமையல் வேலைக்குப் போகும்போது கூட, எங்க வீட்டில இருந்தே கட்டுச்சாதம் கட்டி எடுத்துக்கிட்டுப் போயி தான் சாப்பிடுவோம்.

இன்னைக்கு கொஞ்சம் மாறிப்போச்சு. ஆனாலும் சில விஷயங்கள்ல கறாராத்தான் இருக்கோம். சுத்த சைவ கிராமங்கிறதால ஊருக்குள்ள யாரும் ஆடு, கோழி வளர்க்கக்கூடாது. அந்தக்காலத்துல இருந்து இருக்கிற வழக்கம் இது...”

இன்னும் தொன்மம் மாறாத தங்கள் கிராமத்தை எளிய வார்த்தைகளால் அறிமுகப்படுத்துகிறார் திருஞானம். மூத்த சமையல் மாஸ்டர். ஊரில் பெரும்பாதி இவரது சீடர்கள் தான்.

ஆண்டார் பந்தி சமையல் கிராமமானது எப்படி?

“பேரைப் பாத்தாலே தெரியுமே எங்க ஊருக்கும் சமையலுக்கும் உள்ள தொடர்பு...! ஆண்டவனே எங்க ஊர்ல வந்து அடியார்களுக்கு பந்தி வச்சிருக்காரு. எங்க மூதாதைங்களுக்கு சமையல் திறனை அந்த சிவனே கத்துக்கொடுத்தாருங்கிறது எங்க நம்பிக்கை. அந்தக்காலத்துல பெரிய பஞ்சம் வந்திடுச்சு. மக்கள் எல்லாம் பசிநோயால தவிச்சுப் போயிட்டாங்க... அப்போ, இந்தப் பகுதியில வாழ்ந்துக்கிட்டிருந்த திருஞான சம்பந்தரும், திருநாவுக்கரசரும் இந்த மக்களோட பசிநோயை போக்க ஏதாவது செய்யனுன்னு

யோசிச்சிருக்காங்க. நேரா, திருவீழிமழலையில இருக்கிற சிவன்கிட்டப் போய், 'நீங்க தான் ஏதாவது உதவி செய்யனும்னு கேட்டிருக்காங்க. களஞ்சியூர் களஞ்சியத்துல இருந்து நெல்லெடுத்துக் கொடுத்து, அய்யம்பேட்டை கருவூலத்துல இருந்து மளிகை சாமான்களை அள்ளிக் கொடுத்திருக்காரு இறைவன்.

எல்லாத்தையும் வாங்கிட்டு இந்த கிராமத்துக்கு வந்த அடியவங்க ரெண்டு பேரும் இங்கிருந்த மக்கள் உதவியோட, இங்கிருந்த மடத்து வாசல்ல சமையல் பண்ணி போட்டிருக்காங்க. அடியவர்களுக்கு ஆண்டவனே அள்ளிக்கொடுத்து பந்தி வச்சதால இந்த கிராமத்துக்கு ஆண்டார்பந்தின்னு பேரு வந்துச்சுன்னு சொல்லுவாங்க. அந்த அடியார் பந்தி மரபு இன்னைக்கு வரைக்கும் தொடருது. சித்திரை மாசம் இங்கே இருக்கிற திருஞானசம்பந்தர் மடத்துல ஊரே சேந்து 1000 பேருக்கு சமையல் செஞ்சு அன்னதானம் செய்வோம். பெரும் புலவர்கள் வாழ்ந்த மண்ணுங்கிறதால எங்க ஊர்ல ஏகப்பட்ட புலவர்கள் இருக்காங்க. அதேபோல, சமையலே எங்க ஊர் மக்களுக்கு தொழிலாவும் மாறிடுச்சு...” என்கிறார் லோகநாதன். ஊர் நாட்டாமைகளில் ஒருவர்.

சோழர்கள், அவர்களுக்குப் பின் வந்த விஜய நகரத்து மன்னர்களின் அரசவை சமையல்காரர்களாக ஆண்டார்பந்தி சமையல்காரர்கள் இருந்துள்ளதாகச் சொல்கிறார்கள். இக்கிராமத்தின் தொன்மையையும், சமையல் பாரம்பரியத்தையும் ஆணவப்படுத்தும் முயற்சியில் இளம் தலைமுறையினர் ஈடுபட்டு வருகிறார்கள்.

எம்.எஸ்.சி.ஐ.டி. முடித்திருக்கும் குணநாதன் பகுதிநேர சமையல்காரர். இவரைப்போலவே பல பட்டதாரி சமையல்காரர்கள் இருக்கிறார்கள். அரசு வேலை செய்பவர்களும் விடுமுறை நாட்களில் கரண்டியோடு கிளம்பி விடுகிறார்கள்.

“இன்னைக்கு மாதிரி அன்னைக்கு நாங்கள்லாம் ரொம்பப் படிக்கலே. அஞ்சோ, ஆறோ படிக்கும்போது சித்தப்பா, பெரியப்பா, மாமான்னு யாரு கூடவாவது சமையல் வேலைக்குப் போயிருவோம். பாத்திரம் கழுவுறது, காய்கறி வெட்டுறதுன்னு சின்ன சின்ன வேலைகள்ல இருந்து ஆரம்பிப்போம், ரெண்டு மூணு வருஷத்துல பெரிய கரண்டியை பிடிக்க ஆரம்பிச்சிருவோம். ஆண்டார்பந்தி சமையலுக்கு ஏகப்பட்ட ரசிகருங்க இருக்காங்க. பெரிய தனக்காரங்க, அரசியல்வாதிங்க வீட்டு நிகழ்ச்சி பத்திரிகைகள்ல 'ஆண்டார்பந்தி விருந்து'ன்னே போடுவாங்க. ஆண்டார்பந்தி சாம்பார், வத்தக்குழம்புக்குன்னே நிறைய ரசிகர்கள் இருக்காங்க.

இன்னைக்கு எங்க ஊர்ல எல்லாப் பிள்ளைங்களும் படிக்குதுங்க. ஆனா விடுமுறைன்னு வந்துட்டா எல்லாப் பசங்களும் கரண்டியைத் தூக்கிக்கிட்டு கிளம்பிடுங்க. அரசு வேலை செய்யிற புள்ளைங்க கூட சனி, ஞாயிறுல சமையல்வேலைக்கு வருவாங்க. சமையல்ங்கிறது எங்க ரத்தத்துல ஊருன கலை. அதை தலைமுறை, தலைமுறையா காப்பாத்தி எடுத்துக்கிட்டு வர்றோம். எங்களுக்கு கஷ்டமில்லாத ஜீவனத்தை அந்த தெய்வீகத் தொழில் கொடுத்திருக்கு...” என்று நெகிழ்கிறார் திருஞானம்.

திருஞானம் 10 வயதிலேயே சமையல் வேலைக்குப் போய் விட்டார். சித்தப்பா கோவிந்தசாமி பிள்ளை, உறவுக்காரரர்கள் வைத்தியநாதன் பிள்ளை, முத்துப்பிள்ளை ஆகியோரிடம் தொழில் கற்றிருக்கிறார். பிறகு 20 வயதில் ஆடுதுறையில் ஒருவீட்டில் சமையல்காரராக வேலைக்குச் சேர்ந்திருக்கிறார். 30 வயதில் சமையல் ஏஜெண்டாக மாறிவிட்டார்.

“ஆண்டார்பந்தியில 20க்கும் அதிகமான சமையல் ஏஜண்ட்கள் இருக்காங்க. மொத்த காண்ட்ராக்ட்டா ஆர்டர் எடுப்போம். காய்கறிகள் வாங்குறதுல இருந்து சாப்பிட்டு கைகழுவிட்டு வர்றவங்களுக்கு பீடா கொடுக்கிறது வரை எல்லாமே எங்க வேலை. வேலை விஷயத்துல ஊர்ல எல்லாரும் ஒன்னா இருப்போம். ஒரு இலை 50 ரூபாயில இருந்து 200 ரூபா வரைக்கும் இருக்கு. இந்த கட்டணத்தைக் கூட ஊரு கூடித்தான் முடிவெடுப்போம்...” என்கிறார் சரவணன். திருஞானத்தின் சீடரான இவர் இப்போது சமையல் ஏஜெண்ட்.

ஆண்டார்பந்தியின் பெயரை ஒருங்கிணைந்த தஞ்சை மாவட்டம் கடந்து தமிழகமெங்கும் நிலைநாட்டியவர் துரைசாமிப் பிள்ளை. மிகப் பிரபலமான சமையல்காரரான இவர் வெளிநாடுகளுக்கு எல்லாம் போய் சமைத்திருக்கிறார். இவர் சாம்பார் சாதம் செய்தால் ஊரே மணக்கும் என்கிறார்கள். கோவிந்தசாமிப் பிள்ளை, சிங்காரவேலுப் பிள்ளை, கணபதி, வாரியார், அருணாச்சலம் ஆகியோரும் ஆண்டார்பந்திக்கு பெயர் பெற்று தந்தவர்கள். குருசாமி, விஜயராகவன், சரவணன் ராம்தாஸ், சரவணன், சக்திவேல், கார்த்திக், நடராஜன் என ஆண்டார்பந்தியின் பெருமையை காப்பாற்றும் சமகாலத் தலைமுறைக்கும் குறைவில்லை.

“கௌரவமான வேலை... உழைப்புக்கேத்த வருமானம் கிடைக்குது. படிக்கிற புள்ளைங்க கூட லீவு நாள்ல 4,00,500 சம்பாதிக்குதுங்க. யாருக்கும் கஷ்ட ஜீவனம் கிடையாது.

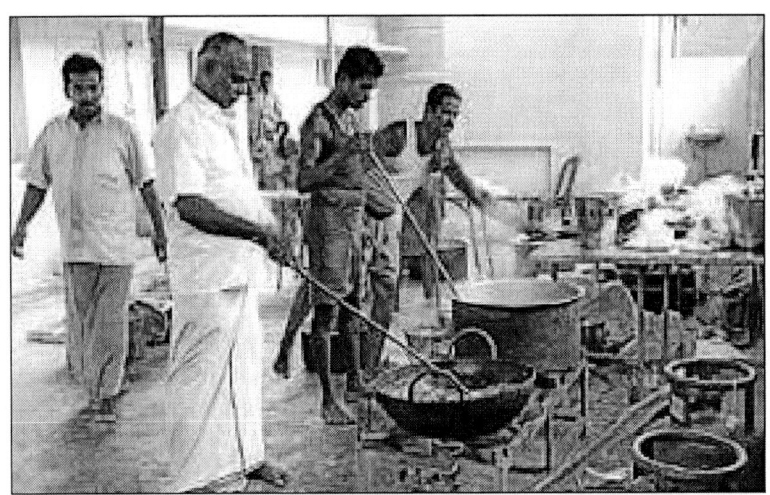

எல்லாரும் உறவுக்காரங்களா இருக்கிறதால ஊருக்குள்ள எந்த வம்பு தும்பும் இல்லை. எல்லாரும் தொழிலுக்குப் போனாலும் ஒவ்வொருத்தருக்கும் தனி அடையாளங்கள் இருக்கு. தஞ்சை மண்ணுக்கே உரிய பழமையான உணவுகள் பத்தியெல்லாம் பசங்க ஆராய்ச்சி பண்ணியிருக்காங்க. விரும்புறவங்க விஷேசத்துக்கு அதையல்லாம் சமைக்கிறதுண்டு. அதேமாதிரி, 'இளநீர் பாயசம் வேணும், அடை பாயசம் வேணும்'ன்னு பிற மாநில உணவுகள் கேட்டாலும் அதுவும் செய்வோம். ரசமலாய், நாண், லாலிபாப், ருமாலியான்னு ஜெயின் ஐட்டங்களும் செய்வோம். பொதுவா, மூத்தவங்க, இளையவங்கன்னு இல்லாம எல்லாருமே தினம் தினம் புதுசு, புதிசா கத்துக்கிட்டிருக்கோம்..." என்கிறார் சரவணன். இவரும் ஏஜென்ட் தான்.

ஆண்டார்பந்திக்கென்று அடையாளமாக சில உணவு ஐட்டங்கள் உண்டு. சைவ மீன்குழம்பு... தட்டைப்பயிறு, காராமணி இரண்டையும் நன்கு ஊறவைத்து அரைத்து அவித்து பீஸ்போட்டு குழம்பு வைக்கிறார்கள். வாசனையே அசத்துகிறது. மிளகுக் குழம்பு, பூண்டு மணத்தக்காளி குழம்பும் ஆண்டார்பந்தி சமையலில் சாப்பிட வேண்டும். சாம்பார் சாதத்தின் வாசனையே மயக்குகிறது. சாம்பார் சாத விஷயத்தில், துரைசாமிப் பிள்ளையின் கைமணம் திருஞானத்துக்கு வந்திருப்பதாகச் சொல்கிறார்கள். சாம்பார் சாத ரகசியத்தைச் சொல்கிறார் திருஞானம்.

"1 கிலோ அரிசிக்கு 1 கிலோ வெங்காயம் போடுவோம். 1 கிலோ துவரம் பருப்பு, 50 கிராம் புளி, மிளகாய்த்தூள் 50 கிராம், 7 லிட்டர் தண்ணி...

நிறைய காய்கறிகள் போடனும். மிளகாய், மல்லி, கடலைப்பருப்பை அரைச்சுப் போடனும். அரை கிலோ நெய் சேக்கனும். தம் போட்டு வேக வைப்போம். எல்லாத்தையும் விட கைப்பக்குவம்ன்னு ஒண்ணு இருக்குல்ல... என்று சிரிக்கிறார் திருஞானம்.

ஆண்டார்பந்தியின் மேலும் இரண்டு ஸ்பெஷல்ஸ், கேரட் மஞ்சூரியன், வாழைப்பூ ரோஸ்ட். கேரட்டை வெட்டி அரை வேக்காடாக பொறித்து காண்பிளவர், இஞ்சி பூண்டு பேஸ்ட்டில் நனைத்து திரும்பவும் எண்ணெயில் பொறித்தெடுக்கிறார்கள். கேரட் மஞ்சூரியன்.

வாழைப்பூவில் நரம்பெடுத்து, சுத்தம் செய்து கொள்கிறார்கள். கடலை மாவு, அரிசி மாவு, காண்ப்ளவர் மாவுகளை சமமாகக் கலந்து உப்புச்சேர்த்து கரைத்து வாழைப்பூவை நனைத்து எண்ணெயில் போட்டு பொறித்தெடுக்கிறார்கள். வாழைப்பூ ரோஸ்ட்.

கடலைப்பருப்பு, மிளகாய், மல்லி, தேங்காய், ஆகியவற்றை வறுத்து அரைத்து, எண்ணெயில் வதக்கி, புளிக்கரைசலில் ஊறிய கத்தரிக்காயில் சேர்த்து செய்யப்படும் கத்தரிக்காய் ரசவாங்கியும் ஆண்டார் பந்தியின் அடையாள டிஷ்.

தை தொடங்கி ஆவணி வரை ஆண்டார்பந்தி பரபரப்பாக இருக்கிறது. ஓய்வுக்கு நேரமின்றி இயங்குகிறார்கள் ஆண்கள்.

ஊருக்கெல்லாம் ஆண்டார்பந்தி நளன்களின் சமையல் பிடிக்கிறது. ஆனால் ஆண்டார்பந்தி சமையல்காரர்களுக்கு தங்கள் வீட்டு தமயந்திகள் சமைக்கும் உணவு தான் அமுதம்.

“வெளியில சட்டி சட்டியா சமைச்சாலும் என் மனைவி குமுதவல்லி சமைச்ச ஒரு வாய் சோறைத் தின்னாத்தான் சாப்பிட்ட மாதிரி இருக்கும்...” என்கிறார் திருஞானம்.

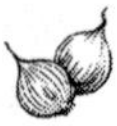

6
தஞ்சாவூர் தாம்பூலம்!

“இராமாயணப் போர் நடந்தப்போ இந்திரஜித் விட்ட அம்பு, லெட்சுமணன் மேல பாஞ்சிடுச்சு. உயிருக்கு போராடின லெட்சுமணனைக் காப்பாத்த, ‘பூ பூக்காத, பிஞ்சு விடாத, காய் காய்க்காத, பழம் பழுக்காத கொடியில இருந்து ஒரு இலையை பறிச்சுக்கிட்டு வா...’ன்னு ஆஞ்சநேயருக்கு உத்தரவு போடுறார் ராமர். ராமர் சொன்ன இலையை அடையாளம் கண்டுபிடிக்கத் தெரியாத ஆஞ்சநேயர் சஞ்சீவி மலையை அப்படியே பெயர்த்து தூக்கிட்டு வந்துட்டாரு. அதுல இருந்து ஒரு இலையை பறிச்சு லெட்சுமணனுக்குக் கொடுக்க, அடுத்த அஞ்சு நிமிஷத்தில கண் விழிச்சிட்டாரு. அங்கிருந்த எல்லாரும் ராமருக்கிட்டே ‘இது என்ன இலை’ன்னு கேட்டாங்க. ‘பூ இல்லை, பிஞ்சு இல்லை, காய் இல்லை, கனி இல்லை... இது ஒரு வெற்று இலை’ன்னு சொன்னாரு ராமரு. அந்த வெற்று இலைதான் வெற்றிலை...”- கொடிக்காலில் நீளும் வெற்றிலைக் கணுக்களை உடைத்து விட்டபடியே சொல்கிறார் திருவையாறு பன்னீர்செல்வம்.

ஆன்மீகத்தில் வழிபாட்டில் மட்டுமின்றி, தமிழர் வாழ்வின் முக்கிய தருணங்கள் அனைத்திலும் ஒன்றியிருக்கிறது வெற்றிலை தாம்பூலம். அதிலும் தஞ்சை வட்டாரத்தில் தாம்பூலம் இல்லாமல் எதுவும் நிகழாது. பண்டிகைகள், கோவில் திருவிழாக்கள் தொடங்கி, வீடுகளில் நடக்கும் நல்லது கெட்டதுகள் வரை

எல்லாவற்றிலும் வெற்றிலை தாம்பூலம் தான் பிரதானம். தஞ்சை மக்களின் உதடுகளில் படிந்த சிவப்பு நிறமே தாம்பூலத்தோடு அவர்களுக்குண்டான பிணைவை காட்சிப்படுத்தும்.

ஆவூர் கொழுந்து வெற்றிலை, கல்யாணபுரம் கிளிஞ்சல் சுண்ணாம்பு, குடவாசல் கொட்டைப்பாக்கு, கும்பகோணம் நெய்ச்சீவல்... இப்படி தாம்பூலத்தின் ஒவ்வொரு அங்கத்துக்கும் ஒவ்வொரு ஊர்ச்சிறப்பு இருக்கிறது. மேலும், எந்த நிகழ்வுக்கு எப்படி தாம்பூலம் வழங்க வேண்டும், எப்படி தாம்பூலம் போட்டுக்கொள்ள வேண்டும் என்றெல்லாம் தஞ்சாவூர் மக்கள் இலக்கணமே வகுத்து வைத்திருக்கிறார்கள்.

"ஊருக்கு ஒரு தாம்பூல முறை உண்டு. தஞ்சாவூரைப் பொறுத்தவரை தாம்பூலம் ஒரு உரிமை. கோவில்கள்ல திருவிழா நடக்கிறப்போ உரிமைக்காரங்க அத்தனை பேருக்கும் 'காளாஞ்சி' கொடுக்கனும். ஒரு தேங்காய்மூடியில ரெண்டு வெத்திலை, ஒரு பாக்கு சேத்து கொடுக்கிறது தான் காளாஞ்சி. இதைக் கொடுக்கலைன்னா ஊருக்குள்ள பிரச்னை வந்திடும். சுபகாரியங்களுக்கு உறவுக்காரங்களை அழைக்கப்போறப்போ, தட்டுல தாம்பூலம் வச்சுத்தான் அழைக்கனும். இல்லைன்னா, 'எங்களை மதிக்கலை'ன்னு சொல்லி நிகழ்ச்சிக்கு வரமாட்டாங்க. சுபகாரியங்களுக்கு வர்றப்போ மாமன் மச்சான் உறவுகளுக்கு, பங்காளி முறைமைக்காரங்க வாசல்ல நின்னு தாம்பூலம் கொடுத்து வரவேற்கனும்... இல்லைன்னா, 'ஜனக்கட்டு இல்லாத பய'ன்னு கேலி பேசத் தொடங்கிருவாங்க. அதேபோல, பொண்ணு, மாப்பிள்ளை நிச்சயம் பண்றப்பவும் தாம்பூலம் மாத்திக்குவாங்க. 'வெத்திலை சத்தியமா சொன்னசொல் மாறமாட்டோம்'ன்னு பொருள். தாம்பூலத்தை நடுவில வச்சு சத்தியம் பண்ற வழக்கமும் இந்தபகுதிகள்ல இருக்கு. சாவுவீடுகள்ல, பனையோலை கொட்டான்ல வெத்திலை, தாம்பூலம் வைக்கனும். இறந்தவங்க வாயிலயும் தாம்பூலம் வச்சுக் கட்டுற பழக்கம் உண்டு. அப்படிக் கட்டிட்டா உடம்பில் இருந்து கிருமிகள் வெளியே பரவாது..." என்கிறார் பட்டீஸ்வரம் பஞ்சாபிகேசன். தாம்பூலத்தோடு இவருக்கு 35 வருட தொடர்பு. "குறித்த நேரத்தில் தாம்பூலம் போடாவிட்டால் நாக்கு வறண்டு பித்து பிடித்துவிடும்..." என்கிறார்.

விவசாயப்பணிகள் மிகவும் கடினமானவை. நாற்று நடுவது, களையெடுப்பது, கதிர் அடிப்பதெல்லாம் உடலையும், மனதையும் வதைத்துவிடும். களைப்பும், வலியும் தெரியாமல் இருக்க, ஆண், பெண் வேறுபாடின்றி எல்லோரும் தாம்பூலம் போடுவார்கள்.

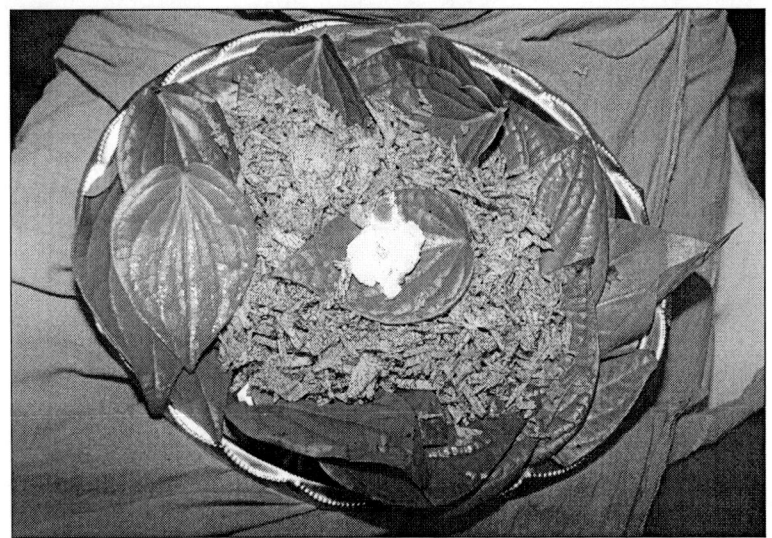

சுருக்குப்பை, வெற்றிலைப் பெட்டி என தாம்பூலத்தை இருப்பு வைப்பதற்கு வசதிக்கு தகுந்த உபகரணங்களும் உண்டு.

தாம்பூலம் போடுவது பற்றி சங்க இலக்கியங்களில் குறிப்புகள் உண்டு. 'காதலை மேம்படுத்தும் பொருளாக'ச் சுட்டுகின்றன இலக்கியங்கள். அக்காலத்தில், அரசர்களுக்கு தாம்பூலம் மடித்துக் தருவதற்கென்றே 'அடப்பக்காரன்' என்றொரு பணியாள் இருப்பாராம். அரசர்கள் போடும் தாம்பூலத்தில் பல ஸ்பெஷல் அயிட்டங்களும் இருக்குமாம். ஒரு கொழுந்து வெற்றிலை; சிறிய பாக்கு; ஒரு மிளகு; ஒரு கிராம்பு; சில கற்கண்டு துண்டுகள்; இரண்டு சீரகம்... இவற்றை வைத்து, இலை முழுதும் கிளிஞ்சல் சுண்ணாம்பு தடவி நான்காக மடக்கித் தருவாராம். மென்றால் சுகநதமான வாசனை நாசியெங்கும் பரவுமாம். தாம்பத்யமும் மேம்படுமாம்.

"தஞ்சை பெரியகோவில் கட்டினப்போ, குஞ்சரமல்ல பெருந்தச்சன் நந்திசிலையை செதுக்கிட்டு இருந்தார். அவருக்கு பக்கத்தில நின்ன அடப்பக்காரன் தாம்பூலம் மடிச்சுக் கொடுத்துக்கிட்டிருந்தானாம். அந்தப் பக்கமாவந்த ராஜராஜன், சிலையோட அழகையும், பெருந்தச்சனோட வேலைப்பாட்டையும் பார்த்து வியந்துட்டாராம். தச்சனை கௌரவப்படுத்துறதுக்காக அடப்பக்காரனை போச்சொல்லிட்டு, தானே தாம்பூலம் மடிச்சுக் கொடுத்தாராம். கொடுக்கிறது ராஜான்னு தெரியாம வாங்கி

வாயிலப் போட்டுக்கிட்ட பெருந்தச்சன், சிறிதுநேரஞ்கழிச்சு நிமித்து பாத்தப்போ நெகிழ்ந்துட்டாராம்.

பெரியகோவிலோட ஒட்டின இன்னொரு தாம்பூலச் செய்தியும் உண்டு. கோவிலைக் கட்டிமுடிச்சு லிங்கத்தை பிரதிஷ்டை செஞ்சபோது, அஷ்டபந்தன மருந்து ஒட்டலையாம். கருவூர்தேவர் வந்து தன்னோட வாயிலயிருந்து தாம்பூலத்தை உமிழ்ந்தபிறகு தான் மருந்து ஒட்டுச்சாம்...” என்று தஞ்சைக்கும், தாம்பூலத்துக்குமான ஆதியந்தங்களை விளக்குகிறார் பஞ்சாபிகேசன்.

தொன்மத் தமிழர்கள் தாம்பூலத்தை மருந்தாகவே கருதினர். “வெற்றிலை, காரம் மிகுந்தது. அதில் உள்ள ஏழு நரம்புகளும், ரத்தம், நரம்பு, எலும்பு, தசை, சீழ், கொழுப்பு, மயிர் ஆகிய சப்த தாதுக்களை மேம்படுத்த வல்லது...” என்கிறார் தருமபுரம் ஆதின கட்டளை விசாரணை முனைவர் குமாரசாமி தம்பிரான். “சுபநிகழ்ச்சிகளில் கலந்து கொண்டவர்களுக்கு தாம்பூலப்பை தருவது தமிழர்களின் மரபு. மரியாதை, கௌரவம் ஆகியவற்றின் அடையாளமாகவும் தாம்பூலம் இருக்கிறது. சிவவழிபாட்டில், லிங்கம் இல்லாத இடங்களில் வெற்றிலையை ஆவுடையாகவும், பாக்கை சிவமாகவும் கருதி வழிபடுவதுண்டு...” என்கிறார் அவர்.

துவர்ப்பு சுவையுடைய பாக்கில் இரும்புச்சத்து நிறைய உண்டு. சுண்ணாம்பு கால்சியம். எலும்புகளை வலுவாக்க வல்லது. ஆனால், தக்க அளவில் பயன்படுத்த வேண்டும். அதிகம் சேர்ந்தால் வாய் புண்ணாகிவிடும். பசுமையான இரண்டு கொழுந்து வெற்றிலை, ஒரு துண்டு பாக்கு அல்லது ஒருபிடி சீவல், நடுவிரல் நுனியளவு சுண்ணாம்பு... இதற்குமேல், சிறிய ஏலக்காய், கிராம்பு.. இதுதான் தஞ்சைத் தாம்பூலம். நன்கு அனுபவமுள்ளவர்கள் தாம்பூலம் போடுவதே அழகு தான்.

“முதல்ல வெத்தலையை இரண்டுபக்கமும் துண்டால துடைச்சுக்கனும்.. வெற்றிலையோட காம்பு, நடுநரம்பு, நுனிப்பகுதியில ஆசிட் அதிகமிருக்கும். அது மூணையும் கிள்ளி எடுத்திடனும். பின்பக்க அடிப்பகுதியில தான் சுண்ணாம்பு தடவனும். வெத்தலையோட பின்பக்கம் பூச்சிகள் கூடுகட்டியிருக்கும். சுண்ணாம்பு தடவும்போது அதெல்லாம் அழிஞ்சுடும். வெத்திலையை மென்னுட்டு அதுக்குப்பிறகு தான் சீவலைப் போடணும். எல்லாமே தகுந்த அளவில இருக்கனும். வெத்திலை அதிகமாயிட்டா நாக்கு மரத்துப் போகும். சீவல் அதிகமாயிட்டா சுவைதெரியாது.

சுண்ணாம்பு அதிகமாயிட்டா வெந்துபோகும். காலையில பாக்கு அதிகமாவும், பகல்ல சுண்ணாம்பு அதிகமாவும், ராத்திரி வெத்திலை அதிகமாவும் சேத்துக்கனுன்னு வள்ளலார் சொல்லியிருக்கார்..." என்கிறார் நடுக்கடையில் வெற்றிலை கமிஷன்மண்டி நடத்தும் தாவூத்பாட்ஷா.

நடுக்காவிரி, திருக்காட்டுப்பள்ளி, திருக்கண்டியூர், திருவையாறு, ராஜகிரி, பண்டாரவடை என காவிரியின் கரைநெடுக வெற்றிலை விளைந்தாலும், ஆவூர் வெற்றிலைக்கு உள்ள மவுசு தனி. மென்மை, மிதமான காரம் என பல சிறப்புகள் உண்டு. இங்கிருந்து இந்தியா முழுவதும் அனுப்புகிறார்கள். வெள்ளைக்கொடி வெற்றிலை, காப்பிக்கொடி வெற்றிலை, பச்சைக்கொடி வெற்றிலை, கற்பூரம், சட்டிக்கற்பூரம், கத்தி கற்பூரம் என வெற்றிலையில் பலரகங்கள் உண்டு. வெள்ளைக்கொடி வெற்றிலையில் காரம் அதிகமிருக்கும். பச்சை வெற்றிலையில் மிதமான காரம். கற்பூர வெற்றிலை மருந்துக்கானது. குழந்தைகளுக்கு மருந்துகள் கொடுக்கும்போது, கற்பூர வெற்றிலையில் தடவிக் கொடுப்பது மரபு. இதுதவிர வெற்றிலையையே மருந்தாக கொடுப்பதும் உண்டு.

வெற்றிலை வியாபாரக் கணக்கு சுவாரஸ்யமானது. 100 வெற்றிலை அடங்கியது 1 கவுளி. 20 கவுளி 1 துண்டு. 25 கவுளி, 1 முட்டி. 20 முட்டி, 1 கோட்டை. ஏலம் மூலமாகவே விற்பனை நடைபெறுகிறது. தஞ்சையைச் சுற்றி நூற்றுக்கணக்கான கமிஷன் மண்டிகள் இயங்குகின்றன.

வெற்றிலை விவசாயம் நீண்ட பாரம்பரியம் கொண்டது. கொடிக்காப் பிள்ளைமார் என்ற சமூகத்தினரே முதலில் வெற்றிலை விவசாயத்தில் ஈடுபட்டார்கள். இன்று, இஸ்லாமியர்கள் அதிகமிருக்கிறார்கள்.

திருவாரூர், திருத்துறைப்பூண்டி, வேதாரண்யம் பகுதிகளில் தரமான பாக்குகள் விளைகின்றன. ஆனால் குடவாசல் பாக்கே தாம்பூலத்தை சிறக்கச் செய்யும். வழிபாடு, வரவேற்பு, அழைப்புகளுக்கு கொட்டைப்பாக்கு தான் பிரதானம். ஆனால் இப்போது சீவலுக்கே மவுசு. கொட்டைப்பாக்கு, ஊறிக்குழைய நேரமாகும் என்பதால் பலர் சீவலையே நாடுகிறார்கள். தொடக்கத்தில் கைச்சீவல். பாக்கை ஊறவைத்து, பெரிய பாக்குவெட்டிகளை வைத்து சீவுவார்கள். ஒருநாளைக்கு இரண்டு கிலோ சீவிமுடித்தால் பெரிது. இப்போது இயந்திரங்கள் வந்துவிட்டன. மூட்டைக்கணக்கில் சீவித்தள்ளுகின்றன.

"கும்பகோணத்தைச் சுத்தி 15க்கும் மேற்பட்ட சீவல் கம்பெனிகள் இருக்கு. கேரளா, மங்களூர் பாக்குகள் கொஞ்சம் பெரிய சைஸ்ல இருக்கும். ஆனா குடவாசல் பாக்குக்கு டேஸ்ட் அதிகம். பீட்டன் பாக்குன்னு ஒரு ரகம் இருக்கு. பாக்குக் கொட்டையை பிஞ்சுல பறிச்சு உடைச்சு சாயம் போடுவாங்க. இன்னைக்கு மார்க்கெட்ல இருக்கிற இனிப்பு பாக்குகள் எல்லாம் பீட்டன் பாக்குல செய்யிறது தான். இது ஷிமோகாவில இருந்து வருது. பழுத்து கீழே விழுற பாக்குக்கொட்டையில தான் சீவல் செய்ய முடியும். நைஸ் சீவல், சாதா சீவல், நெய்ச்சீவல், தூள்சீவல்ன்னு சீவல்ல நாலுரகங்கள் இருக்கு. பாக்குக் கொட்டையை 5நாள் ஊறவைச்சு மிஷின்ல போட்டு அடிச்சா அது சாதாசீவல். துவர்ப்பு கொஞ்சம் கம்மியா இருக்கும். நைஸ் சீவலுக்கு பாக்குக்கொட்டையை 6 மணி நேரம் ஊறவைச்சாப் போதும். துவர்ப்பு சாஸ்தியா இருக்கும். அரைப்புல சிதைஞ்சு தூளாகுறது தூள்சீவல். வயசானவங்களுக்கு தகுந்தது. சீவல்ல தேங்காய்ப்பூ, ஏலக்காய், ஜாதிக்காய், கிராம்பு, மாசிக்காய் சேத்து நெய்யில வறுத்து நெய்ச்சீவல் தயாரிக்கிறோம்..." என்கிறார் 80ஆண்டு பாரம்பரியமுள்ள சீவல் தயாரிப்பாளர் குடந்தை முருகேசன்.

சாயப்பாக்கு, சுருள்பாக்கு, சித்தனம் பாக்கு என கொட்டைப் பாக்கில் பலரகங்கள் கிடைக்கிறது. வயதானவர்களுக்கு என்றே களிப்பாக்கு என்றொரு ரகம் உண்டு. எச்சிலில் ஊறி, ஊறிக் கரைந்துவிடும்.

கல் சுண்ணாம்பு, கிளிஞ்சல் சுண்ணாம்பு என சுண்ணாம்பிலும் ரகங்கள் உண்டு. கல்யாணபுரம் கிளிஞ்சல் சுண்ணாம்புக்கு இணை வேறில்லை. வெண்ணையைப் போல ஒட்டுகிறது. வெங்கடாசலம், கூத்தையாப்பிள்ளை, வீரையாப்பிள்ளை என கிளிஞ்சல் சுண்ணாம்புக்குப் பெயர்போன வியாபாரிகள் பலருண்டு. கல்சுண்ணாம்பு, திண்டுக்கல் வட்டாரத்தில் கிடைக்கும் வெண் பாறைகளைக் கொணர்ந்து நிலக்கரியோடு சேர்த்து வேகவைத்து, தண்ணீரில் கரைத்து வடிகட்டி தயாரிக்கப்படுகிறது. இது அவ்வளவாக உடல்நலனுக்கு உகந்ததில்லை. அரசூர் உள்ளிட்ட பகுதிகளில் இந்த கல்சுண்ணாம்பு தயாராகிறது.

கடலில் கிடைக்கும் கிளிஞ்சல்கள், சிப்பிகள், சங்குகளை, மரக்கரியோடு சேர்த்து நன்கு வேகவைத்து தயாரிக்கப்படுவது கிளிஞ்சல் சுண்ணாம்பு. இதுவே தாம்பூலத்துக்கு தகுந்தது.

“வேளாங்கண்ணி, கேரளப் பகுதிகள்ல இருந்து கிளிஞ்சல்கள் வாங்குறோம். மரக்கரியைத் தூளாக்கி ரெண்டையும் சமஅளவு போட்டு 3 மணி நேரம் வேகவைக்கனும். வெந்த சிப்பியை அஞ்சுநிமிஷம் தண்ணியில போட்டா கரைஞ்சு மாவாயிடும். இதுல சிலபேரு எஸன்ஸ், கலர்ப்பொடியெல்லாம் சேத்து வாசனைச் சுண்ணாம்பா விக்குறாங்க. அது உடம்புக்கு நல்லதில்லை...” என்கிறார் சுண்ணாம்பு தயாரிக்கும் கல்யாணபுரம் வெங்கடாசலம்.

வெற்றிலையை வைத்து ஏகப்பட்ட சுவாரஸ்யங்கள் தஞ்சை வட்டாரத்தில் உண்டு.

சிறுவர்கள் வெற்றிலை போட்டால் கோழிமுட்டும் என்று மிரட்டுவார்கள். சிறுவயதில் வெற்றிலை போடும் பழக்கம் தொற்றிக்கொண்டால் விரைவிலேயே பற்கள் காவிநிறமாகிவிடும் என்பதால் இந்த மிரட்டல். அதேபோல் இரண்டு வெற்றிலை ஒட்டிக்கொண்டிருந்தால், பெண்கள் அதை மாமன் முறையுள்ளவர்களிடம் கொடுப்பார்கள். அதை வாங்காமல் தவிர்ப்பது மாமன் சாமர்த்தியம். என்னவோ, ஏதோவென்று கையில் வாங்கிவிட்டால், முறைப்பெண்ணுக்கு புத்தாடை வாங்கித்தர வேண்டும். திருமணத்தன்று இரவு, முதலிரவு தருணத்தில் மனைவி, கணவனுக்கு வெற்றிலை மடித்துத்தர வேண்டும். கேலி, கிண்டலோடு நிறைவுறும் இந்த விளையாட்டு மிகவும் சுவாரஸ்யமானது. தாம்பத்யத்தை மேம்படுத்தும் சக்தி தாம்பூலத்துக்கு இருப்பதும் இதன் பின்னணி. தாம்பூலம் போட்டபிறகு பெண்ணின் நாக்கும், உதடுகளும் நன்கு சிவந்தால் கணவன் மீது மிகவும் பாசமாக இருப்பாள் என்று கேலி செய்வார்கள்.

மது, புகையைப் போல பெரும்பாலான தஞ்சைக்காரர்களுக்கு வெற்றிலை போடுவது விடமுடியாத பழக்கமாக இருக்கிறது. திருவையாறு அம்பி ஜோசியருக்கு தாம்பூலம் இல்லாவிட்டால் நாக்கு குழறுமாம். உடம்பு படபடவென்று இருக்குமாம். 30வருட பழக்கம். நாளொன்றுக்கு 50 வெற்றிலை, 50கிராம் சீவல், 1 பாக்கெட் சுண்ணாம்பை மென்று தீர்க்கிறார்.

“வெற்றிலையை மென்னு முதல்ல வர்ற சாறைத் துப்பிடனும். அதுக்குப்பிறகு விழுங்கலாம். இதுநாள் வரைக்கும் எனக்கு சளித்தொல்லை இருந்ததில்லை. ஜலதோஷம் பிடிச்சதில்லை. வெத்திலையை உள்ளே இறக்கிட்டா குரல்ல தனிக்கம்பீரமே வந்திரும். சுறுசுறுப்பு அதிகமாயிடும். நல்லாப் பசியெடுக்குது..

சிலபேரு தாம்பூலத்தோட சேத்து புகையிலை போடுறாங்க. அதுதான் விபரீதம்..." என்று கனகம்பீரக் குரல் தெறிக்கப் பேசுகிறார் அம்பி ஜோசியர்.

வெற்றிலையின் பூர்வீகம் மலேசியா என்கிறார்கள். மடகாஸ்கர் வழியாக தாம்பூலப் பழக்கம் இந்தியாவை எட்டியதாக வரலாறு சொல்கிறது. வடகிழக்கு மாநிலங்களில் வெற்றிலையும், கொட்டைப்பாக்கும் தந்து விருந்தினர்களை வரவேற்கும் வழக்கம் இருக்கிறது. இப்படி உலகம் முழுவதும் தாம்பூலப் பயன்பாடு இருந்தாலும் தஞ்சைத் தாம்பூலம் மக்களின் உயிரோடும், உணர்வோடும், வாழ்க்கையோடும், வழிபாட்டோடும் கலந்திருக்கிறது.

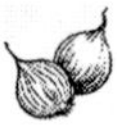

7
எண்ணெய் பரோட்டா

பரோட்டா, இஸ்லாமிய சக்கவர்த்திகளோடு இந்தியாவுக்குள் நுழைந்த மொஹல்வகை பதார்த்தம். ஜீரண மண்டலத்துக்கு கூடுதல் வேலை தந்து இயக்க சக்தியை அதிகரிக்கச் செய்யும் இந்த பரோட்டா, நம் வாழ்க்கையில் இரண்டறக் கலந்து விட்டது. பரோட்டாவை கிழிந்து விடாமல் சுற்றி சுழற்றியடித்து, மடித்து, சதுரமாகவோ, வட்டமாகவோ தட்டி தூக்கி வீசுவதை கண்காட்சி கணக்காக வேடிக்கை பார்க்கலாம். இது எல்லோருக்கும் கை வராத கலை. உள்ளூரில் மட்டுமில்லாமல், வெளிநாடுகளில் கூட பரோட்டா மாஸ்டர்களுக்கு நல்ல சம்பளத்துடன் வேலை கிடைக்கிறது.

மென்மையான, பல்லை பதம் பார்க்காத, சேர்வாவோடு ஐக்கியமாகிற பரோட்டாவுக்கு எப்போதுமே வரவேற்பு இருக்கும். ஆனால், விருதுநகர் பர்மா கடையில் பரோட்டாவுக்கான இந்த இலக்கணமே தலைகீழாக இருக்கிறது. மொறுமொறுவென பழைய பிரிட்டானியா பிஸ்கட்டை நினைவில் நிறுத்துகிற சுவை. முதன்முதலில் சாப்பிடுபவர்கள் 2 டிரிபிளாவது காலி செய்து விட்டுத்தான் வெளியே வருவார்கள்.

அதே மைதாமாவு தான். ஆனால் பிணைவதில் மாயாஜாலம் செய்கிறார்கள். 1கிலோ மாவில் 450 மில்லி தண்ணீரை சிறிது, சிறிதாக தெளித்து டைட்டாக மாவை பிசைகிறார்கள்.

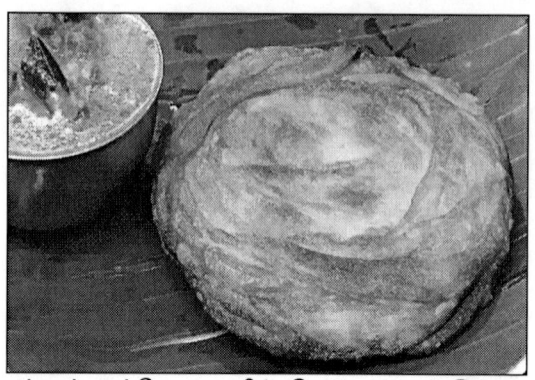

கோல்டன் எல்லோ கலரில், மேடு பள்ளம் இல்லாத மிருதுவான வடிவம் கிடைக்க மாவு பிசையும் கை நேர்த்தி தான் முக்கியம். வேக வைக்கும் தோசைக்கல்லிலும் வித்தியாசம் இருக்கிறது. வழக்கமான வட்டக்கல்லில் நடுவில் 1 இஞ்ச்க்கு லேசான பள்ளம். அந்த பள்ளத்தில் கடலை எண்ணை கொதிக்கிறது.

மாவை உருட்டி, பிரட்டி, வீசி, மடித்து முடித்து, கல்லின் ஓரத்தில் போட்டு லேசான சூட்டில் வாட்டுகிறார்கள். இருபுறமும் ஒரே மாதிரி முருவல் தெரிந்ததும் நடுவில் உள்ள எண்ணெய்க்குழியில் போட்டு வேக வைத்து எடுக்கிறார்கள். ஒரே நேரத்தில் 50 பரோட்டாக்கள் எண்ணையில் குளித்து தயாராகி விடுகின்றன. பின் டபுள், டிரிபிள் என தேவைக்கேற்ப உடைத்துப் போட்டு, நம் விருப்பத்துக்கும், பாக்கெட் கனத்துக்கும் ஏற்ப, சேர்வா அல்லது சாப்ஸை ஊற்றி 5நிமிடம் ஊறவைத்து பரிமாறுகிறார்கள்.

தென் மாவட்டங்கள் மட்டுமில்லாமல், தமிழகம் முழுமைக்குமே ஒரு காலத்தில் விருதுநகர் தான் எண்ணெய் உற்பத்தி பெல்டாக இருந்தது. அந்த காலக்கட்டத்தில் உதித்தது தான் இந்த எண்ணெய்ப் பரோட்டா என்கிறார்கள். இப்போது எண்ணெய் தயாரிப்பு நிறுவனங்கள் பிரதான நகரங்களுக்கு இடம் பெயர்ந்துவிட்டாலும் எண்ணெய் பரோட்டா விருதுநகரில் நிலைத்துவிட்டது.

பர்மா கடைக்கு 40வருட பாரம்பரியம். பர்மாவில் இருந்து அகதியாக வந்த கருப்பையாவுக்கு விருதுநகர் முனிசிபல் ஆபீஸ் ரோட்டில் ஒரு பெட்டிக்கடை ஒதுக்கீடு கிடைத்தது. கருப்பையாவின் மகன் வேலுச்சாமி அந்த பெட்டிக்கடையை டீக்கடையாக்கி, சிறிய உணவகமாகவும் மாற்றினார். எண்ணெய்ப் பரோட்டாவுக்கு கிடைத்த வரவேற்பு பர்மா கடையை ஊரறியச் செய்து விட்டது. இப்போது வேலுச்சாமியின் மகன் சக்திவேல் கடையை நிர்வகிக்கிறார். இப்போது விருதுநகருக்கே அடையாளமாகி விட்டது பர்மா கடை எண்ணெய் பரோட்டா.

8
வெள்ளரி பஜ்ஜி

காய்கறி வகைகளில் குறைவான கலோரி அளவைக் கொண்டது வெள்ளரிக்காய் தான். வெள்ளரி, பழவகையைச் சேர்ந்தது என்கிறது அறிவியல். ஆனால் இதை காய்கறிப் பட்டியலில் தான் வைத்திருக்கிறார்கள் மக்கள். மூவாயிரம் ஆண்டுகளுக்கு முன்பு இந்தியாவில் தோன்றிய இந்த காய் மிகவும் குளிர்ச்சியானது. 100 கிராம் வெள்ளரியில் 96 சதவீதம் ஈரப்பதம் இருக்கிறது. நன்கு செரிமானம் ஆகும். சிறுநீர் பிரிவைத் தூண்டும், இரைப்பை புண் ஆற்றும், மலச்சிக்கலை சீராக்கும், வாதநோய், காலராவைக் குணமாகும், தோள் பளபளக்கும், முகப்பருவை நீக்கும், இரத்தக்குழாய்களை தளர்த்தி உயர் ரத்த அழுத்தத்தை குறைக்கும் என்றெல்லாம் வெள்ளரியின் புகழ் பாடுகிறார்கள் உணவியல் நிபுணர்கள்.

தமிழகத்தில் இராமநாதபுரம், சிவகங்கை, புதுகை, தஞ்சை மாவட்டங்களில் வெள்ளரி ஏகபோகமாக விளைகிறது. இப்பகுதிகளில் மிகப்பெரிய பொருளாதார வளமாக இது மாறியிருக்கிறது. ‘சீமை வெள்ளரி’ என்ற ஒரு கலப்பினத்தை விளைவித்து, விரல்நீள பிஞ்சாக பறித்து, டப்பாக்களில் அடைத்து வெளிநாடுகளுக்கு அனுப்புகிறார்கள்.

வெள்ளரியை பிஞ்சாக விளைவித்து, பச்சையாக சாப்பிடுவதே பெரும்பாலான பகுதிகளில் நிலவும் வழக்கம். நன்கு முற்றி,

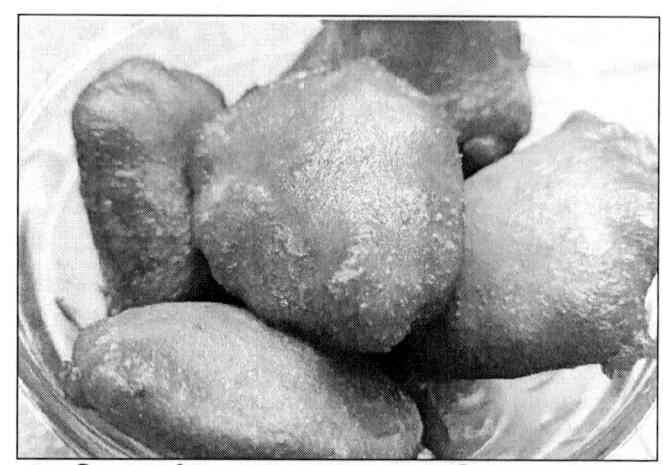

வெடித்த வெள்ளரிப் பழத்தை சர்க்கரை தொட்டு சாப்பிடுவது இதமான சுவை. கிராமப்புறங்களில், பனையோலையில் கட்டி தூக்கி வரும்போதே ஈயைப் போல மனம் அந்த பழத்தையே சுற்றும். மாவாக நாவில் கரையும். விலையும் மிகக்குறைவு. குமரி, சென்னை உள்ளிட்ட சில பகுதிகளில் வெள்ளரிக்காயை சாலட், அவியல், பொறியலுக்கு பயன்படுத்துகிறார்கள்.

இராமநாதபுரம் பேருந்து நிறுத்தத்தில் இறங்கினால் வித்தியாசமான வெள்ளரி பதார்த்தம் ஒன்றை ருசிக்கலாம். அதுதான் 'வெள்ளரி பஜ்ஜி'.

வாழைக்காய், உருளைக்கிழங்கு பஜ்ஜி சாப்பிட்டால் வாயுத்தொல்லை என்று வாயைக் கட்டுபவர்களுக்கு தகுந்த பதார்த்தம் இது. பெருங்காய வாசனை தகிக்க, தனித்துவமான சுவையுடைய இந்த பஜ்ஜியை 'கண்டுபிடித்தவர்' நாகராஜன். சமையல்காரரான இவர், கடந்த 2 வருடம் முன்பாக சர்ச் பேருந்து நிறுத்தம் அருகே, 'ப்ரெண்ட்ஸ் பார்க்' என்றொரு சிறிய சிற்றுண்டி நிலையத்தைத் தொடங்கினார். வழக்கம்போலவே, வாழைக்காய், உருளைக்கிழங்கு பஜ்ஜிகளைப் போடாமல், வித்தியாசம் காட்ட நினைத்த நாகராஜன், ஒருநாள் கனத்த வெள்ளரிக்காய் ஒன்றை சீவி பஜ்ஜி போட்டார். வித்தியாசமான சுவையில் புதிய பதார்த்தம் ஒன்று கிடைத்தது. எதிர்பார்த்தது போலவே நல்ல வரவேற்பு. இப்போது வெள்ளரிப் பஜ்ஜிக்கென்றே சாலையோரத்தில் ஏராளமான தள்ளுவண்டிக் கடைகள்.

தயாரிப்பெல்லாம் சாதாரண பஜ்ஜிக்கானது தான். கடலைமாவு, அரிசிமாவோடு கொஞ்சம் கூடுதலாக மிளகாய்த்தூள், பெருங்காயத்தூள், உப்புப்போட்டு தண்ணீராக கரைத்துக்கொண்டு வெள்ளரி பீஸை நனைத்து, எண்ணையில் போட்டு பொறித்து எடுத்தால் வெள்ளரி பஜ்ஜி ரெடி.

மாலை 4 மணி முதல் 7 மணி வரை இராமநாதபுரத்து மாலை மஞ்சள்வெயிலை ரசித்தபடியே வெள்ளரி பஜ்ஜியை ருசிக்கலாம்.

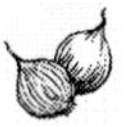

வெ. நீலகண்டன்

9
வீச்சுப் பரோட்டா

பரோட்டாவை நம்மளவுக்கு வகைவகையாகச் செய்து ருசிப்பவர்கள் யாருமில்லை. ஊருக்கு ஒரு விதமான வடிவம், சுவை, செய்முறை. சைடு டிஷ்சிலும் நம்மவர்களை அடிக்க ஆளில்லை. ஒரே வகைதான் என்றாலும் சேர்வா, குருமா, சால்னா என ஊருக்கு ஒரு பெயர். விருதுநகர் பக்கம் போனால் 'எண்ணை பரோட்டா'. செங்கோட்டைக்கு அருகில் உள்ள விரானூருக்குப் போனால் 'பார்டர் பரோட்டா' என்ற பெயரில் ஒரு வெரைட்டி. மதுரையில், வித்தியாசமாக செவ்வக வடிவில் பரோட்டா கிடைக்கிறது. நாகப்பட்டினத்தை தாண்டினால் 'லாப்பா' என்ற பெயரில் முக்கோண வடிவில் ஒரு பரோட்டா விற்கிறார்கள். நாமக்கல் பக்கம், பரோட்டாவின் நடுவில் முட்டையை ஊற்றி வேக வைக்கிறார்கள். இது 'கலக்கி பரோட்டா'வாம். தஞ்சைக்கும் புதுகைக்கும் எல்லையாக உள்ள பேராவூரணிக்குப் போனால் அங்கும் ஒரு வெரைட்டி கிடைக்கிறது. அதுதான் 'வீச்சுப் பரோட்டா..'

வழக்கமான பரோட்டாவைப் போல இல்லாமல், வயிறை வதைக்காத மென்மையும், மெல்லிய தித்திப்பு ததும்பும் சுவையும் வீச்சுப் பரோட்டாவை வித்தியாசப்படுத்துகிறது. அதே மைதாமாவு, அதே பரோட்டாக் கல் தான். ஆனால் சேர்க்கும் பொருட்களும்,

விரித்து, வீசும் லாவகமும், வேகவைக்கும் நுட்பமும் தான் வீச்சுப் பரோட்டாவின் தனித்தன்மை.

பேராவூரணியில் தெருவுக்கு 10 உணவகங்கள் உண்டு. அனைத்திலும் பிரதான உணவு பரோட்டா தான். ரயில் நிலையம் எதிரில் உள்ள நீலாவதி மெஸ், பட்டுக்கோட்டை சாலையில் உள்ள அம்மு மெஸ், பெரியார் சிலை அருகில் உள்ள பொன்னிலா மெஸ் உள்ளிட்ட உணவகங்கள் வீச்சுப் பரோட்டாவால் புகழ் பெற்றவை. 25வருடங்களுக்கு முன்பு, செல்வ விநாயகபுரத்தைச் சேர்ந்த நீலாவதி என்ற சமையல் மேஸ்திரியால் தொடங்கப்பட்டது நீலாவதி மெஸ். அசைவ உணவுக்குப் பெயர் போன இங்கு, மாலை 4மணி முதல், இரவு 11மணி வரைக்கும் சுடச்சுட வீச்சுப் பரோட்டாவை சுவைக்க முடியும்.

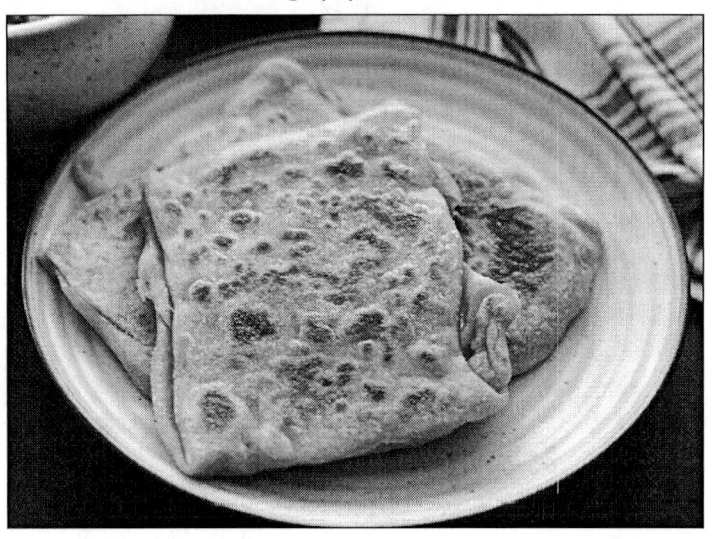

சாதாரணப் பரோட்டாவுக்கு மைதாவும், உப்பும் தான் பிரதானம். வீச்சுப் பரோட்டாவுக்கு கூடுதலாக வாழைப்பழம், கொஞ்சம் சர்க்கரை, முட்டை தேவை. அனைத்தையும் சேர்த்து கை ஒட்டாமல் பிசைந்து, உருண்டை பிடித்து வைத்துக் கொள்கிறார்கள். இந்த உருண்டைக்கு 'பேடா' என்று பெயராம். இந்த பேடாக்கள் எண்ணெய் ததும்ப ஒருமணி நேரம் ஊற வேண்டும். பின்னர் எடுத்து விரித்து மெதுவாக வீசவேண்டும்.

பரோட்டா வீசுவது ஒரு கலை. அது சாதாரணமாக கைகூடாது. கற்றுக் கொண்டால் அதற்கிணையான கைத்தொழில் வேறில்லை. அரபு நாடுகளில்

பரோட்டா மாஸ்டர்களுக்கு பயங்கர கிராக்கியாம். அதுவும், இன்ஜினியர் அளவுக்கு சம்பளம் தருகிறார்கள். சாதாராண பரோட்டாவுக்கு, நன்கு வீசி, மடித்து வேக வைக்கவேண்டும். ஆனால் இந்த வெரைட்டிக்கு அப்படி மடிக்கக்கூடாது. காகித மென்மைக்கு கிழிந்துவிடாமல் வீசி, அப்படியே கல்லில் விரித்து முன்னுக்கு 1 நிமிடம், பின்னுக்கு 1 நிமிடம் வேக வைத்தால் போதும். வீச்சுப் பரோட்டா தயார்.

நீலாவதி மெஸ்சில் சிக்கன், மட்டன், இறால் என மூன்றுவகை சேர்வாக்கள் சைடு டிஷ்சாக தருகிறார்கள். நல்ல காமினேஷன். விலையும் பரவாயில்லை. ஒரு பேடாவை மட்டும் வீசி பரோட்டா போட்டுத் தந்தால் 7ரூபாய். இரண்டென்றால் 15 ரூபாய்.

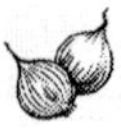

10
வரிக்கி

சென்னைக்கு நிகராக ஆங்கிலேயர்கள் தங்கள் ஆதிக்கத்தை, விரும்பி நிலைநிறுத்திய பகுதி நீலகிரி. கோடை வாசஸ்தலமாக மட்டுமின்றி காபி, தேயிலை என பொருளாதார புலமாகவும் இதை பயன்படுத்தினார்கள். சுதந்திரம் அடைந்தபிறகு நம் வாழ்க்கையோடு ஒன்றிவிட்ட பிரிட்டிஷ் அடையாளங்களில் காபியும், தேயிலையும் முக்கியமானது. வறுக்கியும் அதைப்போன்றது தான். எப்போதும் குளிர் படந்து கிடக்கும் குன்னூரின் தட்பவெப்பத்துக்கு தகுந்த மொறு மொறு பதார்த்தம்.

சமையலில் மிகுந்த ஈடுபாடுள்ள 'ஜான் வர்க்கீஸ்' என்ற ஆங்கிலேய அதிகாரி அறிமுகப்படுத்தியதால் இதன் பெயர் 'வறுக்கி' என்றானது என்கிறார்கள். வட்ட வடிவில், மொறு, மொறு சுவை கொண்ட இந்த பதார்த்தம், தமிழகத்தின் பல பகுதிகளில், பல பெயர்களில், பல வடிவங்களில் கிடைக்கிறது. சென்னைத் தமிழர்கள் இதற்குச் சூட்டிய பெயர் பொறை. டெல்டா பகுதியில் செவ்வக வடிவில் கிடைக்கும் இதை 'ரஸ்க்' என்கிறார்கள். ஆனாலும் நீலகிரி மாவட்டத்தில், குறிப்பாக குன்னூரில் கிடைக்கும் வரிக்கி பல விதங்களில் தனித்துவமானது.

குன்னூரில் மட்டும் 50க்கும் மேற்பட்ட வறுக்கி பேக்கரிகள் இருக்கின்றன. நாளொன்றுக்கு பல லட்சங்களில் வர்த்தகம்

நடந்தாலும் கூட வறுக்கி தயாரிப்பில் இயந்திரங்களின் பயன்பாடு இல்லை. 'நாட்டு விறகுஅடுப்பு' தான். அதை 'கன்ட்ரி ஓவன்' என்கிறார்கள்.

குன்னூரில் மிகவும் பாரம்பரியமான பேக்கரி என்றால் டாக்சி ஸ்டாண்ட் அருகில் உள்ள 'கிரௌன் பேக்கரி' தான். 1802ல் ஒரு கேரளக்காரர் தொடங்கியதாம். மார்க்கெட் அருகில் உள்ள நேஷனல் பேக்கரியும் பழமையானது தான். 55 வருடங்களுக்கு முன்பு தொடங்கப்பட்டது. இந்த இரண்டு பேக்கரிகளிலும் தரமான வறுக்கிகளை வாங்க முடியும். நேஷனல் பேக்கரியின் நிறுவனர் சிவசங்கரன். இப்போது அவரது மகன் பிரவீன்குமார் பேக்கரியை நிர்வகிக்கிறார். காலை 8.30மணிக்கு திறந்தால் இரவு 8.30 மணி வரைக்கும் கூட்டம் வரிசை கட்டி நிற்கிறது. கிலோ 80-100 ரூபாய். மினி வறுக்கி, கார வறுக்கியும் கிடைக்கும். கார வறுக்கி, வற்றல் டேஸ்டில் இருக்கும். பக்குவமாக வைத்திருந்தால் ஒருமாதம் வரை சுவை குன்றாமல் சாப்பிடலாம்.

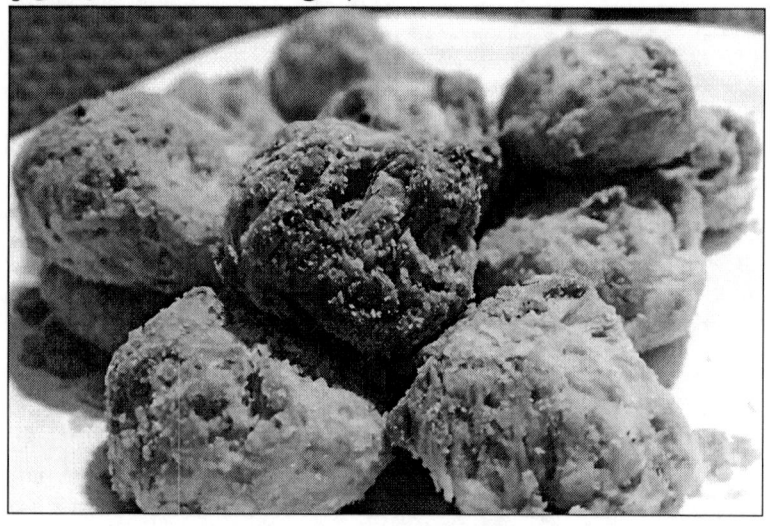

மைதா தான் வறுக்கியின் மூலம். இதற்கிணையாக, டால்டாவையும், சர்க்கரையையும் கலந்து மாவை நன்கு பிசையவேண்டும். வறுக்கியின் தரத்தையும், சுவையையும் மாவின் தன்மையே தீர்மானிக்கும். பிசைந்த மாவை 2 மணி நேரம் வைத்திருந்து, அதன்பின் ரீபைண்ட் ஆயில் பயன்படுத்தி வடிவம் வார்க்க வேண்டும். நன்கு பயிற்சி பெற்றவர்களுக்கு மட்டுமே இது சாத்தியம்.

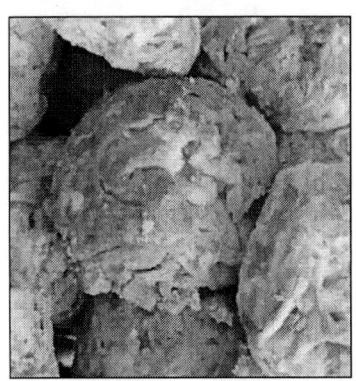

அடுமனை அடுப்பில் விறகுகளை நிரப்பி எரியவிட்டு, தணல் கிளம்பிய தருணத்தில் விறகுகளை மட்டும் எடுத்துவிட வேண்டும். வறுக்கியை தனலிலேயே வேகவிட வேண்டும். ஓரபாகங்கள் சிவந்து வெடிக்கும் தருணத்தில் எடுத்துவிட வேண்டும். சில பேக்கரிகளில் முட்டை கலப்பதாக சொல்கிறார்கள். சைவவிரும்பிகள் விசாரித்து வாங்கவேண்டும்.

11
வடைகறி

பழந்தமிழ் மக்கள் சாப்பிடும் போது பக்கத்திலேயே ஒரு ஊசியை வைத்திருப்பார்களாம். சாதம் கீழே சிந்தினால் அந்த ஊசியால் குத்தியெடுத்து, தண்ணீரில் கழுவி தட்டில் போட்டுக் கொள்வார்களாம். வியர்வை உருக, உருக உழைத்து, களைத்து கிடைக்கும் உணவாதலால், ஒரு பருக்கை கூட வீணாவதை அவர்கள் விரும்புவதில்லை.

இன்றும், கிராமப்புறங்களில் சாதம் மிஞ்சிப்போனால் மறுநாள் அதை அரைத்து வடகமாக்கி விடுவதைப் பார்க்கலாம். இட்லி மிஞ்சினால் மறுநாள் அதை உதிர்த்துப் போட்டு, தாளித்து இட்லி உப்புமா ஆக்கி விடுவார்கள். மிஞ்சிப்போகும் குழம்பு, வெஞ்சனங்களை கலந்து 'மிக்ஸிங்' செய்து சாப்பிடும் வழக்கம் இன்றும் கிராமப்புறங்களில் உண்டு. அதன் வாசனையும், சுவையும் புதுவிதமானது. இவ்விதமான பிறப்பு தான் வடைகறியும்.

தீபாவளிக்கு மறுநாள் பெரும்பாலான வீடுகளில் இந்த வடைகறி மணக்கும். காரணம், முதல்நாள் செய்து மிஞ்சிப்போன பருப்புவடை. தூக்கி எறிந்துவிடாமல் வடையை உதிர்த்துப் போட்டு தாளித்து ஊற்றி இறக்கினால் புதுவிதமான ஒரு குழம்போ, சைடிஷோ ரெடியாகிவிடும். அவ்விதம் உருக்கொண்ட வடைகறி இப்போது சென்னையின் சிறப்பு சைடிஷ் ஆகிவிட்டது.

குறிப்பாக, சைதாப்பேட்டை வி.எஸ்.முதலி தெருவில் உள்ள மாரி ஹோட்டல் வடைகறி என்றால் கேட்போர் வாயில் நீரூரும். அவ்வளவு பிரசித்தம்.

பட்டுக்கோட்டை அருகில் உள்ள வடசேரியை சேர்ந்த மாரிமுத்து தேவர் தான் இந்த உணவகத்தின் நிறுவனர். 50 வருடத்துக்கு முன்பு பிழைப்புத்தேடி சென்னைக்கு வந்தவர். முதலில் சிறிய டீக்கடை தான் ஆரம்பித்தார். சைடில் போண்டாவும், வடையும் போடுவார். மிஞ்சிப்போன வடைகள் வீட்டில் வடைகறி ஆகிவிடும். காலப்போக்கில் ஹோட்டல் ஆரம்பித்த மாரிமுத்து, வடைகறியையும் பிரதான உணவுப்பட்டியலில் சேர்த்து விட்டார். மிஞ்சிய வடைகளால் அல்லாமல், சிறிய அளவில் பட்டாணி மாவில் வடைசெய்து பதப்படுத்தி வைத்து அவ்வப்போது பயன்படுத்தினார். அந்த வடைகறியின் சுவையில் சென்னைவாசிகள் சொக்கிப் போனார்கள்.

அன்று தொடங்கி இன்றுவரை மாரிஹோட்டல் வடைகறிக்கு என்று தனி ரசிகர்கள் இருக்கிறார்கள். இப்போது காலை 7 மணியில் தொடங்கி இரவு 9.30 வரை சுடச்சுட வடைகறி கிடைக்கிறது. இட்லி, தோசைக்கு இருப்பது போல வடைகறிக்கும் தனி மாஸ்டர்கள் இருக்கிறார்கள். இப்போது இந்த ஹோட்டலை மாரிமுத்துவின் மகன்கள் கிருஷ்ணமூர்த்தி, குமரன் ஆகியோர் நிர்வகிக்கிறார்கள்.

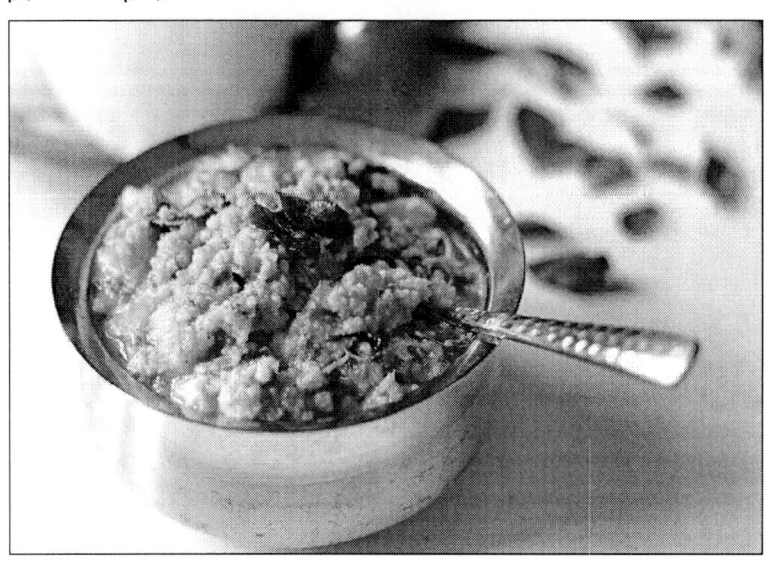

பட்டாணி மாவோடு சிறிது கடலைமாவு கலந்து வடை செய்யப்படுகிறது. மாவை கெட்டியாக பிசைந்து பக்கோடாவைப் போல எண்ணையில் போட்டு பொறித்து, தேவைப்படும் அளவுக்கு இருப்பு வைத்துக்கொள்கிறார்கள். இஞ்சி, பூண்டு, மிளகாய், லவங்கம், கறிவேப்பிலையை அரைத்து போட்டு, தாளித்து, தண்ணீர் ஊற்றி, பொறித்து வைத்த வடையை கொட்டி கொதிக்க விடுகிறார்கள். வடை வாசனை காற்றில் பரவினால், வடகறி ரெடியாகிவிட்டது.

இட்லி, தோசை, பரோட்டா, சப்பாத்தி என அனைத்து சிற்றுண்டிகளுக்கும் தகுந்த சைடிஷ் இது. ஒரு தடவை வடைகறி சாப்பிட்டால் பிறகு சட்னி, சாம்பாரை சீண்டாது நாக்கு. வடைகறி மட்டும் பார்சல் வாங்கும் வசதியும் மாரி ஹோட்டலில் உண்டு.

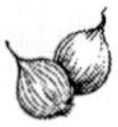

12
உசிலி

பிராமணர் இல்லங்களில் இதை 'அரைச்சுக் கிளறுனது' என்பார்கள். சென்னையின் இதயப்பகுதியாக மாறிவிட்ட மேற்கு மாம்பலத்தில் உள்ள பாரம்பரியமான உணவகங்களில் இதன் பெயர் உசிலி.

குழைந்து உதிர்ந்த பருப்பும், வெந்து மகுந்த காய்கறிகளும் கலந்து எழுப்பும் சுகந்தமான வாசனையே பசிக்கான ஹார்மோன்களை தட்டி உசுப்புகிறது. பிராமணர் இல்லங்களில் நடக்கும் திருமணம் உள்ளிட்ட சுபகாரிய விருந்துகளில் தவறாது இடம்பெறும் இந்த சத்தான தொட்டுக்கையை உணவகத்துக்கு கொண்டுவந்தவர், ராமமூர்த்தி. கும்பகோணத்தை அடுத்துள்ள மஞ்சக்குடி என்ற ஊரைச் சேர்ந்தவர். இவரது அப்பா ராஜகோபால் அய்யரும், மாமா சேதுராமனும் பிரபல சமையல்காரர்கள். தனியாக உணவகம் நடத்தியவர்கள். அவர்களிடம் தொழில் பயின்ற ராமமூர்த்தி, கடந்த 17 வருடங்களுக்கு முன்னால் பிழைப்பு தேடி சென்னை வந்தார். நிரந்தரமாக எந்த தொழிலும் வாய்க்காத நிலையில், சாப்பாட்டுக்கு திண்டாடிய நான்கு பேச்சிலர்களுக்கு சமைத்துப் போடத் தொடங்கி, கடைசியில் இங்குள்ள ஸ்டேஷன் ரோட்டில் ஒரு மெஸ்சை ஆரம்பித்து விட்டார். அதுதான், 'தஞ்சாவூர் மெஸ்.' அதற்கு முன்பாகவே இப்பகுதியில் சிலர் உணவகங்கள் நடத்தினார்கள். அவர்களில் இருந்து தனித்து அடையாளம் தேட ராமமூர்த்தி கையில் எடுத்தது தான் இந்த உசிலி.

'தஞ்சாவூர் மெஸ்' இப்போது சுப்பாரெட்டி தெருவில் இயங்குகிறது. சனிக்கிழமை தோறும் மதிய சாப்பாட்டில் தவறாது இடம்பெறுகிறது உசிலி. வாராவாரம் ஒவ்வொரு வெரைட்டி, கொத்தவரங்காய் உசிலி, முட்டைக்கோஸ் உசிலி, பீன்ஸ் உசிலி...

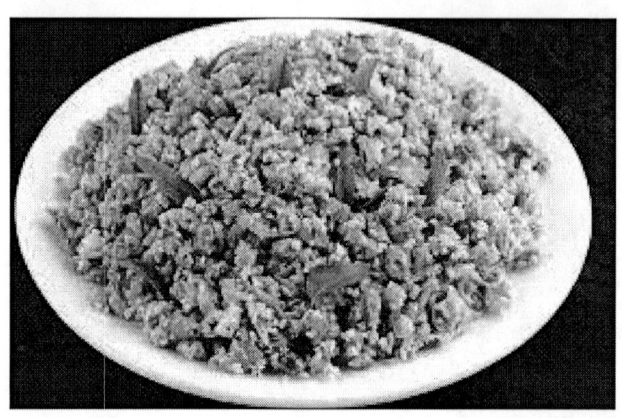

3 பங்கு துவரம் பருப்பு, ஒரு பங்கு கடலைப்பருப்பு. இரண்டையும் ஒருமணி நேரம் ஊற வைத்து, 100 கிராம் வரமிளகாய், பெருங்காயம், மஞ்சள்தூள், உப்பு சேர்த்து, 'கொர கொர' பதத்தில் கெட்டியாக அரைக்கவேண்டும். அரைத்த கலவையை இட்லி சட்டியில் அள்ளிவைத்து வேகவைக்க வேண்டும். வெந்து வாசம் பரப்பும் வேளையில், இறக்கி லேசாக நல்லெண்ணெய் ஊற்றி பருப்பை உதிர்த்து தூளாக்க வேண்டும்.

கொத்தவரங்காய், பீன்ஸ், முட்டைகோஸ் இவற்றில் ஏதேனும் ஒரு காயை சிறிய துண்டுகளாக்கி, சிறிது உப்பு சேர்த்து தனியே வேகவைக்க வேண்டும்.

பின்னர், கடுகு, உளுந்து உள்ளிட்ட தாளிப்புப் பொருட்களைப் போட்டு தாளித்து, உதிர்த்த பருப்பையும், வெந்த காயையும் கொட்டி நன்றாக கிண்டி சிறிது நேரம் வேகவிட்டு இறக்கினால் உசிலி ரெடி. தஞ்சாவூர் மெஸ் உசிலிக்கு கிடைத்த வரவேற்பால் மேற்கு மேம்பலத்தில் உள்ள பல உணவகங்கள் இப்போது உசிலிக்கு மாறிவிட்டன.

13
தொதல்

பெயரைப் பார்த்து விட்டு தமிழர்களுக்கு தொடர்பில்லாத ஏதோ ஒரு வஸ்து என்று நினைத்து விடாதீர்கள். 100 சதவிகிதம் தமிழர்களின் பாரம்பரிய இனிப்பு பதார்த்தம் தான் இந்த தொதல். பார்க்க அல்வா போல இருந்தாலும் சுவையில் தனித்தன்மை மிகுந்தது. தமிழகத்தில், ராமநாதபுரம் மாவட்டம் கீழக்கரையைத் தாண்டினால் வேறெங்கும் கிடைக்காத இந்த பதார்த்தத்தின் பூர்வீகம் யாழ்ப்பாணம். யாழ்ப்பாணத்துக்கு எதிர்க்கரையில் இருப்பதால் கீழக்கரைக்குள் எளிதாக புகுந்துவிட்டது தொதல்.

யாழ்ப்பாணத்து தமிழர்கள் உணவில் ஏதாவது ஒருவகையில் தேங்காய் இடம் பெற்றுவிடும். இங்கு விளையும் தேங்காயின் வடிவமும், பருப்பின் திடமும் நம்மூரைப் போல இரண்டு மடங்கு பெரிது. தொதலின் முக்கியச் சேர்மானம் பாலெடுக்கத் தகுந்த அவ்விதமான தேங்காய்தான்.

யாழ்ப்பாணத்தில் இருந்து தொதலின் தொழில்நுட்பத்தை கொத்திக்கொண்டு வந்தவர் செல்லக்கனி. பழைய கொஃத்பா பள்ளித் தெருவில், 40 வருடமாக குடிசைத் தொழில் போல தொதல் செய்து விற்பனை செய்கிறார் செல்லக்கனி. இவரது தயாரிப்புக்கு பேக்கரிக்காரர்கள் மத்தியில் நல்ல வரவேற்பு.

செல்லக்கனி தவிர 20க்கும் மேற்பட்ட இஸ்லாமியப் பெண்களும் இத்தொழில் செய்கிறார்கள்.

விடுமுறை நாளான வெள்ளிக்கிழமை தவிர, மற்றதினங்களில் பேக்கரிக்காரர்கள், வெளிநாடு செல்பவர்கள், சுற்றுலா வந்தவர்கள் என இவர்களின் வீடுகளில் திருவிழாக் கூட்டம் தான். அதிகாலை 5 மணிக்குத் தொடங்கி 8 மணிக்குள்ளாக விற்பனையை முடித்து விட்டு வேறு வேலைக்கு கிளம்பி விடுகிறார்கள்.

தொதலை கருப்புஅல்வா என்கிறார்கள் கீழக்கரைவாசிகள். செய்முறையும் கிட்டத்தட்ட அல்வாவைப் போலத்தான். ஆனால் சேர்மானங்கள் வேறு.

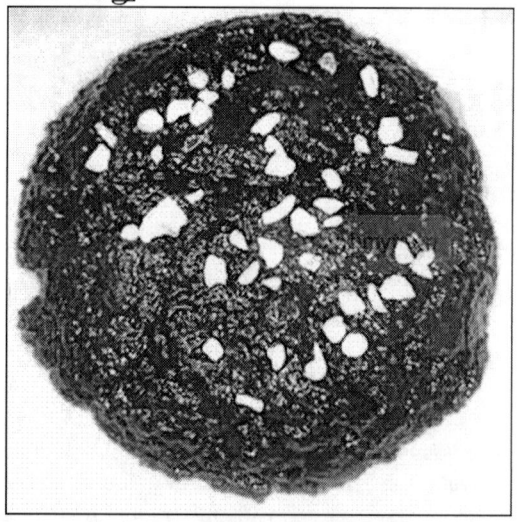

அரைகிலோ பச்சரிசி. 6 தேங்காய். கால்கிலோ ஜவ்வரிசி. 2 கிலோ சர்க்கரை. 1 கிலோ கருப்பட்டி. இவைகள் தவிர, வறுத்த பாசிப்பயறு கொஞ்சம், ஏலம், முந்திரி, டால்டா, கால்கிலோ நெய்.

பச்சரிசியை களைந்து மிதமான ஈரத்தில் ஃபிளவர் மில்லில் அரைக்க வேண்டும். தேங்காயை உடைத்து பாலெடுக்க வேண்டும். ஜவ்வரிசியை 3மணி நேரம் முன்னதாக ஊறவைக்க வேண்டும். மூன்றையும் கலந்து மிதமான சூட்டில் வைத்து சர்க்கரை, கருப்பட்டியை சிறிது, சிறிதாகக் கொட்டி கிண்ட வேண்டும். கொஞ்சம் பதமாக வெந்து அடங்கியதும் நெய், டால்டாவைப் போட்டு சுருள, சுருள கிண்ட வேண்டும். சற்று அசந்தாலும் புகைவாடை ஏறிவிடும். 'சுமார் முக்கால்மணி நேரம் கிண்ட வேண்டும்' என்கிறார் செல்லக்கனி.

தேங்காய்பால் எண்ணையாகி மிதக்கும் நேரத்தில் முந்திரி, பாசிப்பயிறு, ஏலக்காயைப் போட்டு, இறக்கி அகன்ற தட்டில் ஊற்றினால், அடுத்த அரைமணி நேரத்தில் உறைந்து அல்வா பதத்துக்கு வந்து விடும் தொதல். முதல்நாள் செய்து மறுநாள் சாப்பிட்டால் தித்திக்கும். 1 மாதம் வரைக்கும் கெட்டுப்போகாது.

சிலர் பச்சரிக்குப் பதில் மைதா, கோதுமையில் பாலெடுத்தும் தொதல் செய்கிறார்கள். ஆனால் பச்சரிசி தான் யாழ்ப்பாண பக்குவம்.

வீடுகளில் வாங்கினால் 1 கிலோ 80 ரூபாய். பேக்கரிகளில் 100 ரூபாய்க்கு விற்கிறார்கள். செல்லக்கனி வீட்டுக்கு முன்பாக ‘கருப்புஅல்வாக் கடை’ வைத்திருக்கிறார். அதிகாலை 5 மணியில் தொடங்கி 8 மணிக்குள் 5000 ரூபாய்க்கு மேல் விற்பனை நடக்கிறதாம். ரம்ஜான், பக்ரீத் என்றால் இரண்டு மடங்கு வியாபாரம். கொண்டாட்டங்களே தித்திப்பானவை. அதை இரட்டிப்பாக்குகிறது கீழக்கரை தொதல்.

14
மக்ரூன்

தூத்துக்குடி தொடங்கி கன்னியாகுமரி வரையிலான கடலோர கிராமங்களில் பெயர்கள், உணவுகள், பழக்க வழக்கங்கள் எல்லாவற்றிலும் போர்ச்சுகீசியர்களின் படிமங்கள் உறைந்துள்ளதை பார்க்கலாம். ஆங்கிலேயர்களை போலன்றி, போர்ச்சுகீசியர்கள் தங்கள் ஆதிக்கத்தை மட்டுமில்லாமல், கலாச்சாரத்தையும் மக்கள் மத்தியில் பரப்பிச் செல்வதில் பெரும் நாட்டம் கொண்டார்கள். இப்போதும் கடலோரமக்கள் சுங்கா பைப்பால் புகையிழுப்பதெல்லாம் அதன் விளைவுகளில் ஒன்று தான். அவ்விதம் தூத்துக்குடியில் நிலை கொண்ட போர்ச்சுகீசியர்களின் இனிப்பு பதார்த்தம் தான் மக்ரூன்.

மக்ரூன் என்றால், போர்ச்சுகீசிய மொழியில் 'முந்திரியும், முட்டையும் கலந்த இனிப்பு' என்று பொருளாம். இது கொஞ்சம் காஸ்ட்லியான இனிப்பு. ஆனால், நாவில் பட்டதும், முந்திரி வாசனையை உணரும் முன்பாகவே கரைந்து உருகி சுவை நரம்புகளைச் சுண்டித் தூண்டும் இந்த இனிப்புக்கு இணையாக வேறொன்றைச் சொல்வது கடினம். தூத்துக்குடியை நிர்வகித்த பிரபுகள், பாதிரிமார்கள், பிரேசில் நாட்டின் வடகிழக்குப் பகுதிகளில் இருந்து கொல்லம் வழியாக கப்பல்களில் தூத்துக்குடிக்கு முந்திரிக்கொட்டைகளை கொண்டு வந்து, இங்கே கொட்டைகளை உடைத்து பருப்பெடுத்து மக்ரூன் செய்து சாப்பிட்டார்கள். கொல்லம்

வழியாக வந்ததால் முந்திரிக்கொட்டையை தூத்துக்குடி, குமரி மாவட்ட மக்கள் 'கொல்லாக்கொட்டை' என்று அழைக்கிறார்கள்.

பரவலாக தமிழகத்தின் எல்லாப் பகுதிகளிலும் கிடைக்கிறது இந்த இனிப்பு. ஆனால் தோற்றுவாயான தூத்துக்குடி மக்ரூன் தான் சுவையிலும், தரத்திலும் முன்நிற்கிறது.

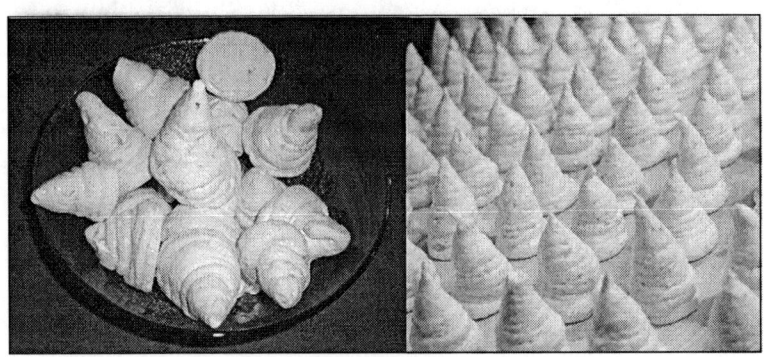

1 கிலோ மக்ரூன் செய்ய, அரைகிலோ சர்க்கரை. அரைக்கிலோ முந்திரி. 12 முதல் 15 கோழி முட்டைகள். முந்திரி, சர்க்கரையை நன்கு அரைத்து தூளாக்க வேண்டும். முட்டையில் வெண்கருவை கவனமாக பிரித்தெடுத்து நன்றாக அடித்து கலக்கவேண்டும். மக்ரூனின் மென்மையை தீர்மானிப்பது இந்த கலக்கல்தான். இதற்கென கிரைண்டர் போன்ற இயந்திரத்தை பயன்படுத்துகிறார்கள் தூத்துக்குடிக்காரர்கள். அடிக்க, அடிக்க குப்பென மேலெழுந்து நுரைததும்பும். சர்க்கரையை கொட்டி, திரும்பவும் அடிக்கிறார்கள். பின், முந்திரிப் பவுடரை கொட்டி மிதமான பதத்தில் பிணைகிறார்கள்.

மக்ரூனுக்கு வடிவம் வார்ப்பது தான் முக்கியம். கைதேர்ந்தவர்களுக்குத் தான் இது சாத்தியப்படும். ஒரு பேப்பரை சுருள் பொட்டலம் போல போட்டுக்கொண்டு அதற்குள் மாவை அள்ளிவைத்து, கீழ்பாகம் வழியாக மாவால் கோலம் போட, சுருள் வடிவத்தில் கீழே பரவுகிறது மாவு. சுருள்போட குறிப்பிட்ட ஒரு ஆங்கில நாளிதழ்தான் சரியாக வருமாம்.

வடிவம் கிடைத்ததும், பேக்கரி அடுப்பின் மேல்தளத்தில், மிதமான சூட்டில் மக்ரூம் தட்டுக்களை அடுக்கி காயவைக்கிறார்கள். ஒரு இரவு முழுதும் காய்ந்தால் மக்ரூம் ரெடியாகி விடும்.

உலகம் முழுதும் பயணிக்கின்றன தூத்துக்குடி மக்ரூன்கள். குறிப்பாக ஐரோப்பிய நாடுகளுக்கு நிறைய அனுப்பப்படுகின்றன. முதன்முதலில், மக்ரூனை விற்பனைக்குக் கொண்டுவந்தது

முனிசிபாலிட்டி அலுவலகம் எதிர்புறம் உள்ள தனலெட்சுமி பேக்கரி. ஒரு தொழிற்சாலையைப் போல இந்தகடையில் மக்ரூம் தயாராகிறது. ஒரு போர்ச்சுகிசீய பிரபுவிடம் இருந்து இக்கடையின் உரிமையாளர் அருணாசாலம் பிள்ளை நேரடியாக தொழில் கற்றவராம். இப்போது கடையை மகள் வேலம்மாள் நிர்வகிக்கிறார். வள்ளி பேக்கரி, ஞானம் பேக்கரி, கணேஷ் பேக்கரி ஆகிய கடைகளிலும் நம்பிக்கையாக மக்ரூன் வாங்கலாம். ஒருகிலோ 400ரூபாய். 90 முதல் 100 மக்ரூம் பீஸ்கள் இருக்கும்.

15
திருமால் வடை

வடை, தென்னிந்திய மக்களின் வாழ்க்கையில் கலந்த பலகாரம். குறிப்பாக, தமிழர்களின் விருந்தோம்பலில் வடைக்கு மிகுந்த முக்கியத்துவம் உண்டு. அம்மன் வழிபாட்டில் வடை சுட்டு படையலிடுவது மரபு.

மெதுவடை, காரவடை, ஆமைவடை, தவலைவடை என வடிவத்துக்கும், தன்மைக்கும், சேர்மானத்துக்கும் ஏற்ப வடைகளுக்கு பெயருண்டு. செட்டிநாட்டில் வாழைப்பூ வடை பிரசித்தம். தென் மாவட்டங்களில் பழவடை. அந்த வகையில் கும்பகோணத்தை சிறப்பிக்கிறது திருமால் வடை.

கும்பகோணம் காந்திபார்க்கின் வடபுறத்தில் உள்ள ஸ்ரீ வெங்கட்ரமணா உணவகத்தில் மட்டும் தான் திருமால் வடையை ருசிக்க முடியும். உள்ளங்கை அகலத்தில் கனத்த தட்டை உருவம், விழித்து, விழித்துப் பார்க்கும் உளுந்துத் துகள்கள், வாயூற வைக்கும் வாசனை... திருமால் வடை ருசியில் தனித்துவமானது.

40 வருடத்துக்கு முன்பு, ஸ்ரீ வெங்கட்ரமணா உணவகத்தை தொடங்கியவர் அய்யாச்சாமி அய்யர். அப்போது சரக்கு மாஸ்டராக இருந்தவர் ராஜாமணி அய்யர். திருமால் வடை இவரின் கைங்கர்யம் தான். இப்போது அய்யாச்சாமி அய்யரிடம் இருந்து பாலச்சந்திரன் என்பவர் உணவகத்தை வாங்கிவிட்டார். ஆனாலும், இப்போதும் சரக்கு மாஸ்டர் ராஜாமணி தான்.

வெ. நீலகண்டன்

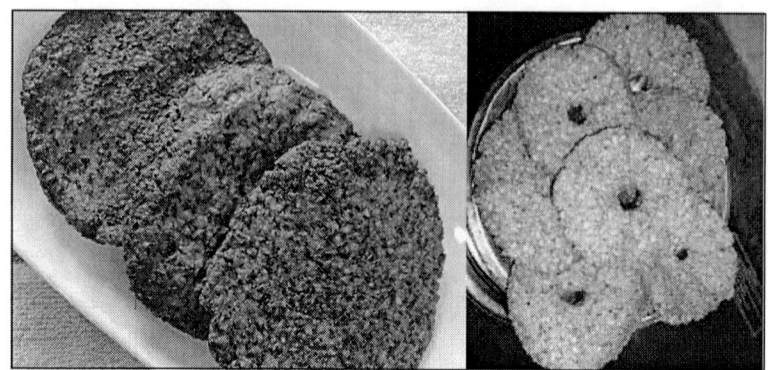

உளுந்துதான் திருமால் வடையின் மூலம். ஆனாலும் உளுந்தால் செய்யப்படும் மெதுவடையின் சாயல் இல்லை. உளுந்துடன், மிளகு, இஞ்சி, உப்பு சேர்த்து, பெருங்காயத்தை கரைத்து ஊற்றி, அரைக்க வேண்டும். உளுந்து நைந்து மாவாகி விடக்கூடாது. முக்கால் அரவையில் அள்ளிவிட வேண்டும். அள்ளிய மாவை வாழை இலையில் தட்டி எண்ணையில் போட்டு எடுத்தால் திருமால் வடை ரெடி.

பொதுவாக, நம் கிராமிய உணவு வகைகளில் தானிய வகை சிற்றுணவுகளுக்கு மிகுந்த முக்கியத்துவம் உண்டு. தானியங்களில் உளுந்து மிகவும் சக்தியுள்ளது. அந்த வகையில் திருமால் வடை சத்தான சிற்றுண்டி.

அது சரி... இந்த வடைக்கும், திருமாலுக்கும் என்ன சம்பந்தம்..? பாலச்சந்திரன் சுவாரஸ்யமாகச் சொல்கிறார் அந்த சரித்திரத்தை..!

"மத்த உணவகத்தில இல்லாத மாதிரி எதையாவது செய்யுங்க…" என்று அய்யாச்சாமி அய்யர் சொல்லப்போக, தன் கைங்கர்யத்தைக் காட்டி இந்த வடையை செய்துவிட்டார் ராஜாமணி அய்யர். சுவையில் சொக்கிப்போன அய்யாச்சாமி, வடைக்குப் பெயர் வைக்கும் பொறுப்பையும் ராஜாமணிக்கே கொடுத்துட்டார். அன்னைக்குச் சனிக்கிழமை… திருமாலுக்கு உகந்த நாள். 'திருமால் வடைன்னே பேரு வச்சிரலாமே...' ன்னு முடிவு பண்ணி வச்சிட்டாங்க. ஊரு உலகத்தில அந்த பேரை நிலைச்சுடுச்சு...' என்கிறார் பாலச்சந்திரன்.

இப்போதும், சனிக்கிழமை மட்டும் தான் திருமால் வடை போடுகிறார்கள். மதியம் ஒன்னரை மணி முதல், 3 மணி வரை மட்டுமே கிடைக்கிறது. கொத்தமல்லி, தேங்காய் சட்னி சைடிஷ்சாக இருந்தாலும், தனியாகச் சாப்பிடுவதே சிறப்பு. ஒரு திருமால்வடை 9 ரூபாய்.

16
தேங்காய்பால் தேன்குழல்

மதுரையில் இருந்து திருநெல்வேலிக்கு பேருந்தில் பயணிப்பவர்கள் இடைஇடையிலான நிறுத்தங்களில் அன்னபூர்ணா தேங்காய்ப்பால் தேன்குழலை ருசித்திருக்க வாய்ப்புண்டு.

உள்ளங்கை அகலத்தில், வெண்மை நிறத்தில், மெல்லிய சுற்றுக்கள் கொண்ட தேன்குழலின் வாசமே சுவையையும், தரத்தையும் உணர்த்தி விடும்.

திருநெல்வேலி பாளையங்கோட்டையை சேர்ந்த ஆதம்ராவுத்தர் குடும்பம் 44 வருஷமாக முறுக்கு வியாபாரம் செய்து வருகிறது. ஆதமின் பையன் அயூப்கான் தலையெடுக்கும் வரை, கைமுறுக்கு வியாபாரம் தான். அயூப்கான் தொழிலுக்கு வந்து 25 வருடமாகிறது. போட்டி நிறைந்த முறுக்கு வியாபாரத்தில் வித்தியாசமாக ஏதாவது செய்ய நினைத்த அயூப், மிளகு முறுக்கு, சீரக முறுக்கு, பாதாம் முறுக்கு, முந்திரி முறுக்கெல்லாம் செய்து பார்த்திருக்கிறார். ஆனாலும் எதுவும் எதிர்பார்த்த அளவுக்கு சுவையாக இல்லை. இறுதியில், தேங்காய்பால் கலந்த முறுக்கு வித்தியாசப்பட, அதையே தனது ஸ்பெஷல் ஐட்டமாக மாற்றிவிட்டார்.

பொதுவாக, முறுக்கு வியாபாரம் செய்பவர்கள், விலைகுறைவான அரிசி குருணையைப் பயன்படுத்துவார்கள். விற்கும் விலைவாசிக்கு அதுதான் கட்டுபடியாகும் என்பதும் உண்மை தான். ஆனால்,

அயூப் ஐ.ஆர் 8 பயன்படுத்துகிறார். இதை டெல்டாவில் 'மோட்டா அரிசி' என்பார்கள். மதுரை வட்டாரத்தில் 'மௌகி அரிசி' என்பார்கள்.

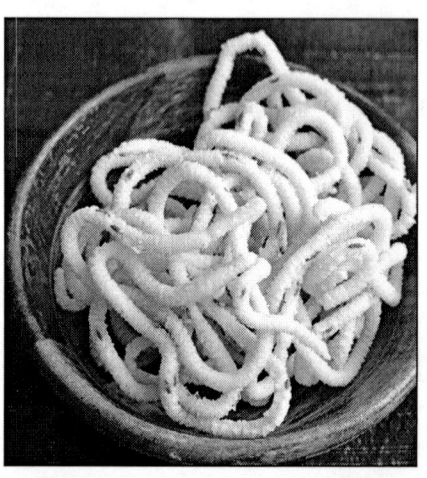

இலகுவான மாவும், தூய வெண்மை நிறமும் இந்த அரிசி மாவில் தான் கிடைக்குமாம். இந்த அரிசியில், உளுந்து சேர்த்து, பிளவர் மில்லில் அரைக்கவேண்டும். அரைக்கும்போது சூடேறா வண்ணம், நிறுத்தி, நிறுத்தி ஆறவைத்து, அரைக்கவேண்டும்.

பின்னர், நன்கு முற்றிய தேங்காயில் பாலெடுத்து, அதையே தண்ணீருக்குப் பதில் மாவில் ஊற்றி, பிசைந்து, நெய், எள் அல்லது சீரகம், உப்பு கலந்து தரமான எண்ணெயில் முறுக்கு வார்க்கவேண்டும்.

அயூப்கான், அன்னபூர்ணா தேங்காய்ப்பால் முறுக்கு என்ற பெயரில் மதுரை, திருச்சி வரைக்கும் வியாபாரம் செய்கிறார். இது தவிர, பாளையங்கோட்டை மார்க்கெட், பஸ் ஸ்டாண்ட், கோர்ட் ரோட்டில் அன்னபூர்ணா என்ற பெயரில் உணவகமும் நடத்துகிறார். இந்த உணவகங்களிலும் தேங்காய்ப்பால் தேன்குழல் கிடைக்கிறது. 2 பெரிய சைஸ் தேன்குழல் 12 ரூபாய்.

ஸ்ரீ அண்ணபூர்ணா, நியூ அன்னபூர்ணா என்று 15க்கும் மேற்பட்ட பெயர்களில் போலிகளும் உலவுகின்றன. வாயில் வைத்தவுடனே போலி புலனாகிவிடுவது ஒரிஜினல் அன்னபூர்ணா தேங்காய்ப்பால் தேன்குழலின் சிறப்பு.

17
தேங்காய் சொதி

ஒருங்கிணைந்த தஞ்சை டெல்டாவில், நெல் சாகுபடிக்கு நேர்ந்த சரிவால் பெரும்பாலான விவசாயிகள் தென்னை விவசாயத்தை பிரதான தொழிலாக மாற்றிக் கொண்டார்கள். ஆயினும், தேங்காயை மதிப்பூட்டும் பொருளாக மாற்றும் தொழில்நுட்ப வாய்ப்புகள் இல்லாததால் பிற நகரங்களுக்கு அள்ளிக்கட்ட வேண்டிய நிலை. இதன் காரணமாகவோ என்னவோ, தஞ்சாவூர் வட்டார சமையலில் எல்லா பதார்த்தங்களிலும் தேங்காயின் ஆதிக்கம். கஜா புயலில் ஏராளமான தென்னை மரங்கள் சாய்ந்து வாழ்வாதாரம் பாதித்தது மற்றுமொரு சோகக்கதை.

அன்றாட உணவில் தொடங்கி பண்டிகை காலக் கொண்டாட்ட பதார்த்தங்கள் வரை எல்லாவற்றிலும் தேங்காய்மயம். அவ்விதம், பண்டிக்கைக்கால சிற்றுண்டிகளுக்கான ஒரு சைடு டிஷ் தான் தேங்காய் சொதி.

வீடுகளில் விஷேச நாட்களில் மட்டுமே புழக்கத்தில் இருந்த இந்த தேங்காய் சொதியை பரோட்டாவுக்கான சைடு டிஷ்சாக்கி வணிக அந்தஸ்து தந்தவர் எஸ்.ஏ.ஹமீது.

தஞ்சாவூர் பழைய பேருந்து நிலையத்துக்கு எதிரில் உள்ள இவரது 'சாந்தி பரோட்டா ஸ்டாலில்' தேங்காய் சொதியோடு பரோட்டா சாப்பிடுவது சிறந்த அனுபவம்.

வெ. நீலகண்டன்

1972-ல் தொடங்கப்பட்ட சாந்தி பரோட்டா ஸ்டாலுக்கு, 'தேங்காய் சொதி கடை' என்றும், 'டால்டா பரோட்டாக் கடை' என்றும் சில காரணப்பெயர்கள் உண்டு.

ஹமீது, சாந்தி பரோட்டா ஸ்டாலை தொடங்கிய தருணத்தில் நூறுக்கும் மேற்பட்ட உணவகங்கள் தஞ்சையில் இருந்தன. தனது கடை நூற்றி ஒன்றாவதாக இருப்பதை விரும்பாத ஹமீது, நம்பர் 1 ஆக மாற்ற இரண்டு முயற்சிகளை கையாண்டார்.

ஒன்று, மொஹல் உணவான பரோட்டாவை சைவத்துக்கு மாற்றியது. பிற கடைகளில் சிக்கன் குருமாவும், மட்டன் சேர்வாவுமே சைடு டிஷ்ஷாக இருந்த நிலையில், யாழ்ப்பாணத்து தேங்காயில் சொதி வைத்து அதை சைடு டிஷ்ஷாக மாற்றினார் ஹமீது.

இரண்டாவது, எண்ணெய்க்குப் பதில் டால்டா ஊற்றி பரோட்டா போட்டது. டால்டா பெரிதாக அறிமுகமாகாத அந்த தருணத்தில், புதுவித வாசனை வாடிக்கையாளர்களை ஈர்த்தது. வெகு எளிதாக தனக்கென தனி அடையாளத்தை தேடிக்கொண்டது சாந்தி புரோட்டா ஸ்டால்.

இப்போது யாழ்ப்பாண தேங்காய்க்குப் பதில் தஞ்சாவூர் தேங்காய். சாந்தி பரோட்டோ ஸ்டாலில் காலை 8 மணியில் தொடங்கி, இரவு 12 மணி வரை கால்வைக்க இடமில்லாமல் அலைமோதுகிறது கூட்டம். வஞ்சகம் இல்லாமல் கேட்க, கேட்க ஊற்றுகிறார்கள் தேங்காய் சொதியை. இப்போது கடையை ஹமீதின் மகன் ஹாஜாமைதீன் நிர்வகிக்கிறார்.

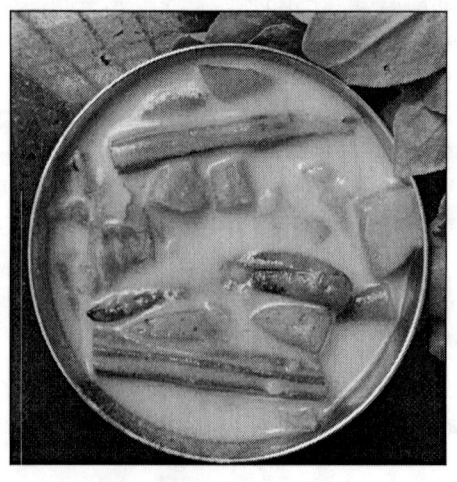

நன்கு முற்றிய தேங்காயை துருவி, அந்த துருவலோடு மலைப்பூண்டு, கசகசா, பொட்டுக்கடலை, வெங்காயம், தக்காளி, பச்சை மிளகாய், ஜாதிக்காய், பிற மசாலா ஐட்டங்களை கலந்து பேஸ்ட்டாக அரைக்க வேண்டும். (அம்மியில் அரைப்பது சுவையைக் கூட்டும்)

வெங்காயம், தக்காளி, பட்டை, சோம்புடன் பச்சைமிளகாய் போட்டு தாளித்து, பின் அரைத்த கலவையைக் கொட்டி கிளறி, கொஞ்சம் தண்ணீர் விட்டு கொதிக்கவிட்டால் போதும். வாசமே, 'நான் தான் தேங்காய் சொதி' என்று அறிமுகப்படுத்திக்கொள்ளும். வீடுகளில், செய்யும்போது இதில் உருளைக்கிழங்கு, பட்டாணி சேர்க்கலாம்.

சாந்தி பரோட்டா ஸ்டாலில், டால்டாவில் வெந்த பரோட்டாவை தேங்காய் சொதியில் ஊறவைத்து சாப்பிடும் போது ஒன்றுக்கு இரண்டாக உள்ளே இறங்குகிறது. நல்ல ருசி அனுபவம்.

18
சேர்மிட்டாய்

கரூர் மாவட்டம், அரவாக்குறிச்சிக்கு அருகில் உள்ள பள்ளப்பட்டியில் இறங்கி, 'சேர்மிட்டாய்' எங்கே கிடைக்கும் என்று கேட்டால் 'மூஸா கடை'க்கு வழிகாட்டுவார்கள். 80 வருடத்துக்கு முன்பு, கீரனூரில் இருந்து பள்ளப்பட்டிக்கு பிழைப்பு நாடி வந்த மூஸாவின் அத்தா, முகமது ராவுத்தர் தான் இந்த சேர்மிட்டாயின் கர்த்தா.

சேர்மிட்டாய் என்பது பூந்தியைப் போன்ற இனிப்புப் பதார்த்தம். இஸ்லாமிய சகோதரர்களின் ரம்ஜான் கொண்டாடத்தில் முக்கிய பங்குவகிக்கும் இனிப்புகளில் இது முதன்மையானது. ரம்ஜான் கழிந்தும் உரூஸ், பக்ரீத் பண்டிகைகள் வரைக்கும் இல்லங்கள் இந்த இனிப்பால் தித்திக்கும்.

முகமது ராவுத்தர் பள்ளப்பட்டிக்கு வந்தது ரம்ஜான் காலத்தில். 20 வீட்டுக்காரர்கள் ஒன்று சேர்ந்து முகமது ராவுத்தரிடம் பூந்தி செய்து தருமாறு கேட்க, பூந்தியை தூக்கிச் சாப்பிடும் அளவு டேஸ்ட்டான இந்த மிட்டாயை செய்து, எல்லோருக்கும் 'ஷேர்' *(Share)* செய்து கொடுத்தார். இந்த இனிப்பின் தனித்துவமான சுவையில் மயங்கிப்போன மக்கள், அங்கேயே ஒரு இனிப்புக் கடை துவங்குமாறு வலியுறுத்த, அவ்விதம் தொடங்கியது தான் மூஸாகடை. மொத்தமாக செய்து எல்லோருக்கும் 'ஷேர்' செய்து கொடுத்ததால் நாளடைவில் இந்த மிட்டாய்க்கு 'சேர்மிட்டாய்'

என்ற பெயரே நிலைத்து விட்டது. முகமது ராவுத்தர் இந்த இனிப்புக்கு வைத்த பெயர் தேன்பூந்தி.

உண்மை தான். பெயருக்கேற்ற சுவை. சாதாரணமாக மற்ற கடைகளில் கிடைக்கும் பூந்திக்கும், இந்த தேன்பூந்திக்கும் நிறைய வித்தியாசங்கள். முத்து, முத்தான சைஸ். பூந்தியின் உள்ளே தழும்ப, தழும்ப ஜீரா. சாப்பிடத்தூண்டும் நெய்மணம்.

சின்னக்கடை வீதியில் தொடங்கப்பட்ட சிறிய மூஸாகடை, இப்போது திண்டுக்கல் ரோட்டில் காஜிமூஸா இனிப்புக் கடலாக மாறிவிட்டது. தேன்பூந்திக்காக தமிழகத்தின் பல பகுதிகளில் இருந்தும் மக்கள் தேடி வருகிறார்கள். முகமது ராவுத்தரின் மூன்றாம் தலைமுறையைச் சேர்ந்த அப்துல்சமது கடையை நிர்வகிக்கிறார்.

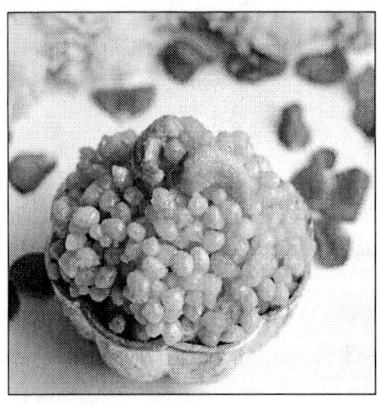

கடலைமாவு, அரிசிமாவு, சர்க்கரை, நெய். இதுதான் தேன்பூந்தியின் உள்ளடக்கம்.

மூலப்பொருட்களின் தரமே தேன்பூந்தியின் சுவைக்குக் காரணம் என்கிறார் அப்துல்சமது. ஆண்டிப்பட்டி பால்பண்ணையில் இருந்து வாங்கப்படும் வெண்ணையை இவர்களே தரம்பார்த்து நெய்யாக்குகிறார்கள். திண்டுக்கல்லில் இருந்து கடலைப்பருப்பை வாங்கி திரித்து அந்த மாவையே பயன்படுத்துகிறார்கள். கடலை மாவு, அரிசிமாவைக் கலந்து பிசைந்து, அரிகரண்டி எனப்படும் ஓட்டையுள்ள கரண்டியில் அள்ளி வைத்துத்தேய்த்தால் கொதிக்கும் நெய்சட்டியில் முத்து, முத்தாக உதிரும் பூந்தி. வெந்த பூந்தியை அள்ளி அருகில் கொதிக்கும் சர்க்கரைப்பாகில் கொட்டி, மூழ்கடித்து அள்ளினால் தேன்பூந்தி ரெடி. 5 நாள் இதை வைத்துச் சாப்பிடலாம். விமானம் மூலம் சென்று பல்வேறு அரபுநாடுகளையும் இனிப்பில் ஆழ்த்துகிறது இந்த தேன்பூந்தி. விலை கிலோ 160 ரூபாய்.

19
தவலை வடை

அப்பளம், பாயசம் வரிசையில் விருந்தை முழுமையாக்கும் பாரம்பரிய பதார்த்தங்களில் வடைக்கு தனியிடம் உண்டு. உளுந்து வடையும், காராவடையும் பெரும்பாலும் இப்போது இல்ல விருந்துகளில் இடம் பெறுகின்றன. ஆனால், தமிழர்களின் உணவில் மிக முக்கிய இடம் வகித்த வடை ஒன்று காலப்போக்கில் வழக்கொழிந்து விட்டது. அதுதான் தவலை வடை.

வரமிளகாய் உபயத்தில் ரத்தச் சிவப்பாக, மேலே மொறு மொறுப்பாக, உள்ளே மென்மையாக, கை அகலம் உள்ள இந்த பதார்த்தம், அடையாகவும் இல்லாமல், வடையாகவும் இல்லாமல் இடைப்பட்ட சுவை கொண்டது. இதன் ஸ்பெஷலே, மெலிதாக நாவை வருடும் காரம் தான்.

மசால் வடை என்றால் மசாலாக்களின் கலவை. உளுந்து வடை என்றால் உளுந்தே முக்கிய சேர்மானம். இதென்ன தவலை வடை...?

தவலை வடையும் காரணப்பெயர் தான். கிராமப்புறங்களில் வெண்கலப் பானையை தவலைப் பானை என்று அழைப்பார்கள். அப்படியான ஒரு தவலைச் சட்டியில் வார்க்கப்படுவதால் இந்த வடை தவலை வடையாகியது.

பருப்பு வகைகளும், அரிசி வகைகளும் கலந்த மாவில் செய்யப்படுவதால் இது உடம்புக்கு சக்தியூட்டும் பதார்த்தம்.

குழந்தைகளுக்குத் தகுந்தது. இதன் தோற்றுவாய் எந்த ஊரென்று தெரியவில்லை. ஆனாலும், மயிலாப்பூரின் பாரம்பரியமிக்க உணவகங்களில் இன்றைக்கும் இதை சுவைக்க முடிகிறது. மயிலாப்பூருக்கு இந்த பதார்த்தம் அறிமுகமானது 1960களில்.

கச்சேரி சாலையில் உள்ள, கச்சேரி லைன் சந்தில் கமலாம்மா என்பவர் ஒரு மெஸ் நடத்தி வந்தார். அதில் தான் முதன்முதலில் இந்த பதார்த்தம் பறிமாறப்பட்டதாம். கடலைமாவு கலந்த பட்டாணி சுண்டல் தான் தவலை வடையின் சைடிஷ். காலப்போக்கில் அந்த மெஸ் செங்கழுநீர் பிள்ளையார் தெருவுக்கு இடம் பெயர்ந்தது. கமலாம்மாவுக்கு பின்னர், அங்கு வேலை செய்த சக்கரவர்த்தி இந்த தவலை வடையை முதன்மையாகக் கொண்டு ஒரு மெஸ் தொடங்கினார். 'அக்ஷயா டிபன் சென்டர்' என்ற அந்த மெஸ், தொடக்கத்தில் முண்டக கண்ணியம்மன் கோவில் தெருவில், அங்காளம்மன் கோவிலுக்கு அருகில் இருந்தது. இப்போது அதே தெருவில், அலங்கார வளைவுக்கு அருகில் இயங்குகிறது. இங்கு புதன்கிழமை மட்டும் தவலை வடையை ருசிக்கலாம். அதுவும், மாலை 4 மணிக்குத் தொடங்கி 6மணிக்குள் போனால் தான் கிடைக்கும். அவ்வளவு வாடிக்கையாளர்கள். ஸ்பெஷல் என்னவென்றால், இப்போதும் அதே கடலைமாவு கலந்த பட்டாணி சுண்டல் தான் சைடிஷ்.

இந்த உணவகத்தை இப்போது சக்கரவர்த்தியின் அண்ணன் மகன் சஞ்சய் நிர்வகிக்கிறார். உணவகத்தின் பின்புறத்தில் உள்ள திறந்தவெளியில் சேரில் அமர்ந்து, சுடச்சுட தவலைவடை சாப்பிடுவது இனிய அனுபவம்.

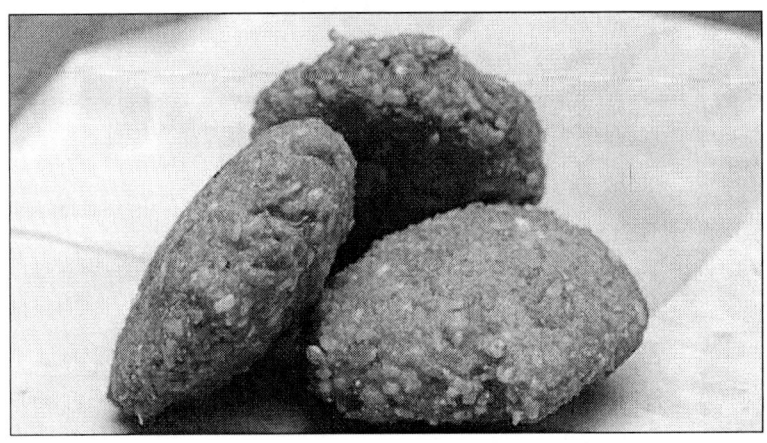

துவரம்பருப்பு, கடலைப்பருப்பு, பாசிப்பருப்பு சமஅளவு. இதில் பாதிஅளவுக்கு உளுந்து. இவையோடு புழுங்கலரிசியும், அதன் ஐந்தில் ஒரு பாகம் பச்சையரிசியும் தேவை. இது தவிர, தேங்காய், வரமிளகாய், கடுகு, உளுந்து, பெருங்காயம்.

அரிசி, பருப்பு வகைகளை ஊறவைத்து தனித்தனியாக 'நறுநறு' பக்குவத்தில் அரைத்துக்கொள்ள வேண்டும். அதைப்போலவே, தேங்காய், வரமிளகாய், பெருங்காயம் உள்ளிட்ட அனைத்தையும் அரைத்து மாவுடன் நன்கு கலந்து, கரண்டியில் அள்ளி, குவியலாக எண்ணையில் ஊற்றி, சிவந்த பதத்தில் அள்ளியெடுத்தால், வாசனை ஊரைக்கூட்டும். பட்டாணி சுண்டல் செய்ய முடியாதவர்கள் தேங்காய் சட்னி செய்து கொள்ளலாம்.

அட்சயா டிபன் சென்டரில் ஒரு தவலை வடை 10 ரூபாய். கபாலீஸ்வரர் கோவிலின் கிழக்குப்புறத்தில் உள்ள கற்பகாம்பாள் மெஸ்சிலும் தவலை வடை கிடைக்கிறது. அதே தனித்துவமான சுவை.

20
தம்ரூட்

'துரித உணவு' கலாசாரம் மலிந்த நெருக்கடியான காலஓட்டத்தில், இஸ்லாமியர்களின் மரபு ரீதியான மொஹல் வகை உணவுப் பதார்த்தங்களில் பல அவர்களின் வாழ்க்கையை விட்டு அகன்று விட்டன. அதில் ஒன்று தான் வீட்டுப் பணியாரம்.

மன்னார்குடியை அடுத்துள்ள கூத்தாநல்லூர் நகரம் தான் வீட்டுப் பணியாரத்துக்குப் பெயர் போனது. இப்போது போய் வீட்டுப்பணியாரம் கிடைக்குமா என்றால் மௌலானா பேக்கரியின் திசையில் கை காட்டுகிறார்கள்.

மௌலானா பேக்கரியில் 'தம்ரூட்' என்று மாடர்னாக பெயர் வைத்து வீட்டுப் பணியாரத்தை விற்பனை செய்கிறார்கள்.

பணியாரம் என்றதும் அரிசிமாவு பதார்த்தம் என்ற முடிவுக்கு வர வேண்டாம். பேர்தான் பணியாரமே தவிர சேர்மானங்கள் அதற்கு தொடர்பில்லாதவை.

ரவை, முட்டை, பால், நெய், முந்திரி, சர்க்கரை கலந்து கேக் வடிவத்திலேயே வார்க்கப்படுவது தான் வீட்டுப்பணியாரம். வடிவத்தில் கேக்காக இருந்தாலும் சுவையில் பணியாரத்தை மிஞ்சி விடுகிறது 'தம்ரூட்'.

கூத்தாநல்லூருக்கு குட்டி வளைகுடா என்று ஒரு பெயர் உண்டு. சாலையின் இருபுறமும் மாளிகைகளாக வீடுகள் வளர்ந்து

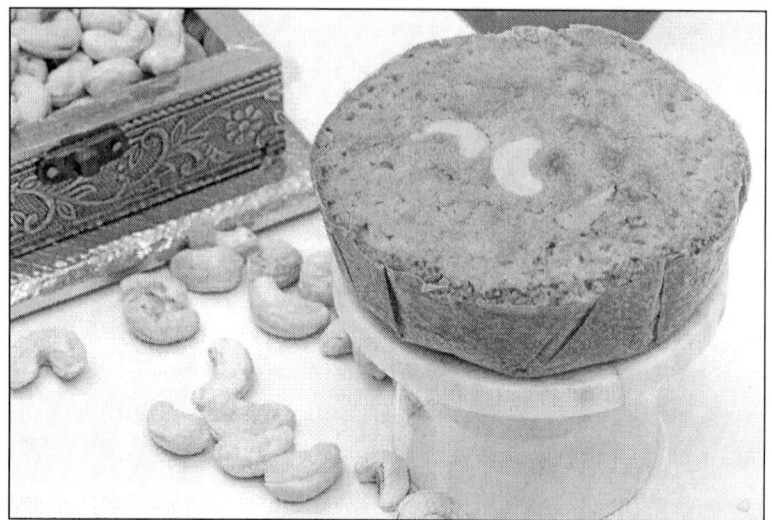

நிற்கும். வீட்டுக்கு ஒருவர் வளைகுடா நாட்டில் வேலை செய்வார். வெளிநாடு செல்லும்போது பயணப்பொதியில் கட்டாயம் நாலைந்து கிலோ வீட்டுப்பணியாரம் இடம் பெற்றிருக்கும்.

வீட்டுப்பணியாரத்தின் சுவைக்கு சேர்மானங்கள் ஒரு காரணம் என்றால் கைமணம் இன்னொரு காரணம். ஒரு காலத்தில் வீட்டுப்பணியாரம் செய்வதற்கென்றே பெயர்பெற்ற 'ஆத்தாக்கள்' இருந்தார்கள். விருந்து, பண்டிகைகளுக்கு அந்த ஆத்தாக்களை பணம் கொடுத்து அழைப்பார்கள். இப்போது அப்படி யாரும் இருப்பதாகத் தெரியவில்லை. விருந்தோ, வெளிநாடோ எதற்கென்றாலும் 'மௌலானா பேக்கரி'க்குத் தான் ஓடுகிறார்கள்.

பெயர்தான் மாறியிருக்கிறதே தவிர மௌலானா தம்ரூட்டில் சுவையில் குறையில்லை. இப்போதும், இல்ல விழாக்களுக்கு அழைப்பிதழ் வைக்கும்போது வெற்றிலை பாக்கு வைப்பது போல தம்ரூட்டை வைத்து அழைப்பது வழக்கமாக இருக்கிறது.

இப்போதுள்ள தலைமுறைக்கு வீட்டுப்பணியாரம் என்ற பெயரே மறந்துவிட்டது. 'தம்ரூட்' என்ற பெயரே நிலைத்து நிற்கிறது.

மௌலானா பேக்கரி உரிமையாளர் முகமது தமீமின் அத்தா முகைதீன் அப்துல்காதர், சிலோன் சென்று தொழில் செய்தவர். 79ம் வருடம் இங்கு வந்து மளிகைக்கடை ஆரம்பித்தார். தமீம் தலையெடுத்ததும் மளிகைக்கடையை டிபார்மெண்டல் ஸ்டோராக்கி, பக்கத்திலேயே பேக்கரியையும் தொடங்கிவிட்டார்.

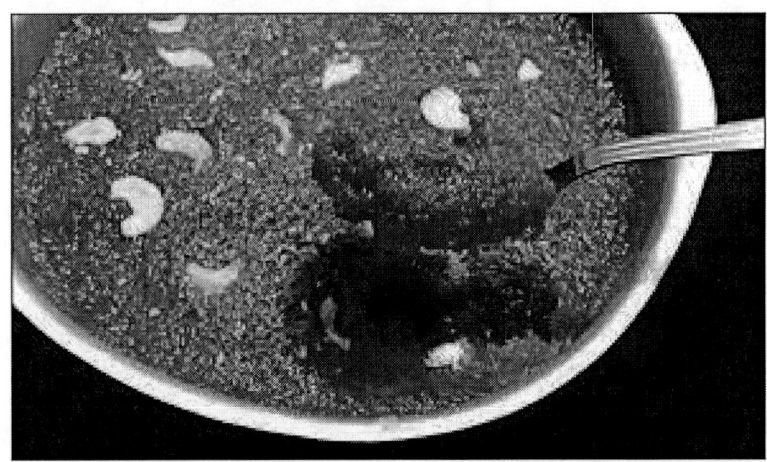

சமையலில் புலமைமிக்க தமீம், பேக்கரியில் ஏதாவது புதுமை செய்ய நினைத்தபோது தான் வீட்டுப்பணியாரம் நினைவுக்கு வந்தது. தமீமின் அம்மா கைமணம் மிக்கவர். அவரிடம் இருந்து தொழில்நுட்பத்தைக் கற்றுக்கொண்டு, வீட்டுப்பணியாரத்துக்கு மாடர்ன் பெயர் வைத்து பேக்கரிக்கு கொண்டு வந்துவிட்டார் தமீம். ஆனாலும் பால் ஊற்றப்படுவதால், மூன்று நாட்களுக்கு மேல் வைத்து விற்பனை செய்ய முடியவில்லை. பல்வேறு பரீட்சார்த்த முயற்சிகளில் இறங்கி கடைசியில் இவர் கண்டறிந்த ஒரு உபாயம் பலனளித்தது.

பாலுக்குப் பதில் இப்போது 'மில்க்மெய்ட்' கலக்கிறார். 30 நாட்கள் வரை வைத்துச் சாப்பிட முடிகிறது. வளைகுடாவாசிகளும் கூட வீட்டுப்பணியாரத்தை மறந்து 'தம்ரூட்'டுக்கு அடிமையாகி விட்டார்கள்.

பார்க்க 'பிளமகேக' வடிவத்தில் இருந்தாலும் சுவைக்க திகட்டவில்லை. நாவை உறுத்தாத இனிப்பு, நாசியை வருடும் நெய்மணம் என ருசியர்களுக்கு புதிய அனுபவத்தை தருகிறது தம்ரூட்டாகி விட்ட பழைய வீட்டுப்பணியாரம்!

21
சுத்துமிட்டாய்

ஏணிப்படி மிட்டாய், செம்பு மிட்டாய், சீனி மிட்டாய், திருவிழா மிட்டாய், கருப்பட்டி மிட்டாய் என ஏகப்பட்ட காரணப் பெயர்கள் உண்டு இந்த பதார்த்தத்துக்கு. திருச்செந்தூரில் இறங்கி எந்த பக்கம் திரும்பினாலும் இரண்டடி உயரத்துக்கு அழகு தவழ அடுக்கப்பட்டிருக்கும் இது, நாடார் சமூக மக்களின் கலாசாரத்தில் கலந்த பதார்த்தம்.

திருமண சீர், மணமக்களுக்கு தந்தனுப்பும் பலகாரச் சட்டிகளில் ஓலைக் கூடை நிறைய சுத்துமிட்டாய் இருந்தால் தான் மதிப்பு. எல்லாக் கொண்டாடங்களும் சுத்துமிட்டாய் இனிப்போடு தான் நிறைவடையும்.

திருச்செந்தூருக்கே உரிய இந்த பழமையான இனிப்பு, முன்னர் கருப்பட்டியில் செய்யப்பட்டது. இப்பகுதி மக்கள் பெரும்பாலும் பனையை நம்பி வாழ்ந்தவர்கள். கருப்பட்டி, பதனீர், நுங்கு என பனைபொருட்களின் உற்பத்தி கேந்திரம் திருச்செந்தூர் தான். ஆனால், இன்றைய பொருளாதார, வாழ்வியல் சூழல்கள் பனைத்தொழிலை பலனில்லாமல் செய்துவிட்டன. அதனால் பனையின் துணைப்பொருள் உற்பத்தியும் அருகிவிட்டது. குறிப்பாக கருப்பட்டி.

இப்போது கருப்பட்டிக்குப் பதில் சர்க்கரை. மற்றபடி செய்முறை, சேர்மானங்கள் மாறவில்லை.

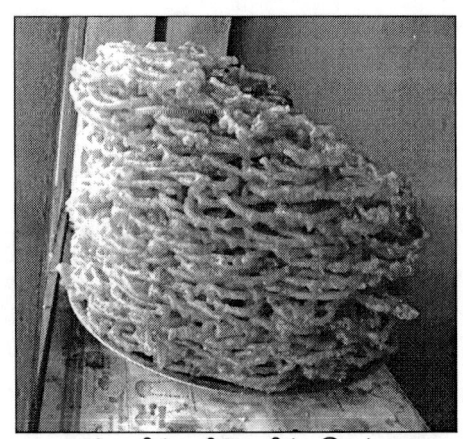

பண்டிகை காலங்களில் வீடுகளில் செய்து சுவைக்கப்பட்ட இந்த இனிப்பை கடைக்கு கொண்டு வந்தவர் ஆறுமுகம் பிள்ளை. 'ஆறுமுகம்பிள்ளை மிட்டாய் கடை' என்றால் அவ்வளவு பேமஸ். இப்போது அவரும் இல்லை. கடையும் இல்லை. 35 வருட பாரம்பரியம் கொண்ட 'பாலன் ஸ்வீட்ஸ்' மிட்டாய் இப்போது அந்த இடத்தைப் பிடித்துவிட்டது. பழைய இரும்பு ஆர்ச்க்கு அருகில் இருக்கிறது இந்தக்கடை. இந்திய கம்யூனிஸ்ட் கட்சியில் மாநிலக்குழு உறுப்பினராக இருந்த சுடலை தான் இந்தக் கடையின் நிறுவனர். இப்போது அவரது பிள்ளைகள் நிர்வகிக்கிறார்கள்.

உளுந்தை திருச்செந்தூரில் 'குத்துப்பருப்பு' என்கிறார்கள். காரணம் புரியவில்லை. தோலகற்றிய உளுந்தை திருகையில் வைத்து திரிக்கவேண்டும். முதல்நாள் இரவு, 100 கிராம் உளுந்து மாவை கெட்டியாக பிசைந்து வைக்கவேண்டும். இது, மாவில் புளிப்புத் தன்மை ஏற்ற. மறுநாள், புளிக்க வைத்த மாவோடு கூடுதலாக 100 கிராம் உளுந்துமாவு சேர்த்து, அதோடு 1 கிலோ பச்சரிசி மாவை கொட்டி, தோசை மாவு பதத்தைவிட சற்று மேலான குழைவில் நன்றாக அடித்து பிசையவேண்டும். இந்த கலவையையும் 4 மணி நேரம் புளிக்கவேண்டும்.

பித்தளை அல்லது வெண்கலச் சொம்பின் அடியில் காலணா அளவுக்கு ஒரு சிறிய ஓட்டை போடவேண்டும். இது வார்ப்புக்கருவி. சுத்துமிட்டாய் வார்க்க, 2 அடுப்பும், 4 ஆட்களும் தேவை. ஒரு அடுப்பில் கடலை எண்ணெய். இன்னொரு அடுப்பில் பதமான சர்க்கரைப் பாகு. ஓட்டைச் சொம்பில் மாவை ஊற்றி, எண்ணெச் சட்டியில் பூவடிவத்தில் சுற்ற வேண்டும். எண்ணைச் சட்டியின் விளிம்பை ஒட்டியே சுற்றினால் தான் வட்டமாக அடுக்கி அழகு செய்யமுடியும். மேலும், சுற்று பொடிச்சுற்றாக இருக்கவேண்டும்.

வெந்து, வெண்மை மாறாநிலையில் அள்ளி, அதே சூட்டோடு அருகில் கொதிக்கும் சர்க்கரைப் பாகில் போடவேண்டும். இரண்டு நிமிட பாகுக்குளியல். அதே வேகத்தில் அள்ளி, தட்டில் வட்டவடிவமாக அடுக்கி, மேல்புறத்தில் பெயிண்ட் அடிக்கிற பிரஷால் பாகைத்தொட்டு பூசவேண்டும். இதுதான் அடுக்கும் தொழில்நுட்பம். முடிந்தது.

சுத்துமிட்டாய் வயிறை வதைக்காத பாரம்பரிய இனிப்பு. விலையும் வியக்கவைக்கிறது. கிலோ 50ரூபாய் தான்.

22
தட்டுவடை செட்

சேலத்து மாம்பழத்தை சிலாகித்துப் பேசும் பலருக்கு தட்டுவடை செட்டு பற்றி தெரியாது. வேறெங்குமே சுவைக்க கிடைக்காத வித்தியாசமான தட்டுவடை செட்டை சாப்பிடுபவர்கள் மந்திரித்து விட்டது போல தினமும் தள்ளுவண்டிக்காரர்களை எதிர்பார்த்து காத்திருக்க நேரிடும். வீட்டுக்கு வரும் விருந்தாளிகளுக்குக் கூட தட்டுவடை செட்டு கொடுத்து உபசரிக்கும் அளவுக்கு சேலத்துக்கு ஒரு அடையாளச் சிற்றுணவாக மாறிவிட்டது தட்டுவடை செட்.

சாயங்காலம் 5 மணி ஆகிவிட்டால் சேலத்தை ஆக்கிரமித்து விடுகின்றன தட்டுவடைத் தள்ளுவண்டிகள். மசாலா வாசனை தான் அவைகளின் அடையாளம்.

பர்க்கரும், பீட்சாவும் சேலத்துக்கு தட்டுவடைக்கு தம்பி, தங்கைகள். ஆனால் அவைகளைப் போல தட்டுவடை உடம்பில் தேவையில்லாமல் கொழுப்பு சேர்ப்பதில்லை.

ஒரு தட்டுவடையை சட்னியில் தோய்த்து, மேலே காய்கறித் துருவலை அள்ளிவைத்து, அதன்மேல் சட்னி வைத்து, மேலே ஒரு தட்டுவடையால் மூடி தருகிறார்கள். இதுதான் தட்டுவடை செட்.

தட்டுவடையின் செய்முறை கொஞ்சம் நீளமானது.

வெ. நீலகண்டன்

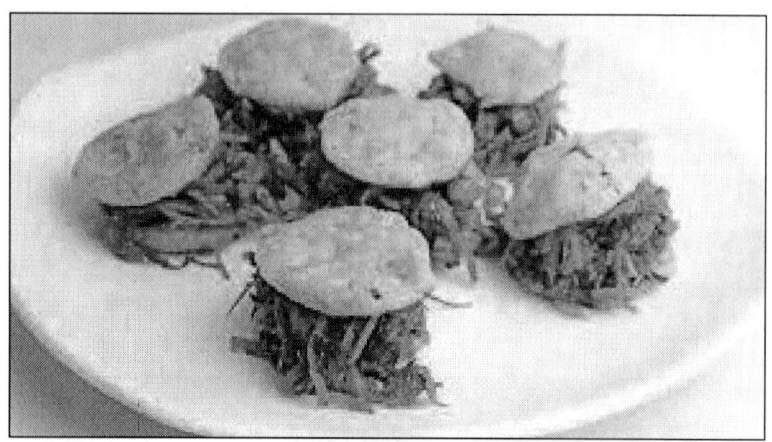

புளுங்கல் அரிசியை 4 மணி நேரம் ஊறவைத்து நிறைய நீரூற்றாமல் கெட்டியாக அரைத்துக்கொள்ளவேண்டும். 1 கிலோ அரிசிக்கு 200கிராம் என்ற கணக்கில் பொட்டுக்கடலையை (சேலத்தில் இதற்குப் பெயர் வறுகடலை) மிக்சியில் மிகச்சிறிதாகப் பொடித்து, அரிசிமாவில் கலந்து பிசையவேண்டும். லேசாக எண்ணெய்விட்டு பிசைந்தால் உருட்ட எளிதாக இருக்கும். தேவையான உப்பு சேர்த்து கோலிக்குண்டு அளவுக்கு உருண்டையாக உருட்டி ஒரு வெள்ளைத்துணியில் வைத்து, லேசாக உருண்டையின் தலையில் தட்டி தட்டையாக்க வேண்டும். பின், மாவின் நீர்த்தன்மை இஞ்சுவதற்காக 1 மணி நேரம் அப்படியே உலர்த்த வேண்டும். நீர்த்தன்மை இருந்தால் வடை உப்பலாகி செட்டுச்சேராது.

நீர் இஞ்சிய தட்டையை எண்ணையில் வெண்ணிறமாக பொறித்தால் தட்டுவடை ரெடி. சுவை கூட்ட தட்டுவடை மேல் சட்னி.

ஈஸ்வரன்கோவில் அருகில் டிவிஎஸ் 50-ல் ஒரு பெட்டிகடை அளவுக்கு 30, 40 டப்பாக்களை விரித்து வைத்து வியாபாரம் செய்யும் பாலகிருஷ்ணன், 30 வகையான சட்னிகள் வைத்திருக்கிறார். இஞ்சி, பூண்டு, மிளகாய், வெங்காயம், புளியோதரை, புளிச்சக்கீரை, முட்டைகோஸ், தக்காளி, பிரியாணி என விரும்பும் சுவைகளில் சட்னியை தோய்த்துத் தருகிறார்.

கேரட், பீட்ரூட், வெங்காயம், முட்டைக்கோஸ் ஆகிய காய்கறிகளை மெல்லிசாக துருவி நடுவில் அள்ளி வைக்கிறார்கள். சட்னியை வடையில் தோய்க்கும் போதே வாசனை மயக்குகிறது.

மாலை 4 மணிக்கு மேல் இரவு 9 மணி வரை தட்டுவடை செட் கிடைக்கிறது. 200க்கும் மேற்பட்டவர்கள் இந்த தொழில்

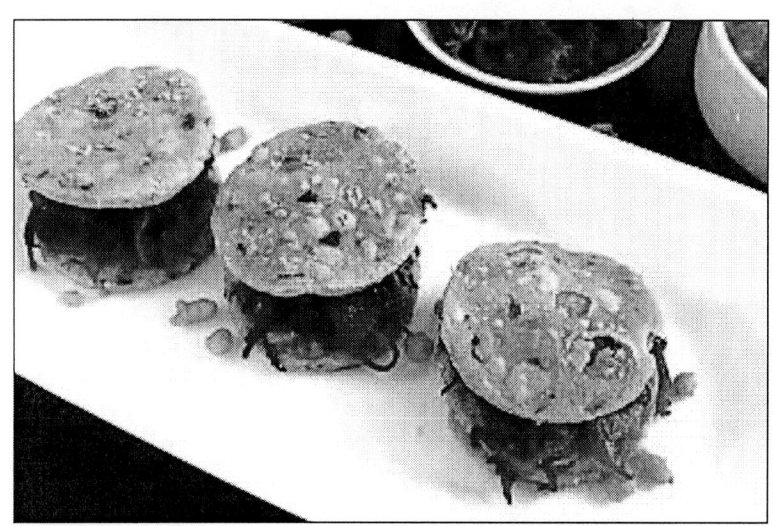

செய்தாலும், ஒவ்வொருவரும் சுவையில் வித்தியாசம் காட்டுகிறார்கள். பாலகிருஷ்ணன் 28 வருட அனுபவம் மிக்கவர். டி.வி.எஸ்.50 வைத்து வியாபாரம் செய்வதும் இவர் ஒருவர் தான். ஸ்ரீரமாசக்தி கரம்மசால் பொறி என்ற சிறிய பெயர்பலகை இவரது வண்டியை அடையாளப்படுத்துகிறது. கல்யாணம் போன்ற விழாக்களுக்குக் கூட தட்டுவடை செட் செய்து கொடுக்கிறார்.

40 வருடத்துக்கு முன்னால் அரிசிமுறுக்கு வியாபாரம் செய்த ஒருவர் தான் இந்த தட்டுவடையை சேலத்துக்கு அறிமுகம் செய்ததாகச் சொல்கிறார் பாலகிருஷ்ணன். காலப்போக்கில் உணவுத்தேடல் விரிய, மசாலா, காய்கறிகள் என சேர்மானம் கூடியதாம். இப்போது சேலவாசிகளின் மாலை நேர சிற்றுண்டியாகவே மாறிவிட்டது தட்டுவடை செட்.

ஒரு ரூபாய் வடிவில் இருக்கிற தட்டுவடை செட் 1.50 பைசா. சுவையோடு ஒப்பிட்டால் இந்த விலை அதிகமில்லை. ஒரே வாயில் உள்ளே போனாலும் அடுத்த பத்து நிமிடத்துக்கு நாக்கில் நிற்கிறது சுவை.

23
சீனா தோசை

சென்னையின் 'சோட்டா மும்பை' என்று சொல்லும் அளவுக்கு விஸ்தாரமாகி விட்டது சௌகார்பேட்டை. 1950களில் குஜராத் மற்றும் ராஜஸ்தான் மாநிலங்களில் இருந்து தமிழகத்துக்கு வந்த ஜெயின் சகோதரர்களுக்கு ஏந்தலாக விளங்கிய இந்தப்பகுதி, இப்போது சென்னையின் மிகப் பரபரப்பான வணிக மையம். தினமும் பல கோடிகளில் வியாபாரம் புரளும் இந்த ஏரியாவை அடையாளப்படுத்தும் இன்னொரு அம்சம், சீனா தோசை.

வானத்தில் பறப்பதில் ஏரோபிளேன், கடலில் ஓடுவதில் கப்பல்... இவைகளைத் தவிர எல்லாவற்றையும் உணவாக்கி ருசி பார்த்து விடுவார்கள் சீனர்கள். எதற்கும் விலக்கில்லை. கரப்பான்பூச்சியில் தொடங்கி தவளை வரை, பெயரைச் சொன்னாலே நமக்கு கிலி ஏற்படுத்தக்கூடிய உயிரிகளை எல்லாம் 'ஜாஸ்'சில் நனைத்து 'லபக்'கிக் கொண்டிருக்கிறார்கள் அவர்கள். இனிப்பு, உறைப்பு, உப்பு, புளிப்பு தவிர 'உமாமி' என்றொரு சுவையும் சீனர் சமையலில் உண்டு. உணவுப்பொருட்களில் உள்ள 'குளூட்டாமேட்' என்னும் வேதிப்பொருளை உள்நாக்கில் உள்ள சுவைமொட்டுக்கள் உணர்வதால் ஏற்படும் சுவையாம். இந்த சுவையை பரப்பி தங்கள் உணவுகளுக்கு உலகத்தையே அடிமைப்படுத்தி விட்டது சீனா. அந்நாட்டைப் பிடிக்காதவர்களுக்குக் கூட அவர்கள் கொண்டுவந்த பிரைடு ரைஸ்சும், காளான் ஃபிரையும் பிடித்திருக்கிறது.

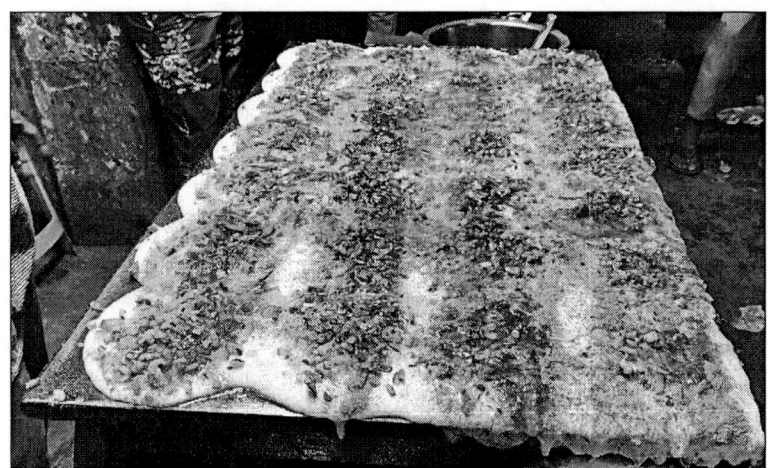

ஆனாலும், நீங்கள் நினைப்பது போல, சீனதோசைக்கும், சீனாவுக்கும் எந்த சம்மந்தமும் கிடையாது. சீனதோசை, சுதேசி ஐட்டம்.

சௌகார்பேட்டையில் இறங்கி, சீனதோசை கடை எதுவென்று யாரிடம் கேட்டாலும், என்.எஸ்.சி போஸ் ரோட்டில், 4க்கு 6சைசில் உள்ள குட்டியூண்டு 'சீனாபாய் டிபன்சென்டர்'ரை அடையாளம் காட்டுவார்கள்.

கையலகத்தில், இரண்டு தோசைகள். மேலே வெங்காயம், மிளகாய்த் தூவல்கள். அதற்கு மேல் செஞ்சிவப்பு நிறத்தில் பருப்புப்பொடி, அதற்கும் மேலே நெய். இதுதான் சீனதோசை. தொட்டுக்கொள்ள கொத்தமல்லி, புதினா சட்னிகள்.

இதில் எங்கே வந்தது சீனா..?

30 வருடங்களுக்கு முன்னால், ஆந்திராவை சேர்ந்த சீனிவாசன் என்பவர் தள்ளுவண்டிக்கடையாக தொடங்கியது தான் இந்த டிபன்சென்டர். கடைக்கு வரும் ஜெயின் சமூக கஸ்டமர்கள் சீனிவாசனை 'சீனா பாய்' என்றுதான் அழைப்பார்களாம். காலப்போக்கில், சீனாபாய் சுட்டுத்தரும் தோசையும் சீனா தோசை என்றாகிவிட்டது.

இப்போது கடையை, சிவபிரசாத், தீனதயாளன் உள்ளிட்ட சீனிவாசனின் பிள்ளைகள் நிர்வகிக்கிறார்கள். ஒன்றாக 3 பேர் உள்ளே நின்று தோசை வார்க்க முடியாது. ஆனால், மாலை 6

மணி முதல் இரவு 11 மணி வரை வெளியில் சாலையைக் கடந்து வரிசைகட்டி நிற்கிறது வாடிக்கையாளர் கூட்டம்.

மாவில் ஒன்றும் மாற்றமில்லை. வழக்கமான அதே தோசை மாவு தான். மேலே தூவுகிற பொடியில் தான் மாயாஜாலம் செய்கிறார்கள். அரிசி, துவரம் பருப்பு, பாசிப்பருப்பு, காய்ந்தமிளகாய் என ஏகப்பட்ட சரக்குகள் கலந்து தயாரிக்கப்படுகிறது அந்த பொடி.

லேசாக உப்பும், உரைப்பும் கலந்த பொடி, கலப்படம் இல்லாத மதனப்பள்ளி நெய்யின் வாசனை என நிறைந்த வயிற்றிலும் பசியை கிளறுகிறது சீனா தோசை.

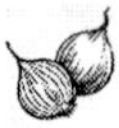

24
சந்திரகலா

ஸ்வீட் ஸ்டால்களில் இனிப்பு வகைகளை அடுக்கி வைப்பதே ஒரு கலை தான். தஞ்சாவூர் பக்கம் செல்பவர்கள் எல்லா இனிப்பகங்களிலும் அந்த கலைவண்ணத்தை தரிசிக்கலாம். வட்டம், சதுரம், செவ்வகம் என விதவிதமான வடிவங்களிலும், வண்ணங்களிலும் பதார்த்தங்களை விரவி வைத்து கண்ணையும், நாவையும் ஈர்ப்பார்கள். பிறை வடிவத்தில் ஒன்றுக்கொன்று சிறு கோணல் கூட வித்தியாசம் இல்லாமல் வார்க்கப்பட்டு, டால்டாவும், ஜீராவும் வடிந்தும், வடியாமலும் அடுக்கப்பட்டிருக்கும் இனிப்பு வகை தான் சந்திரகலா.

சூரியகலா, சோமாஸா என பல நாமகரணங்கள் உண்டு இந்த இனிப்பு வகைக்கு. சந்திரன் மற்றும் சூரியனில் இருந்து பொழியும் அமுதுக்கு இணையான சுவை கொண்டது என்பதற்காக அப்பெயர்கள் வைக்கப்பட்டதாம். இதன் வடிவமும் பிறைநிலா வடிவத்தை ஒத்தே இருக்கிறது.

சந்திரகலா சௌராஷ்டிரர்களின் பதார்த்தம். அவர்கள் வழியாகவே தஞ்சைக்குள் நுழைந்தது. சௌராஷ்டிர மக்களின் இல்ல விழாக்களில் மட்டும் பங்கேற்ற சந்திரகலாவை இனிப்பகத்துக்கு கொண்டு வந்தவர் ஒரத்தநாட்டைச் சேர்ந்த கே.சுப்பிரமணியன்.

அரண்மனைக் கடைத்தெருவில் உள்ள இவரது மணீஸ் ஸ்வீட்ஸ்டால் 25 ஆண்டுகள் பாரம்பரியமிக்கது. தொடக்கத்தில், சௌராஷ்டிர மாஸ்டர்களை வைத்தே சந்திரகலாவை செய்து வந்த இவர், காலப்போக்கில் அந்த தொழில் ரகசியத்தை கற்றுக்கொண்டு பிற உள்ளூர் வியாபாரிகளுக்கும் கற்றுக் கொடுத்தார். இப்போது தஞ்சாவூர், கும்பகோணம் வட்டாரத்தில் எல்லாக் கடைகளையும் அலங்கரிக்கிறது என்றாலும் ஒரிஜினல் சௌராஷ்டிர சுவை விரும்பிகள் மணீஸ்க்கு தான் வருகிறார்கள். இப்போது கடை சுப்பிரமணியனின் மகன் ராஜன் நிர்வாகத்தில்.

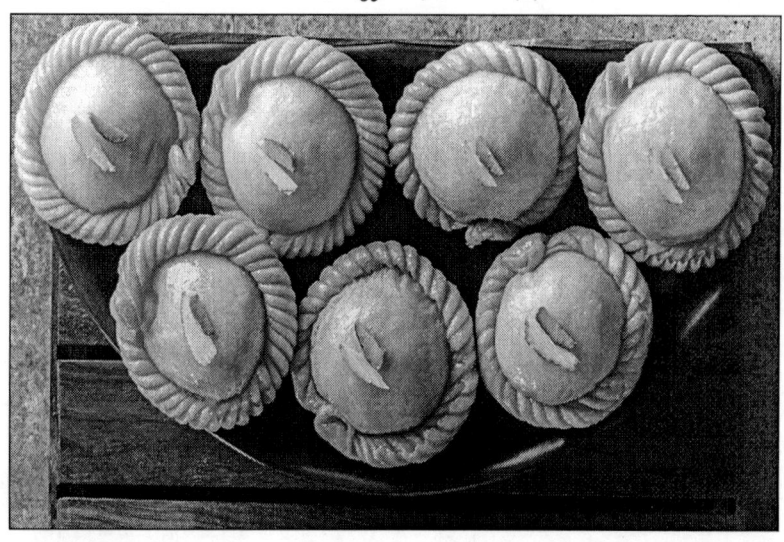

சந்திரகலாவில் சேர்மானங்களை விட வடிவ நேர்த்தி தான் சுவையை கூட்டுகிறது. மாவை கயிறு போல திரித்து கோர்க்கும் கை பக்குவம் தான் இதன் ஸ்பெஷல். டால்டாவை கொதிக்க வைத்து, அதில் தண்ணீர் சேர்த்து, மைதாவைக் கொட்டி நன்றாக பிசைந்து, பரோட்டா மாவு பதத்துக்கு கொண்டு வரவேண்டும். பின், சிறு சிறு உருண்டைகளாக உருட்டி, பூரிக்கட்டை வைத்து அப்பளமாக்க வேண்டும். இனிப்பு பால்கோவாவில் ஏலக்காய், ஜாதிக்காய், முந்திரியை நுணுக்கிப் போட்டு பூரணமாக்கி, அப்பளத்தில் அள்ளி வைத்து அதை பிறைநிலா வடிவத்திற்கு 'பின்ன' வேண்டும். நேர்த்தியாக பின்னலிட்டு எண்ணெயில் பொன்னிறமாக பொறித்து எடுத்து, ஜீராவில் 2 மணி நேரம் ஊற வைத்தால் சந்திரகலா ரெடி.

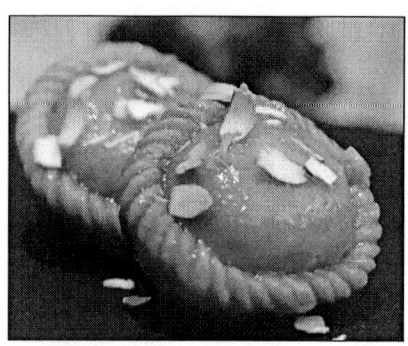

மிகவும் தித்திப்பான இந்த பதார்த்தத்தை டெல்டா மாவட்டங்கள் தவிர வேறெங்கும் இதே சுவையிலும், தரத்திலும் வாங்கமுடியாது. மணீஸ் ஸ்வீட் ஸ்டாலில் 1 கிலோ 120 ரூபாய்க்கு விற்கிறார்கள். கிலோவுக்கு 20 பீஸ் இருக்கும்.

வயலும் வரப்புமாக எப்போதும் பச்சை போர்த்திக்கிடக்கும் தஞ்சாவூர் பக்கம் பயணிப்பதே இனிப்பான அனுபவம் தான். அதை இரட்டிப்பாக்கி விடுகிறது சந்திரகலாவின் சுவை.

வெ. நீலகண்டன்

25
ரசவடை

'மனித உடலுக்குத் தேவையான சக்தியைத் தரும் ஒரு பொருள்...' உலகம் உணவின் மீது வைத்திருக்கும் மதிப்பு இவ்வளவு தான். ஆனால் தமிழர்கள் நுட்பம் பொருந்தியவர்கள். உணவே மருந்து, மருந்தே உணவு என்பதே தமிழர் கொள்கை.

ரசம் தமிழ் உணவுக் கலாச்சாரத்தின் முக்கிய அம்சம். உண்ட உணவைச் செரிக்கச் செய்யும் அருமருந்து. சாற்றமுது, சாத்தமது என்றெல்லாம் நம் முன்னோர்கள் ரசத்தை குறிப்பிடுகிறார்கள். உணவின் இறுதியில் ரசம் ஊற்றிச் சாப்பிட வேண்டும் என்பது செரிமானத்துக்கான உத்தி.

ரசமும், பருப்பு வடையும் அடங்கிய சிற்றுண்டியே பருப்புவடை.

நாகர்கோவில் என்றவுடன் இலக்கியவாதிகளுக்கு சுந்தரராமசாமி பெயர் நினைவுக்கு வருவது போல, உணவுப் பிரியர்களுக்கு ரசவடை நினைவுக்கு வரும். அந்த அளவுக்கு பிரபலமான பதார்த்தம்.

தயிர் வடை, சாம்பார் வடை ஓகே அதென்ன ரசவடை...?

"பெரிசா எந்த வித்தியாசமும் இல்லங்க.. சாம்பாருக்குப் பதிலா வடையை ரசத்துல ஊறவைக்கனும். அவ்வளவு தான்..." என்கிறார் வடசேரி பேருந்து நிலையத்துக்கு எதிரில் உள்ள கௌரிசங்கர் உணவகத்தைச் சேர்ந்த இராதாகிருஷ்ணன்.

உண்மை தான். சாம்பாரில் உளுந்துவடையை ஊறவைப்பது போல சாம்பாரில் பருப்பு வடையை ஊற வைக்கிறார்கள். ஆனால் செய்முறையில் சில சித்துவேலைகள் உண்டு.

நாகர்கோவிலில் பிளாட்பார கடைகள் தொடங்கி, பெரிய உணவகங்கள் வரை கிடைக்கிறது ரசவடை. இரவோ, பகலோ, குமரிவாசிகளுக்கு ரசவடை இல்லாமல் உணவே இறங்காது என்னும் அளவுக்கு அதன் மேல் பற்றுண்டு.

கௌரிசங்கர் உணவகத்தில் குளோப் ஜாமுன் கணக்காக, ரசத்தில் மிதக்கும் வடையை ஆவிபறக்கப் பரிமாறுகிறார்கள். ரசத்தின் மேலே மிதக்கும் கொத்தமல்லித் தழை, ரசவடையின் கவர்ச்சியைக் கூட்டுகிறது. ரசத்தில் ஊறி மொத்தென்று இருக்கும் வடை, நாவு நோகாமல் வயிற்றுக்குள் இறங்குகிறது.

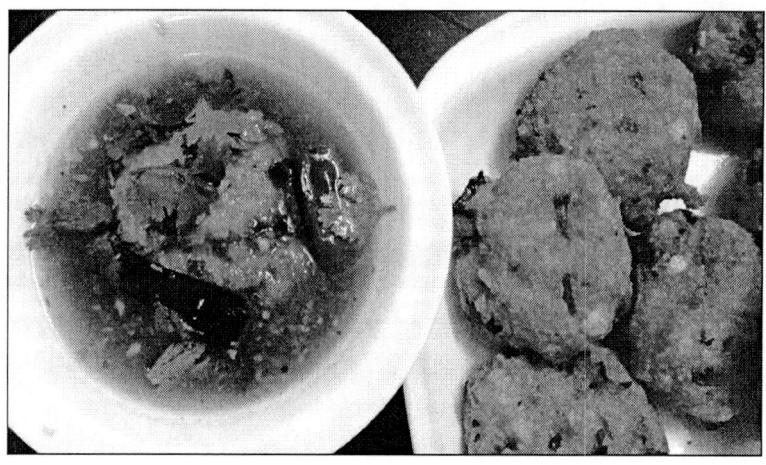

கடலைப்பருப்பு அல்லது பட்டாணிப்பருப்பு. இதோடு 3ல் 1 பங்கு உளுந்து சேர்த்து, நைசாக அரைத்து, போண்டா கனத்துக்கு வடையை பிடித்து பொறித்து எடுக்கிறார்கள். மிளகு தூக்கலாகப் போட்டுச் செய்யப்பட்ட ரசம் கொதிக்கும் தருணத்தில் இறக்கி, அதில் பொறித்தெடுத்த வடையைப் போட்டு அரைமணி நேரம் ஊற வைக்கிறார்கள். ரசத்தில் திளைத்து வடை உப்பி நின்றால், சாப்பிடத்தகுந்த பதம்.

தயிர்வடை, சாம்பார் வடைக்கெல்லாம் குமரியில் மவுசு இல்லை. அவைகளில் இருந்து தனித்து நிற்கும் இந்த ரசவடை, பண்டிகைக் காலங்களில் வீடுகளில் செய்யப்படுவதும் உண்டு.

கௌரிசங்கர் உணவகத்துக்கு நாகர்கோவிலில் மட்டும் நான்கு கிளைகள் உண்டு. அனைத்திலும் ரசவடைக்கு என்று தனியான வாடிக்கையாளர்கள் கூட்டம் இருக்கிறது. காலை முதல் இரவு வரை எப்போது கேட்டாலும் ஆவி பறக்கத் தருகிறார்கள். 25 வருட பாரம்பரியம் கொண்ட இந்த உணவகத்தை தொடங்கியவர் ராமசுப்பு. திருநெல்வேலியைச் சேர்ந்த இவர் உணவக பின்புலம் கொண்ட குடும்பத்தைச் சேர்ந்தவர்.

26
புட்டு-பயிறு-பப்படம்

"வெளிநாட்டுக்காரன் நீராவியில் ரயில் ஓட்டுறான். பிளேன் ஓட்டுறான்... நம்மாளு அந்த நீராவியில இட்லி அவிச்சு திங்கிறான்..." என்று ரத்தக்கண்ணீர் படத்தில் நடிகவேள் எம்.ஆர்.ராதா கிண்டல் செய்வார். அந்த ஆதங்கம் அப்போது உண்மையாக இருந்தாலும், இன்று நிலை மாறிவிட்டது. நாம், அறிவியல் உள்ளிட்ட பல துறைகளில் வெளிநாட்டினரை விட முன்நிற்கிறோம். ஆனால் நாம் சுட்ட இட்லியின் தொழில்நுட்பம் தான் இன்றுவரை வெளிநாட்டினருக்கு கைகூடவில்லை. கெட்டுப்போகாத வகையில் இட்லியை அவித்து வெளிநாட்டுக்கு ஏற்றுமதி செய்யலாமா என்று தஞ்சாவூரில், கோடிக்கணக்கான ரூபாய் செலவில் பெரிய ஆராய்ச்சியே நடந்து வருகிறது.

நம்மைப் போலவே கேரள மக்களிடமும் ஆவியில் வேகவைக்கும் ஒரு உணவுத் தொழில்நுட்பம் உண்டு. அதுதான் புட்டு. இல்லம் நாடி வரும் விருந்தினர்களை அன்பு ததும்ப வரவேற்கிற மலையாள மக்கள், மறக்காமல் ஏதாவது ஒரு காலையில் புட்டு தந்து உபசரிக்காமல் விடமாட்டார்கள்.

ராகி, கேழ்வரகு, சோளம், கம்பு, அரிசி எந்த தானியத்திலும் புட்டு செய்யலாம் என்றாலும் கேரளத்துக்காரர்கள் புட்டுக்கு வைக்கிற சைடிஷ் இருக்கிறதே... அதுதான் ஸ்பெஷல்.

வெ. நீலகண்டன்

இனிப்பு விரும்பிகளுக்கு, தித்திக்கும் பெங்களூர் ரஸ்தாலி வாழைப்பழம், சர்க்கரை, தேன். விரும்பாதவர்களுக்கு பயறு, பப்படம். கூடுதலாக கடலைக்கறியும் உண்டு.

தமிழ்நாட்டின் தெற்குமுனையான குமரியின் மேற்குப் பகுதிகளில் வாழும் தமிழர்கள் வாழ்வில் கேரளத்தின் தாக்கம் அதிகம். மொழியில் தொடங்கி உணவு வரைக்கும் எல்லாவற்றிலும் மலையாள வாசனை. மார்த்தாண்டத்தை ஒட்டியுள்ள புதுக்கடையில் கேரளத்து உணவுகள் சுவை சிதையாமல் கிடைக்கும். குறிப்பாக, கல்ப்பவிளை அய்யப்பன், சுடச்சுடச் செய்து தரும் 'புட்டுபயிறு பப்படம்' ஏகப் பிரபலம்.

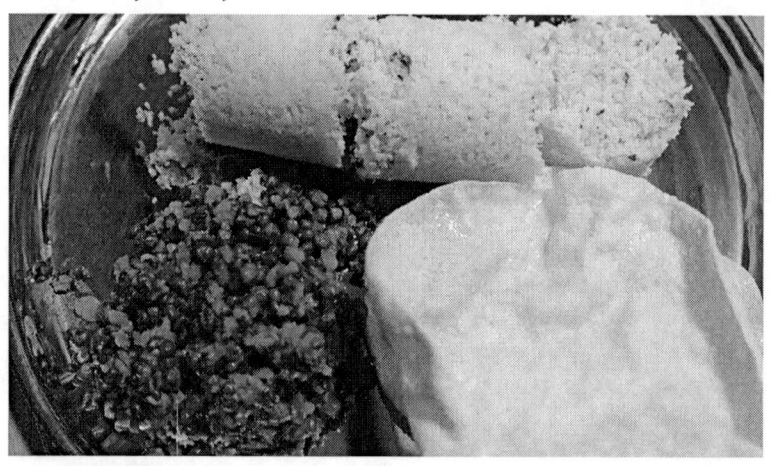

அதிகாலை 5 மணிக்கு அடுப்பு பற்ற வைத்தால் 6 மணிக்குள் வியாபாரத்தை முடித்து விட்டு அடுத்த வேலைக்கு மாறிவிடுவார் அய்யப்பன். குளிர் ததும்பும் ஊதக்காற்று உடம்பை வருட, சுடச்சுட அய்யப்பன் அவித்துத் தரும் புட்டுபயிறு பப்படத்தை ருசிப்பது அலாதியான அனுபவம். இந்த அனுபவத்துக்காக 4 கிலோ மீட்டர் தாண்டியுள்ள தேங்காய்ப்பட்டிணத்தில் இருந்து கூட வந்து குவிகிறார்கள் மக்கள். சுவரில் கரி பூத்த சிறிய குடிசை தான் அய்யப்பனின் உணவகம். பெயர் பலகை கூட இல்லை. புதுக்கடையில் இறங்கி புட்டுபயிறு பப்படம் வேண்டும் என்றால் அத்தனை பேரும் அடையாளம் காட்டுவது அய்யப்பன் உணவகத்துக்குத் தான்.

அரிசியை ஊறவைத்து, சற்று காயவைத்து தண்ணீர் ஊற்றாமல் பக்குவமாக அரைப்பது முதல் கட்டம். அரைத்தமாவை வறுத்து, அதோடு தேங்காய்ப்பூவை கலந்து குழாயில் அடைத்து குக்கர் அல்லது இட்லி சட்டியில் வைத்து வேகவைக்க வேண்டும். இது புட்டு.

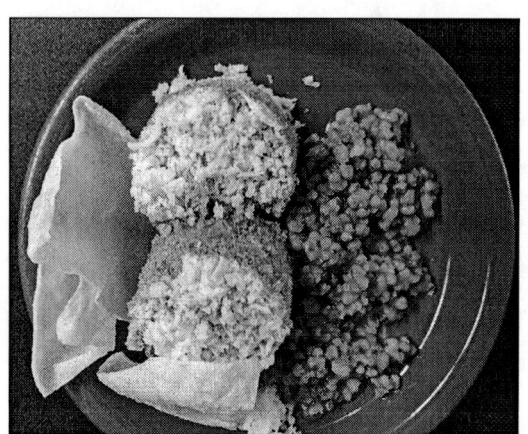

பாசிப்பயறை முதல்நாள் இரவே ஊறவைத்து மறுநாள், சிறிது உப்புப் போட்டு மகுள வேகவைத்தால் பயிறு ரெடி. அடுத்து பப்படம். அப்பளத்தின் மலையாள வடிவம் தான் பப்படம்.

மூன்றையும் நன்கு பிசைந்து சாப்பிட்டால் இனியதொரு சுவை. சுவைக்கு நிகராக சத்தும் நிறைந்த இது வெறும் 10 ரூபாய் தான்.

வெ. நீலகண்டன்

27
புட்டுப்பணியாரம்

பணியாரம் தமிழர்களின் தொன்ம பலகார வகைகளில் ஒன்று. சிறு தெய்வ வழிபாடுகளில் பணியாரம் சுட்டு வழிபடுவது முக்கியசடங்கு. நீத்தார்களுக்கான நினைவேந்தல்களில் பணியாரம் பிரதான இடம் வகிக்கும். தமிழகத்தில் வாழும் பல இனங்களுக்கு பணியாரம் என்பது பாரம்பரியத்தின் குறியீடாக விளங்குகிறது. செட்டிநாட்டில் எல்லா விழாக்கள், பண்டிகைகளிலும் வெள்ளைப் பணியாரம் தவறாது இடம்பெறும். குழிப்பணியாரம் தென் மாவட்ட மக்களின் விருப்பத்துக்குறிய உணவு. டெல்டா பகுதி மக்களின் வாழ்க்கையில் கலந்தது பருப்பு பணியாரம். ஈழத்தில் பனங்காய் பணியாரம் முக்கிய சிற்றுண்டி. பிழிந்தெடுத்த பனம்பழக் களியோடு அரிசிமாவு சேர்த்து எண்ணையில் பொறித்தெடுப்பார்கள். பெரும்பாலும், சந்தோஷ தருணங்களை பனங்காய் பணியாரத்தோடு தான் கொண்டாடுவார்கள் ஈழத்தமிழர்கள்.

வெளிநாடுகளில் இருந்து வந்து குவியும் விரைவு உணவுகள், தமிழர்களின் பாரம்பரிமும், சத்தும் மிகுந்த பல கிராமிய உணவுகளை வழக்கொழியச் செய்து விட்டன. பணியாரமும் அந்த அலையில் அடித்து செல்லப்பட்ட பதார்த்தம் தான். ஆனால் கிராமங்களில் இப்போதும் ஜீவிக்கத் தான் செய்கிறது இந்த பதார்த்தம்.

கிருஷ்ணகிரியில் 'புட்டுப்பணியாரம்' தான் பிரதான உணவு. பரோட்டாக் கடைகளுக்கு இணையாக பணியாரக்கடைகள்.

காலை 10 மணி தொடங்கி மாலை 5 மணி வரை எந்தத் தெருவில் நடந்தாலும் 10 புட்டுப் பாட்டிகளை பார்க்கலாம். ஆமாம்... புட்டுப்பணியாரம் விற்பவர்கள் தான் புட்டுப்பாட்டி. புட்டு என்றால் தெலுங்கில் பணியாரம். கிருஷ்ணகிரி, தெலுங்கு மணக்கும் நகர் என்பதால் பணியாரத்தின் தொடக்கத்தில் அதே அர்த்தம் தொனிக்கும் புட்டு என்பது முன்னெழுத்தாகி விட்டது.

பாரம்பரியமான பணியாரவகை தான். ஆனால் சாதாரண பணியாரத்துக்கும், புட்டுப் பணியாரத்துக்கும் வித்தியாசம் இருக்கிறது. இது, இட்லி அளவுக்கு பெரிதானது. பச்சரிசியே பிரதான சேர்மானம். சுவையிலும் தனித்துவமானது.

பெரும்பாலான கிருஷ்ணகிரி வாசிகளுக்கு இந்த பணியாரம் தான் மதியஉணவு. சட்னி, சாம்பார் என சுவைகூட்ட சைடிஷ்சும் உண்டு. 5 பணியாரம் சாப்பிட்டால் பசி மிரண்டோடி விடும்.

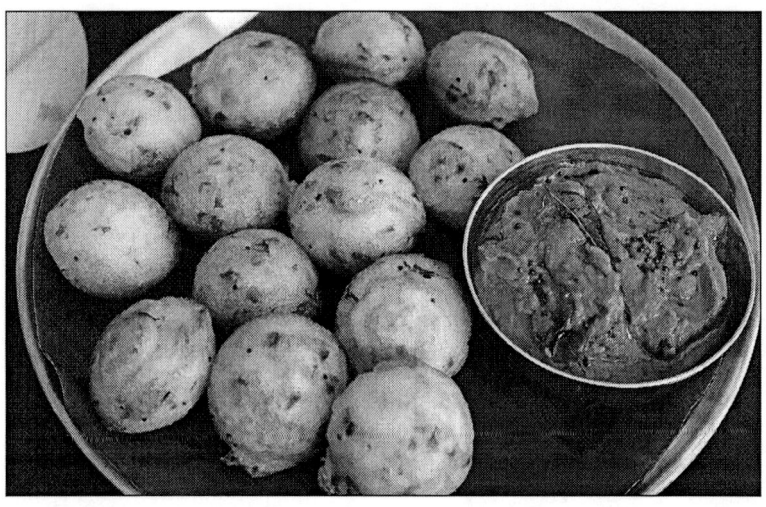

நான்கு பங்கு பச்சரிசி. ஒருபங்கு புழுங்கல் அரிசி. புழுங்கல் அரிசியின் கால்பங்குக்கு உளுந்து. கொஞ்சமாக வெந்தயம். அரிசி வகையறாக்களை 1 மணி நேரமும், உளுந்து, வெந்தயத்தை அரை மணி நேரமும் ஊறவைக்க வேண்டும். முதல்நாள் இரவு அரைத்து, எல்லாவற்றையும் ஒன்றாக்கி கரைத்து வைத்தால் நல்லது. பணியாரத்தின் உப்பல் தன்மைக்கு புளிப்பு அவசியம். வெங்காயம், பச்சைமிளகாய், கறிவேப்பிலை, கொத்துமல்லி, புதினா இவற்றை வதக்கி வைத்துக் கொண்டு, கொஞ்சம், கொஞ்சமாக போட்டுக் கலந்து புட்டுக்கல்லில்

ஊற்ற வேண்டும். பெரும்பாலும் பெரிய இட்லித்தட்டு கணக்கான 21 கண்ணுள்ள புட்டுக்கல்லையே எல்லோரும் வைத்துள்ளார்கள். பணியாரத்தின் சுவையில் கல்லுக்கும், ஊற்றும் கரத்துக்கும் பங்குண்டு.

கிருஷ்ணகிரி பழைய அஞ்சல்நிலையம் முன்புறத்தில் 19 வருடங்களாக புட்டுப்பணியாரம் விற்கும் சந்திராவுக்கு நல்ல கைமணம். தக்காளி சட்னி, பொட்டுக்கடலை சட்னி, சாம்பார் என மூவகை சைடிஷ் தருகிறார். கைவிடப்பட்ட பாட்டிகள் பலருக்கும் இந்த பணியார விற்பனையே வாழ்க்கை தருகிறது என்பதும் இங்கு குறிப்பிடத் தகுந்தது.

கிருஷ்ணகிரி போகும் வாய்ப்புக் கிடைத்தால் ஒருவேளை வயிறைக் காயப்போட்டு மொத்தமாக ஒரு பிடி பிடியுங்கள் புட்டுப்பணியாரத்தை. விலை அதிகமில்லை. 1 ரூபாய்தான்.

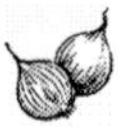

28
புளிச்சேரி

புளிச்சேரி, எரிச்சேரி, காளன், ஓலன்... இதெல்லாம் பாலக்காட்டு ஸ்பெஷல் மெனுக்கள். நம்மூரில் சாம்பார், காரக்குழம்பு, ரசம் போல, கேரளாவில் எரிச்சேரி, புளிச்சேரி வகையறாக்கள். குண்டு குண்டான அரிசி சாதம், தேங்காய்ப்பூ, தயிர், வரமிளகாய் தாளிச்சம் என கேரளவாசிகளின் உணவுக் கலாச்சாரம் தனித்துவமானது.

நெடுங்காலம் திருவிதாங்கூர் சமஸ்தானத்தோடு இணைந்திருந்ததால் இரட்டை கலாச்சார வாழ்வியல் நிலை கொண்ட குமரி மாவட்டத்தில் கேரள உணவு ஐட்டங்கள் சாதாரணமாக கிடைக்கிறது. அதிலும், நாகர்கோவில், திருவனந்தபுரம் பிரதான சாலையில் இருக்கும் மார்த்தாண்டம் நகரில் பல உணவகங்களில் பாலக்காட்டுத் தரத்திலேயே இந்த உணவுகளை ருசிக்க முடிகிறது.

பாலக்காட்டு மெனுவில் பல சிறப்புணவுகள் இருந்தாலும் நம்மூர் மோர்க்குழம்பை ஒத்த புளிச்சேரி நாவைச் சுண்டி இழுக்கிறது.

தயிரில் தோய்ந்த அன்னாசி வாசனை பசியைத் தூண்ட, செஞ்சிவப்பான வரமிளகாய் மிதக்கும் இந்த புளிச்சேரியை ருசிப்பதற்கென்றே மார்த்தாண்டம் தேசிய நெடுஞ்சாலை சந்திப்பில் உள்ள சித்ரா ஹோட்டலுக்கு வரும் வாடிக்கையாளர்கள் பலர். 25 வருடத்துக்கும் மேற்பட்ட பாரம்பரியம் இந்த ஹோட்டலுக்கு. உரிமையாளர் நாராயணன் நாங்குனேரிக்காரர் என்றாலும், எல்லா உணவுகளிலும் அப்படியே பாலக்காட்டு கைமணம்.

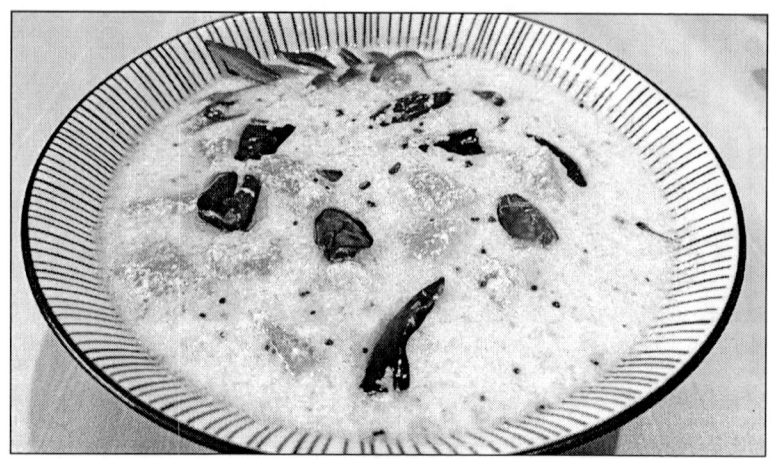

நன்கு பழுத்து மணம் பரப்பும் அன்னாசிப் பழத்தை இரண்டாக வகுந்து, நடுக்கட்டையை வீசிவிட்டு சதைப் பகுதியை சிறு, சிறு துண்டுகளாக வெட்டுகிறார்கள். தடியங்காயை சிறிய பீஸாக நறுக்கி வேக வைக்கிறார்கள். வெண்பூசணியைத் தான் குமரி மக்கள் தடியங்காய் என்கிறார்கள். சட்டியில் காய்ந்த மிளகாய் உள்ளிட்ட தாளிச்சம் ஐட்டங்கள், தூக்கலாக அரைத்த இஞ்சி, பூண்டு விழுதைப் போட்டு லேசாக வதங்கி வாசம் வரும் பதத்தில் புளிக்காத கெட்டித் தயிரை ஊற்றி, அன்னாசி, தடியங்காய் துண்டுகளை கொட்டி, மஞ்சள் தூள், உப்புப்போட்டு ஒரே கொதியில் இறக்கி விடுகிறார்கள். இது தான் புளிச்சேரி. சுடச்சுட ஊற்றி சாப்பிட்டால் நம்மையறிமால் இன்னொரு கரண்டி சாதம் உள்ளே இறங்கி விடுகிறது. தயிர் புளிப்பு, அன்னாசி இனிப்பு, வரமிளகாய் உரைப்பு என முச்சுவையும் கலந்து புதுவிதமான சுவை.

வெண்பூசணி, அன்னாசிக்குப் பதில் வெண்டைக்காய், மாங்காய் கலந்தும் புளிச்சேரி செய்கிறார்கள். இதுவும் ரசிக்கத் தகுந்த சுவை தான்.

சேனை, கேரட், உருளை உள்ளிட்ட கலவையான காய்கறிகளை தேங்காய்பாலில் அவித்து செய்யப்படுகிற ஓளன், நன்கு காய்ந்த வற்றல்குழம்பு போல சுவைக்கிற எரிச்சேரியோடு பாலக்காட்டுக்கே உரித்தான இந்த புளிச்சேரியையும் சேர்த்து சுவைத்தால் வயிறே நம்மை கூப்பிட்டு வாழ்த்தும். அவ்வளவு இதம்.

29
பாதாம்பால்

இரத்தத்தில் உள்ள கெட்ட கொலஸ்ட்ரால் அழித்து, நல்ல கொலஸ்ட்ராலை அதிகரிக்கச் செய்யும் மந்திரம் இத்துணூண்டு பாதாம்பருப்புக்குள் ஒளிந்திருக்கிறதாம். 25 கிராம் பாதாம்பருப்பில் ஒரு நாளைக்குத் தேவையான வைட்டமின் ஈ, 75 சதவிகிதம் கிடைத்து விடுவதாகச் சொல்கிறார்கள். இன்னும் கூட ஒமேகா, துத்தநாகம், சுண்ணாம்புச்சத்து, தாமிரம், மெக்னீசியம் என என்னென்னவோ சத்தெல்லாம் பாதாமில் இருக்கிறதாம். ஆனாலும், கொஞ்சம் ஆசை அதிகமானால் பட்ஜெட்டை பதம் பார்த்துவிடும் பாதாமின் விலை.

பட்டுக்கோட்டை வாசிகளுக்கு உண்மையிலேயே அதிர்ஷ்டம் தான். உச்சி சுடும் மதியமானாலும் சரி, வெயில் கவியும் மாலையானாலும் சரி, கால்தடுக்கும் இடமெல்லாம் பாதாமும் பாலும் கிடைக்கிறது. மதிய வேளையில் பெரிய தெரு, சின்னையாத் தெருக்களில் காலார நடந்தால் இரண்டுக்கு ஒரு கடையில் பாதாங்கீர் ஜில்லிடும் சுவையில் கிடைக்கிறது. கீர் என்றால் பாலும், இனிப்பும் கலந்த பதார்த்தம் என்று பொருள். பாலும், இனிப்பும் பாதாமோடு சேர்வதால் பாதாம்கீர். பாதாம்பருப்பு மாவாக நாவை வருட மென்மையான இனிப்பில் குளிர்ச்சியாக சாப்பிட, நாக்கு சொக்கிப் போகிறது. சாயங்காலம் அப்படியே மணிக்கூண்டை சுற்றி வந்தால் பத்து, பதினைந்து இடத்திலாவது ஆவி பறக்கிற

பாதாம் பால் வாவென அழைக்கிறது. அடர்த்தியான பால் திரட்டும், பாதாம், முந்திரி துகள்களும் சூடான பாதாம்பாலுக்கு கூடுதல் சுவை கூட்டுகின்றன.

பட்டுக்கோட்டையைச் சுற்றியுள்ள முத்துப்பேட்டை, பரக்கலக்கோட்டை, மதுக்கூர் வட்டாரங்களில் வெளிநாடுகளுக்கு வேலைக்கு செல்பவர்கள் ஏராளம். அவ்விதம் சென்று திரும்பும் போது வாங்கிவரும் பொருட்களில் பாதாமும், பிஸ்தாவும் தவறாமல் இடம்பெறும். பாதாமை பாலில் கலந்து இரவில் குடித்தால் தாம்பத்யம் சிறக்கும் என்று நம்புகிறவர்கள் உண்டு. நெடுங்காலம் வெளிநாட்டில் உழைத்துக் களைத்துத் திரும்புவோருக்கு இப்படியான நம்பிக்கை அவசியமாக இருக்கிறது. இவ்விதம் வீடுகளில் தொடங்கி, காலப்போக்கில் கடைப்பொருளானது தான் பாதாம்கீரும், பாதாம்பாலும் என்கிறார்கள்.

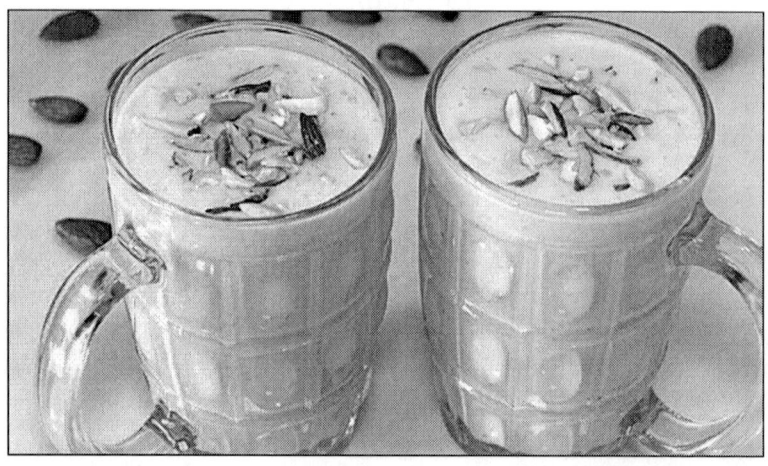

பாதாம்கீருக்கு, பாலில் கொஞ்சம் ஏலக்காயைப் போட்டு காய்ச்ச வேண்டும். பாதாம்பருப்பை வெண்ணீரில் சிறிதுநேரம் ஊறவைத்தால் தோல் அகன்றுவிடும். பின் பாலில் சர்க்கரை, தோலகற்றிய பருப்பு மூன்றையும் சேர்த்து மிக்ஷியில் அரைத்து, மிதமான கூலிங்கில் சாப்பிட்டால் வயிறும் மனமும் குளிரும்.

பாதாம்பாலுக்கு வேறு பக்குவம். பாதாம் முந்திரியைச் சேர்ந்து சிறு, சிறு துகள்களாக அரைத்து ஆடையுருவாத பாலில் ஏலக்காயோடு போட்டு வற்றக் காய்ச்சினால் ஆடையும், பருப்புத் துகள்களும் தனியாக இணைகூடும். கிளாஸில், பாதிக்குப் பால், மீதிக்கு ஆடை போட்டு சாப்பிட்டால் நாவில் ஒட்டி நிற்கும் சுவை.

பட்டுக்கோட்டையில் பாதாம்கீர் என்றாலும், பாதாம்பால் என்றாலும் சுவையறிந்தவர்கள் கைகாட்டுவது சின்னையா தெருவில் உள்ள கோவை ஸ்ரீகிருஷ்ணா ஸ்வீட்ஸ் அன்ட் பேக்கரியைத் தான். சிலோன்காரரர் பாண்டுரங்கனால் தொடங்கப்பட்ட பேக்கரி இது. இப்போது தம்பிக்கோட்டை செல்வராசு நிர்வகிக்கிறார். நேர்த்தியான உபசரிப்பால் சுவை கூடத்தான் செய்கிறது.

பட்டுக்கோட்டை போனால் நாவில் ஒட்டிக்கொண்டு நாலைந்து நாட்களுக்கு இறங்க மறுக்கிறது பாதாம்கீரும், பாதாம்பாலும்.

30
பதற்பேணி

'ராயர் ஓட்டல்' என்று போர்டைப் பார்த்தாலே சிலருக்கு நாவில் எச்சில் ஊறும். எந்த மாடுதான் அப்படி கள்ளிச்சொட்டுக் கணக்கில் பால் கறக்குமோ தெரியாது. அவ்வளவு திக்கான பில்டர் காபியை வேறெங்கும் குடிக்க முடியாது. ஓட்டல் இருக்கும் தெருப்பக்கம் போனாலே முறுகல் தோசையின் நறுமணம், 'இங்கே வா... வா...' என்று அழைக்கும். எல்லாம் ஒரு காலம் தான். இன்றைக்கு தமிழகத்தில் கோலோச்சிய பல ராயர் ஓட்டல்கள் போன இடம் தெரியவில்லை.

ராயர்களின் உணவில் பாலும், வெண்ணையும் முக்கிய இடம் பெறும். இவர்களின் இஷ்ட தெய்வத்தும் அதுவே விருப்பம். ராயர்கள் கிருஷ்ணனை வழிபடுபவர்கள். கன்னடத்தை தாய்மொழியாக கொண்ட இவர்கள், மராட்டியர் காலத்தில் தமிழகத்தில் குறியேறினார்கள். இப்போது தமிழோடு இரண்டறக் கலந்து விட்டார்கள். என்றாலும், இன்றும் கூட இம்மக்களின் இல்ல விழாக்களுக்குச் செல்லும் போது, ராயர் ஓட்டல் ஐட்டங்களை தரிசிக்கவும், சுவைக்கவும் முடிகிறது.

பதற்பேணி இம்மக்களின் கலாச்சார உணவு. விழாக்கள், பண்டிகைகள் உள்ளிட்ட எல்லாக் கொண்டாட்டங்களும் பதற்பேணிக்கு முக்கிய இடமுண்டு.

பார்க்க வெள்ளை நிற நூல்கண்டு போல காட்சியளிக்கும் இந்த பதார்த்தத்தை பாலில் ஊறவைத்துச் சாப்பிட வேண்டும். அதனால், இதற்கு 'பால்பேணி' என்றும் பெயருண்டு. தமிழகத்தில் வழக்கொழிந்து போன இந்த பதார்த்தத்தை கும்பகோணத்தில் மட்டும் ருசிக்க முடிகிறது. ஜிலேபிக்கு இணையாக அங்குள்ள பல இனிப்பகங்களில் அழகுற அடுக்கப்பட்டு, ஈர்க்கும் பதற்பேணியை நாகேஸ்வரம் வடக்கு வீதியில் உள்ள புருஷோத்விஹாரில் சாப்பிடுவது சிறப்பு. 30வருட பாரம்பரியம் கொண்ட இனிப்பகம். உ.பிக்காரரான கிருஷ்ணதாஸ் தொடங்கிய இதை இப்போது மகன் ராஜேஷ் நிர்வகிக்கிறார். குடந்தைக்கு இந்த இனிப்பை அறிமுகப்படுத்தியவர் ஸ்ரீரங்கம் கிருஷ்ணன். பெங்களூரில் ஒரு இனிப்பகத்தில் பணியாற்றிய இவர், அப்படியே அந்த தொழில்நுட்பத்தை குடந்தைக்குக் கொண்டு வந்துவிட்டார். இப்போது இவரது மகள் நிர்மலா, வீட்டிலேயே தயார் செய்து, குடந்தையில் உள்ள இனிப்பகங்களுக்கு வினியோகிக்கிறார்.

பயிற்சி இல்லாமல் பதற்பேணி செய்ய இயலாது. அசாதாரண லாவகம் தேவை. மைதா தான் இதன் மூலம். வெயிலுக்கு முன்னால் மாவை தகுதிப்படுத்தினால் தான் வடிவம் சிதையாமல் பேணி கிடைக்கும். அதிகாலை 4 மணிக்கு எழுந்து மாவை தயாரிப்பதாகச் சொல்கிறார் நிர்மலா.

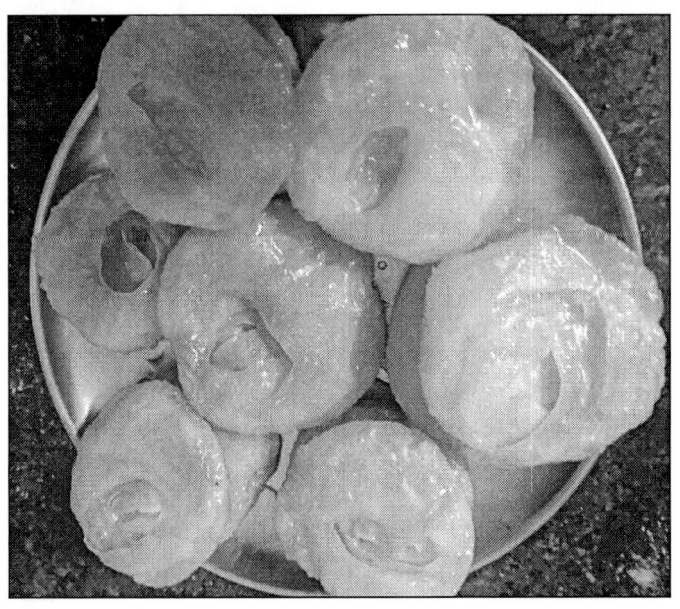

வெ. நீலகண்டன்

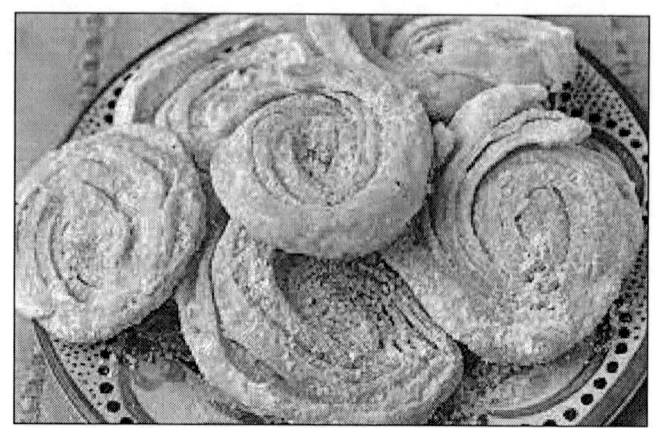

மைதாவை லேசாக தண்ணீர் ஊற்றி பிசைந்து, சிறு, சிறு உருண்டைகளாகப் பிடித்து டால்டாவில் ஊற விடுகிறார்கள். மெல்லிய நூலைப்போல வடிவம் கிடைக்க இந்த ஊறலே முக்கியக்காரணம். டால்டாவில் நனைத்து, நனைத்து, தட்டையாகத் தட்டி, நீளமாக வார்த்து, நிமிடப்பொழுதில் நூல் கணத்துக்கு கொண்டு வந்து விடுகிறார்கள். பின்னர் எண்ணெயில் பொறித்து எடுத்தால் பதற்பேணி ரெடி. ஏலக்காய், சர்க்கரைக் கலந்த பாலில் சில நிமிடங்கள் ஊறவைத்து சாப்பிட்டால் நாக்கு 'வேண்டும், வேண்டும்' என்கிறது. தித்திப்பான அனுபவம்.

இதை வீடுகளில் செய்வது சற்று சிரமம். நிறைய வேலைபிடிக்கும் என்பதால் கடையில் ஸ்வீட் ஸ்டால்களில் வாங்கி சாப்பிடுவது நல்லது.

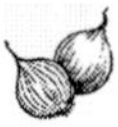

31
பருத்தி அல்வா

மனித சமூகத்தை நாகரீகத்தின் பக்கம் திருப்பியதில் பருத்தியின் பங்கு முதன்மையானது. 12 ஆயிரம் ஆண்டுகளுக்கு முன்பாகவே மனிதர்கள் பருத்தியை பயன்படுத்தியதாக ஆய்வாளர்கள் கண்டறிந்துள்ளார்கள். இந்தியாவில் நடந்த பல அகழ்வாராய்ச்சிகளில் பருத்தி துணிகளின் எச்சங்கள் கிடைத்துள்ளது குறிப்பிடத்தகுந்தது.

வாழையைப் போலவே பருத்தியும். அடிமுதல், நுனிவரை எல்லாம் பயன்படு பொருட்கள். இலையையும், மொட்டையும் அரைத்து பாலில் கலந்து சாப்பிட்டால் மேகநோய்களும், இரத்த, பித்த நோய்களும் நீங்கும் என்கிறது 'பதார்த்த குணபாடம்'. வேர்களில்கூட மருத்துவ குணம் உண்டு என்கிறார்கள். பருத்திவிதை கால்நடைகளுக்கு மிகச்சிறந்த தீவனம். இதை கிராமங்களில் 'பருத்திக்கொட்டை' என்பார்கள். இந்தக் கொட்டையை ஊறவைத்து, அரைத்து, உழுது களைத்து வரும் மாடுகளுக்குக் கொடுத்தால் களைப்பு நீங்கி திமிறத் தொடங்கிவிடும். பால்மாடுகளுக்கு தந்தால் கறக்கும் பாலின் அடர்த்தி கூடும்.

பருத்திக் கொட்டையில் இருந்து எண்ணையும் எடுக்கிறார்கள். அந்த எண்ணை உணவுப் பொருட்களிலும், சோப்பு தயாரிப்பிலும் பயன்படுகிறது. பருத்திக் கொட்டையை நேரடி உணவுப் பொருளாக பயன்படுத்துவதில் தமிழர்கள் தான் உலகுக்கு முன்னோடியாக இருக்கிறார்கள்.

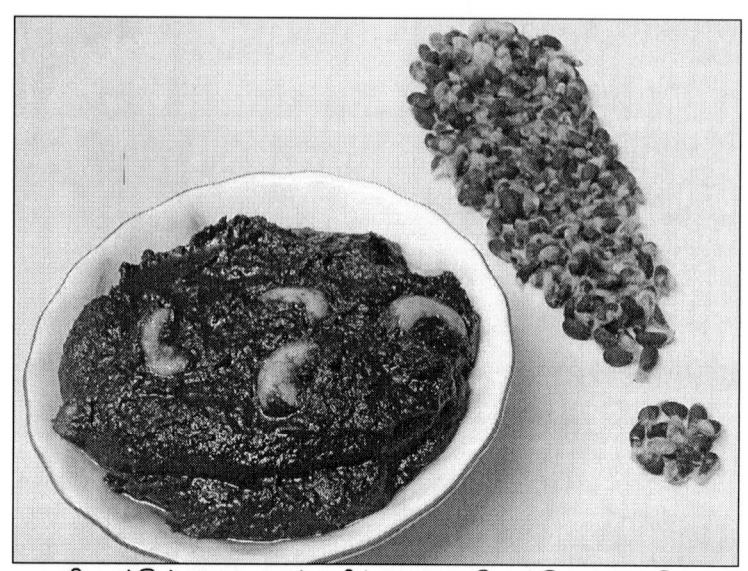

தமிழகத்தின் பல நகரங்களில், மாலைநேரத்தில் 'பருத்திப்பால்' என்றொரு சூடான, இனிமையான பானம் கிடைக்கும். பருத்திக் கொட்டையை அரைத்து, தேங்காய்பூ சேர்த்து காய்ச்சித் தருவார்கள். மிகச் சுவையான, சத்தான பானம். திருவாரூர் பக்கம் போனால் பருத்தி அல்வாவே சாப்பிடலாம்.

திருவாரூரில் உள்ள பல இனிப்பகங்களில் பருத்தி அல்வா கிடைக்கிறது. இருந்தும் பேருந்து நிலையத்துக்கு எதிரில் உள்ள 'செல்வீஸ் பேக்கரி அண்ட் ஸ்வீட்ஸ்' கடையில் சூடாக பருத்தி அல்வா சாப்பிடுவது இனிப்பான அனுபவம். ஆனால் ஞாயிற்றுக் கிழமைகளில் மட்டுமே அந்த அனுபவம் கிடைக்கும். 10 வருட பாரம்பரியம் கொண்ட இந்த இனிப்பகத்தின் உரிமையாளர் ஆயக்காரன்புலம் காசிநாததேவர். செங்கருப்பு நிறம், மயக்கும் வாசனை, நாவில் பட்டதும் கரையும் மென்மை என பருத்தி அல்வா மற்ற அல்வா வகைகளில் தனித்து நிற்கிறது.

பருத்திக்கொட்டை, கார்ன்ஃப்ளவர் (சோளமாவு), சர்க்கரை, நெய், முந்திரி, பிஸ்தா, கசகசா. இப்பொருட்களின் கூட்டணியில் உருவாகும் பதார்த்தம் தான் பருத்திஅல்வா. பருத்திக் கொட்டையை முதல்நாள் இரவு ஊறவைத்து மறுநாள் மிக்சியில் அரைத்து, பிழிந்து, வடிகட்டி பால் எடுக்க வேண்டும். முதலில், பாலை அடுப்பில் வைத்து கிண்டி, கார்ன்ஃபிளவர், சர்க்கரை, நெய் மூன்றையும் படிப்படியாக சேர்த்து கிண்டிக் கொண்டே இருந்தால், இதமான வாசனையோடு சட்டியில்

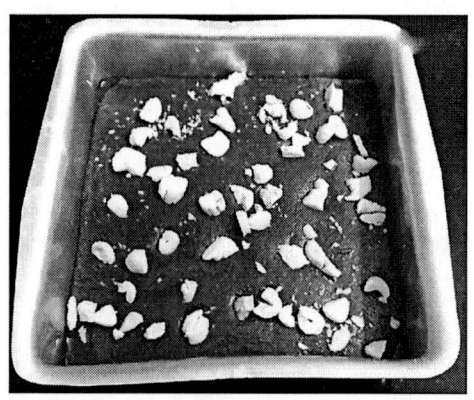

ஒட்டாத பதத்துக்கு வரும். அத்தருணம், முந்திரி, பிஸ்தா, கசகசாவைப் போட்டு கிளறி இறக்கினால் பருத்தி அல்வா ரெடி. (தேவைப்பட்டால் கொஞ்சம் கருப்பு வண்ணப்பொடி சேர்க்கலாம்.)

இத்துணூண்டு பருத்திக்கொட்டையில் ஏகப்பட்ட வைட்டமின் பி உயிர்ச்சத்து புதைந்து கிடக்கிறது. பருத்திப்பாலைப் போலவே பருத்தி அல்வாவும் உடலுக்கு நல்லது. 5 நாள் வரை கெட்டுப்போகாது. கிலோ 140 ரூபாய்.

32
பருப்பு போளி

சென்னையில் இருந்து கன்னியாகுமரி வரைக்கும் ஒரு முறை ரயிலில் பயணம் செய்தால் போதும். தமிழ்நாட்டின் உணவுப் கலாச்சாரத்தை முழுமையாக அறிந்து கொள்ளலாம். ஒவ்வொரு ஸ்டேஷனிலும் அந்த ஊருக்கே உரித்தான சிறப்பு உணவு வகைகளை கூவிக்கூவி விற்பார்கள். பண்ருட்டி பலாப்பழம், மணப்பாறை முறுக்கு, திருவில்லிப்புத்தூர் பால்கோவா, அம்மன்புரம் காரச்சேவு, நாகர்கோவில் பழபஜ்ஜி, நேத்திரம் வறுவல் என விதவிதமான உணவுகளை பயணம் நெடுக ருசித்துக் கொண்டே போகலாம்.

கோவில்பட்டி ஸ்டேஷனில் இருந்து திருநெல்வேலி ஸ்டேஷன் வரை ‘போளி... கடம்பூர் போளி...’ என்ற சீர்தவறாத கூப்பாடுகள் கவனத்தை ஈர்க்கும். பருப்பும், அச்சு வெல்லமும் கலந்த வாசனையே வாங்கிச் சாப்பிடத் தூண்டும்.

கயத்தாறில் இருந்து 12 கிலோ மீட்டர் தொலைவில் இருக்கிறது கடம்பூர். 2 ஸ்பின்னிங் மில்கள் இருந்தாலும் ரயிலை ஒட்டித்தான் பலரின் ஜீவாதாரம். 40 வருடங்களுக்கு முன்னால் இந்த கிராமத்தில் வாழ்ந்தவர் ராமசுப்பய்யர். ரயில் நிலையத்தில் சிற்றுணவு கடை நடத்திவந்த இவர் தான் போளியை ரயில் பயணிகளுக்கும், கடம்பூர் கிராமத்துக்கும் அறிமுகப்படுத்தியவர். ராமசுப்பையருக்குப் பிறகு கிருஷ்ணய்யர் என்பவர் போளி சுட்டு விற்பனை செய்துள்ளார்.

இப்போது இந்த தொழிலில் உள்ள பலரும் கிருஷ்ண அய்யரிடம் தொழில் கற்றவர்கள் தான்.

கடம்பூர் ரயில்நிலையத்தின் வாசலில் உள்ளது முத்துப்பாண்டி போளிக்கடை. இக்கடைக்கு சற்றுத் தள்ளி ஆறுமுகசாமி போளிக்கடை இருக்கிறது. கடைவைத்து விற்பது இவர்கள் இருவர் மட்டுமே. இரு கடைகளிலும் ஒரு நாளைக்கு 1000 போளிக்கு மேல் விற்பனை ஆகுமாம். இது தவிர பத்துக்கும் மேற்பட்டவர்கள், ரயிலில் வியாபாரம் செய்கிறார்கள்.

கடம்பூர் போளியின் ஸ்பெஷலே அதன் மென்மஞ்சள் வண்ணமும், பஞ்சு போன்ற மென்மையும், நாவைத் தூண்டும் வாசனையும் தான். லேசாக பக்குவம் மாறினாலும் இவை மாறிப்போகும். முத்துப்பாண்டி போளிக்கடையின் உரிமையாளர் அல்போன்ஸ் மேரி பக்குவத்தை விவரிக்கிறார்.

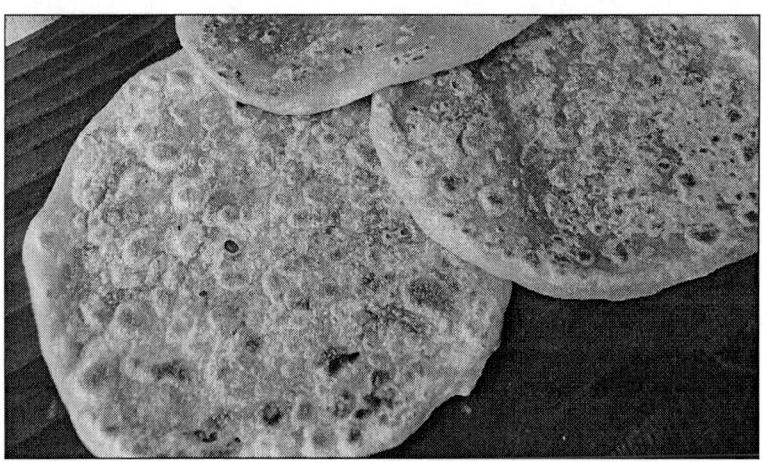

"1 கிலோ மைதாவுக்கு முக்கால் கிலோ கடலைப் பருப்பு. 1 கிலோ அச்சுவெல்லம். கடலைப் பருப்பை அவித்து, நீரை இறுத்துவிட்டு அச்சுவெல்லத்தைத் தட்டிப்போட்டு ஆட்டுரலில் பூரணம் போல அரைக்க வேண்டும். இந்த பூரணத்தில் ஏலக்காய் தூளை கலந்து, சிறிது, சிறிதாக உருண்டை பிடித்து வைத்துக் கொள்ள வேண்டும். மைதாவை பரோட்டாவுக்கு பிசைவது போல, நிதானமாக பிசைந்து, அதையும் சிறு, சிறு உருண்டையாக பிடிக்க வேண்டும். ஒரு வாழை இலையில், மைதா உருண்டையை வைத்து அப்பளமாக தட்டி, பூரண உருண்டையை நடுவில் வைத்து பரப்பி மூடிவிட்டு, திரும்பவும் அகலமாகத் தட்டி தோசைக்கல்லில் போட்டு வாட்டவேண்டும்..."

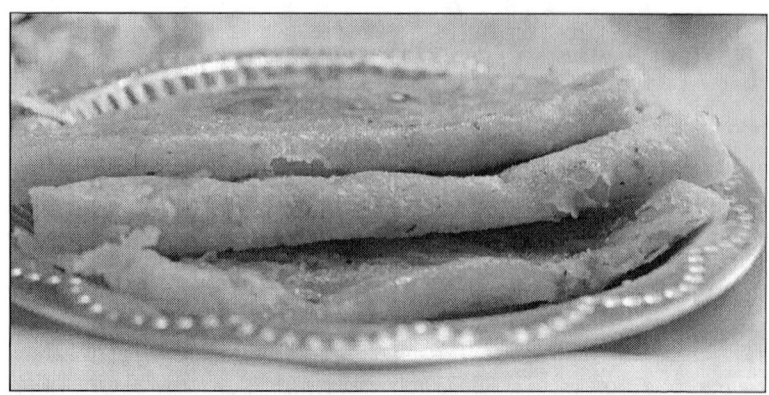

இந்த வாட்டலுக்கு கடலை எண்ணெய் பயன்படுத்துகிறார்கள். பூரணமும், மைதாவும் வெந்து வாசனை வரும் பதத்தில் இறக்கினால், கடம்பூர் போளி ரெடி.

இரண்டு நாட்கள் கெட்டுப்போகாது என்றாலும், காய்ந்து போனால் சுவை மாற வாய்ப்புண்டு. போளியை சுடச்சுட சாப்பிடுவதே நல்லது. ஒரு போளியின் விலை ரூ.2.50 கோவில்பட்டிக்கு முன்னாலும், திருநெல்வேலி தாண்டியும் கடம்பூர் போளி என்ற பெயரில் போலிகள் விற்கப்படுகின்றன. தவிர்ப்பது நல்லது.

33
பன்னீர் ஜாங்கிரி

ஜாங்கிரியை 'கொண்டாட்டத்துக்கு உரிய இனிப்பு' என்பார்கள். இந்தியா, பாகிஸ்தான், நேபாளம், வங்காள தேசம் ஆகிய நான்கு நாடுகளுக்கும் பொதுவான ஓர் அம்சம் இருக்கும் என்றால் அது ஜாங்கிரியாகத் தான் இருக்க முடியும். ஜிலேபி, ஜாலேபி என மொழிக்கொரு பெயரில் அழைக்கப்பட்டாலும் சுவையில் வித்தியாசமில்லை. வண்ணத்திலும், வடிவத்தில் மட்டும் சிற்சில மாறுதல்கள்.

இது மொகலாயர்கள் காலத்தில் உலகெங்கும் பரவியிருக்கலாம் என்றொரு கருத்து நிலவுகிறது. 13ம் நூற்றாண்டைச் சேர்ந்த ஈரான் சமையல் நிபுணர் முகமது பின் ஹாசன் அல் பாஹ்தாதி என்பவர் தனது குறிப்புகளில் ஜாங்கிரியைப் பற்றி எழுதி வைத்திருக்கிறார்.

கி.பி.1450ல் ஜினசுரா என்ற சமணத்துறவி எழுதிய 'ப்ரியம்கார்ன்பகாதா' என்ற நூலில் ஜாங்கிரி பற்றிய குறிப்பு உள்ளது. அதேபோல், 17ம் நூற்றாண்டில் ரகுநாதர் எழுதிய 'போஜன் குதூகலா' என்ற புகழ்பெற்ற சமையல் நூலும் ஜாங்கிரியைப் பற்றிப் பேசுகிறது. இவைகளின் அடிப்படையில் இந்திய ஜாங்கிரிக்கு 500 வயது இருக்கலாம் என்பது சமையல் நிபுணர்கள் கணிப்பு. ஜாங்கிரிக்கு கர்த்தா முகலாயர்கள் என்றாலும், பன்னீர் ஜாங்கிரியைப் படைத்த பெருமை, கும்பகோணம் ஸ்ரீவெங்கட்ரமணா ஸ்வீட் ஸ்டாலைத்தான் சேரும்.

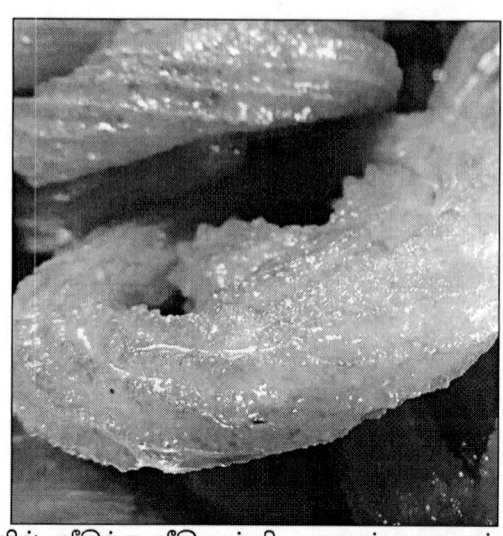

மதுரையில், வீதிக்கு வீதி பஜ்ஜி, வடைக் கடைகள் இருப்பது போல, கும்பகோணத்தில் வீதிக்கு வீதி இனிப்பகங்கள். ஒவ்வொரு இனிப்பகமும் ஏதாவது ஒரு இனிப்புக்குப் பெயர் போனதாக இருக்கும். கும்பகோணம், பஸ்ஸ்டாண்ட் மற்றும் தலைமை அஞ்சலகம் சாலையில் உள்ள ஸ்ரீவெங்கடரமணா ஸ்வீட் ஸ்டால், பன்னீர் ஜாங்கிரிக்குப் பெயர் போனது. கும்பகோணத்தைத் தவிர இந்த இனிப்பை வேறெங்கும் சுவைக்க இயலாது என்பதே இதன் ஸ்பெஷல்.

ராஜபாளையத்தைச் சேர்ந்த அர்ஜுன்ராஜா தான் ஸ்ரீவெங்கடரமணா ஸ்வீட் ஸ்டாலின் நிறுவனர். 35 வருட பாரம்பரியம். இப்போது தம்பிகள் சுப்பிரமணிய ராஜாவும், ரமேஷ் ராஜாவும் ஸ்டாலை நிர்வகிக்கிறார்கள்.

"எல்லாக் கடையிலயும் ஜாங்கிரி விக்கிறாங்க. வித்தியாசமா ஏதாவது செய்யலான்னு தோணுச்சு. ஒருநாள் ஜாங்கிரிக்கு வச்சிருந்த ஜீராவுல கொஞ்சம் பன்னீரை கலந்து பாத்தோம்.. வாசனையும், சுவையும் தூக்கலாத் தெரிஞ்சுச்சு... அன்னையில இருந்து பன்னீர் ஜாங்கிரி எங்க கடைக்கு அடையாளமாவே மாறிடுச்சு..." என்கிறார் ரமேஷ்ராஜா.

ஜாங்கிரிக்கு உளுந்து தான் மூலம். அரைமணி நேரம் ஊறவைத்து, ஊதினால் பறக்கும் அளவுக்கு பதமாக அரைத்து, சன்னமாக சிவப்பு வண்ணப்பொடி கலந்து, சுத்தமான காடாத்துணியில் மாவை அள்ளிவைத்து, சிறிய ஓட்டை மூலம் பிழிகிறார்கள். கைகளின் சிறிய அசைவுகளில் மாவு

நவீன ஓவியமாக எண்ணெயில் விழுகிறது. நிச்சயமாக, ரசனையான கைநேர்த்தி வேண்டும்.

சர்க்கரையை பிசுபிசு பதத்தில் பாகாக காய்ச்சி, அதில் குறிப்பிட்ட அளவுக்கு பன்னீர் சேர்க்கிறார்கள். சுடச்சுட பிழிந்தெடுத்த ஜாங்கிரியை, ஆவிபறக்கும் பாகில் போட்டு ஐந்து நிமிடம் ஊறவைத்து அள்ளியெடுத்தால்... பன்னீர் ஜாங்கிரி ரெடி.

சாதாரணமாக ஜாங்கிரியைப் பார்த்தாலே நாத்துடிக்கும்.. பன்னீரும், பாகும் கலந்து சுகந்தம் பரப்ப, நாசியும் சேர்ந்து பரபரக்கிறது. நிஜமாகவே வித்தியாசமான சுவை..!

34
பக்கோடா கறி

அருந்துதல், உண்ணல், உறிஞ்சல், குடித்தல், தின்றல், துய்த்தல், நக்கல், நுங்கல், பருகல், மாந்தல், மெல்லல், விழுங்கல் என உண்ணும் முறைகளிலும் பல நுட்பங்களை கொண்டிருந்தார்கள் பழந்தமிழர்கள்.

அருந்துதல் என்றால் சிறிதளவு உட்கொள்ளுதல். உண்ணல் என்பது பசி தீரச் சாப்பிடுவது. துய்த்தல் என்பது சுவையில் மயங்கிச் சாப்பிடுவது. மாந்தல் என்பது வேட்கையோடு விறுவிறுவென சாப்பிடுவது. உணவின் தன்மை, பசியின் வேகத்தைப் பொறுத்து உடலின் சக்தியை சமநிலை செய்வதற்கான வழிமுறைகள் இவை.

பழந்தமிழர் உணவு முறைகளில் வறுத்தும், சுட்டும், அவித்தும் செய்யப்படும் உணவுகளே முதன்மை பெற்றிருந்தன. அதனால் உணவின் சத்துக்கள் முழுமையாக உடலுக்குள் இறங்கின. இன்றைய சமையலில் எண்ணெய் பிரதான பங்கு வகிக்கிறது. கடலை எண்ணெய் விஜய நகரப் பேரரசர்கள் காலத்தில் நமக்கு அறிமுகமானது. எண்ணெய்கள், கொழுப்பைப் பிரதானப்படுத்தும் ஊக்கியாக உணவை உருமாற்றி விட்டன.

15ம் நூற்றாண்டில் சிலியில் இருந்து மிளகாய், இறக்குமதியாகும் முன்பு கருப்பு மிளகே நம் உணவின் முக்கிய அம்சமாக இருந்தது. மிளகையே நம் முன்னோர்கள் 'கறி' என்று சொன்னார்கள்.

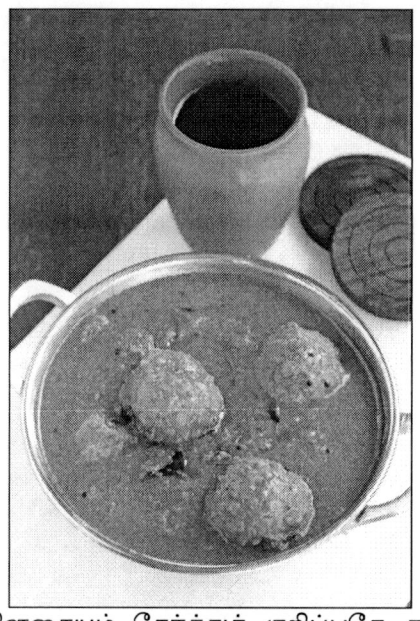

காயையும், மிளகையும் சேர்த்துக் குறிப்பதே காய்கறி என்ற சொல். இறைச்சி உணவுக்கு அதிகமாக 'கறி' சேர்க்கப்பட்டதால் பிற்காலத்தில் இறைச்சியே, 'கறி' என்று ஆனது.

மிளகை பிரதானமாகக் கொண்ட தமிழகத்தின் பாரம்பரிய சமையல் வகைகளில் செட்டிநாட்டுக்கென்று தனி கம்பீரம் இருக்கிறது. செட்டிநாட்டு கலாச்சாரத்தில் உதித்த ஒரு சைடிஷ் தான் பக்கோடா கறி. காரைக்குடியை ஒட்டிய பகுதிகளில், பருப்பால் உருண்டை பிடித்துச் செய்யப்படும், 'கோலா உருண்டை குழம்பு' பிரபலம். கிட்டத்தட்ட அதை ஒத்தது தான் இந்த பக்கோடா கறி. கொளுக்கட்டை கணக்கான 6 பக்கோடா உருண்டைகள், தளும்ப, தளும்ப மிளகுக்குளம்பு என மயக்கும் வாசனை பொதிந்தது இந்த பக்கோடா கறி.

செட்டிநாட்டு உணவுகளை ருசிக்க வேண்டும் என்றால் காரைக்குடிக்குத் தான் செல்ல வேண்டும் என்ற நிலை ஒரு காலத்தில் இருந்தது. இன்று, எல்லை விரித்து பறக்கும் செட்டிநாட்டு சமையல்காரர்கள் புண்ணியத்தில், வெளி மாநிலங்களில் உள்ள ஐந்து நட்சத்திர உணவகங்களில் கூட செட்டிநாட்டு உணவு சாத்தியமாகி விட்டது. சென்னை, தி.நகரில் விஜயராகவா சாலையில் உள்ள காரைக்குடி உணவகமும் அசலான செட்டிநாட்டு ருசியகம் தான்.

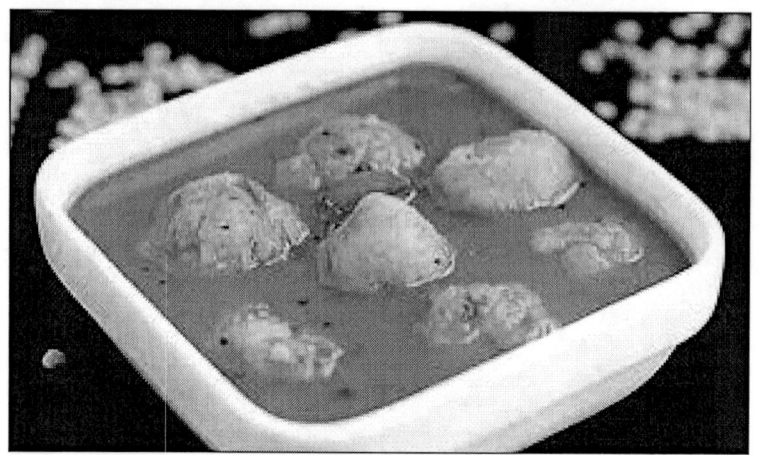

இங்கு பக்கோடா கறியை செட்டிநாட்டு தரத்தில் ருசிக்கலாம். உரிமையாளர் விஜயகுமார் ரெட்டி ஆந்திரக்காரர் என்றாலும், சமையல்காரர்கள் அத்தனை பேரும் அக்மார்க் செட்டிநாட்டு 'நளன்'கள்.

பக்கோடா உருண்டைக்கு தேவை, கடலைப்பருப்பு. அதோடு சோம்பு, வரமிளகாய், பட்டை சேர்த்து கொரகொரப்பாக அரைக்க வேண்டும். கெட்டியாக அரைத்த மாவில், வெங்காயம், பச்சை மிளகாய், மஞ்சள் தூள், உப்பு, மிளகு சேர்த்து உருட்டி எண்ணெயில் பொறிக்க வேண்டும்.

குழம்பு வழக்கமானது தான். புளியும், மிளகும் பிரதானம். குழம்பை இறக்கும் போது 1 ஸ்பூன் சர்க்கரையோ, வெல்லமோ போட்டு இறக்க வேண்டும். கொதித்திறக்கிய குழம்பில் பொறித்த பக்கோடா உருண்டைகளைப் போட்டு பத்து நிமிடம் ஊறவைத்தால் பக்கோடாக் கறி ரெடி. டிபன் மற்றும் சாப்பாட்டுக்கு புதுவிதமான, தனித்துவமான தொட்டுக்கை.

35
ஒப்பட்டு

ஒரு பக்கம் கர்நாடகாவின் பெங்களூரு, மறுபக்கம் ஆந்திராவின் குப்பம். நடுவில் சிக்கிக்கொண்ட தேன்கனிக்கோட்டையின் கலாச்சாரத்தில் முப்பரிமாண நிலை. தமிழர்கள் உணவில் உப்பு, உரைப்புக்கு மிகுந்த முக்கியத்துவம் தருவார்கள். கர்நாடகாவில் இனிப்பே பிரதானம். ஆந்திராவில் காரத்துக்கே முதலிடம். தேன்கனிக்கோட்டை உணவில் இதெல்லாம் சமவிகிதத்தில் கலந்த ஒரு புதுவித ருசி.

குறிப்பாக, கர்நாடக மக்களின் உபசரிப்பு உணர்வுப்பூர்வமானது. அவர்கள் பரிமாறுகிற விதமே வயிறை நிறைத்து விடும். ஒரு விருந்தினர் வீட்டுக்கு வந்ததும், தண்ணீரோடு சேர்த்து வேப்பம்பூவும், வெல்லமும் தருவார்கள். 'நம் உறவு, இனிப்பென்றாலும், கசப்பென்றாலும் தொடர்ந்து நீடிக்க வேண்டும்' என்பதன் வெளிப்பாடே அந்த உபசரிப்பு. ஒப்பட்டும் கர்நாடகாவின் பாரம்பரிய பலகாரம் தான்.

தேன்கனிக்கோட்டையில், எல்லா உணவகங்களிலும் கிடைக்கிறது இந்த ஒப்பட்டு. நம்மூர் போளியை ஒத்த பலகாரம். ஆனாலும், ருசியில் அதற்கே முதலிடம். கர்நாடக பகுதிகளில் இதை 'ஒளுகை' என்கிறார்கள். 'ஒலுகை' என்றால் 'ஒன்றுக்குள் ஒன்று வைத்து...' என்று பொருளாம். காரணப்பெயர் தான். நாமகரணப் பூட்டு (பெயர்சூட்டு விழாவாம்!), திருமணம், சீமந்தம் என கன்னட மக்களின் எல்லா சுபகாரியங்களிலும் மகிழ்வின் அடையாளமாக இடம்பெறுகிறது இந்த ஒப்பட்டு.

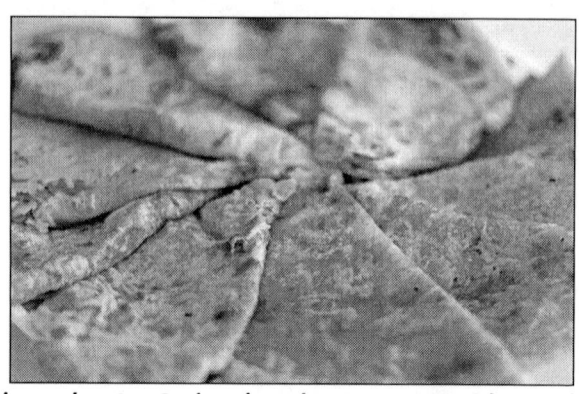

பருப்பு ஒப்பட்டு, தேங்காய் ஒப்பட்டு என இதில் இரண்டுவகை. இரண்டுக்கும் பொதுவான தேவை மைதாமாவும், சிலோட்டி ரவையும். சிலோட்டி ரவை என்பது, உப்புமா ரவையை விட சற்று சன்னமானது. இரண்டையும் சரிவிகிதத்தில் எடுத்துக்கொண்டு, தாராளமாக நல்லெண்ணை விட்டு பதமாக பிசைய வேண்டும். கைபிடிக்காத பதத்துக்கு பிசைந்து ஒருமணி நேரத்துக்கு ஊற வேண்டும். பருப்பு ஒப்பட்டுக்கு, பிசைந்து வைத்துள்ள மாவின் அளவுக்கு துவரம்பருப்பு தேவை. இதை நன்கு வேகவைத்து தண்ணீரை வடித்துவிட வேண்டும். வெல்லத்தை பாகாக காய்ச்சி, அதில் வேகவைத்த பருப்பு, ஏலக்காயைப் போட்டு மிக்சியில் அரைக்கவேண்டும்.

அடுத்து, ஊறவைத்துள்ள மைதா, ரவைக் கலவையையும், அரைத்து வைத்துள்ள பருப்புக் கலவையையும் தனித்தனியாக சிறு உருண்டைகளாக உருட்டிக் கொள்ளவேண்டும். மாவு உருண்டையை பூரிக்கட்டையில் வைத்து தேய்த்து, பருப்பு உருண்டையை மேலே வைத்து, திரும்பவும் தேய்த்து தோசைக்கல்லில் பதமாக வாட்டி எடுத்தால் ஒப்பட்டு ரெடி. தேங்காய் ஒப்பட்டு என்றால் பருப்புக்குப் பதில் தேங்காயை சேர்க்க வேண்டும். நெய்யும், ஏலக்காய் கலந்த பாலும் ஊற்றி சற்று ஊறவைத்துச் சாப்பிட்டால், ஒப்பட்டு உன்னதமான உணவு.

கர்நாடகாவில் இருந்து இந்த தொழில்நுட்பத்தை தமிழ்நாட்டுக்குக் கொண்டு வந்தவர் ராமஅய்யர். 75 வருடங்களுக்கு முன்பு, இவர் தொடங்கிய என்.இ.பி. உணவகம் ஒப்பட்டுக்கு பெயர் போனது. இப்போது இவரது மகன் அசோக்குமார் கீழ்கோட்டை யாரப் தர்ஹா பக்கத்தில் கேட்டரிங் சர்வீஸ் நடத்துகிறார். அப்பாவின் கைமணத்தை பங்கமில்லாமல் காப்பாற்றும் அசோக்குமாரை 'ஒப்பட்டு'க்கு என்றே தேடிவந்து அழைக்கிறார்கள். மனிதர் பயங்கர பிஸி... பக்குவம் மாறாமல் பதமாக செய்தால் 15நாள் வரை வைத்துச் சாப்பிடலாமாம். ஒரு ஒப்பட்டு 8 ரூபாய்க்கு விற்கிறார்கள்.

36
வேர்க்கடலை நிப்பட்

டாக்டர் ஜார்ஜ் வாஷிங்டன் கார்வர் என்பவரை 'வேர்க்கடலையின் தந்தை' என்பார்கள். மனிதர், வேர்க்கடலையை பீஸ், பீஸாகப் பிய்த்து, அதன் 300 வகையான உபயோகங்களை கண்டுபிடித்தவர். உடல் முழுதும் புரதத்தை நிரப்பி வைத்திருக்கும் இந்த வேர்க்கடலையில் பாஸ்பரஸ், கால்சியம், நைட்ரிக் அமிலம், நியாசின், மெக்னீசியம் என ஏகப்பட்ட சமாச்சாரங்கள் உண்டு. 'ஏழைகளின் முந்திரி' என்று பெயர்பெற்ற இது, பாதாம், முந்திரியைப் போல கொட்டை வகையைச் சேர்ந்ததல்ல. பீன்ஸ் ரகத்தைச் சேர்ந்தது. 'கிளைசெமிக் இன்டெக்ஸ்' குறைவாக இருப்பதால் சர்க்கரை வியாதிக்காரர்கள் தைரியமாக இதைச் சாப்பிடலாம் என்கிறார்கள் உணவியல் நிபுணர்கள்.

'தினமும் 50 கிராம் வேகவைத்த நிலக்கடலை சாப்பிட்டால் இளமையாகவும், சுறுசுறுப்பாகவும் இருக்கலாம்' என்று நியூயார்க் எல்பாசா பல்கலைக் கழக விஞ்ஞானிகள் கண்டுபிடித்துள்ளார்கள். 3500 ஆண்டுகளாக பயன்பாட்டில் இருக்கும் இதன் தாயகம் பிரேசில். போர்ச்சுகீசிய வியாபாரிகள் இதை ஆப்பிரிக்காவுக்கும், ஐரோப்பாவுக்கும் அறிமுகம் செய்தார்கள். அடிமைகளாக இருந்த ஆப்பிரிக்க மக்கள் வாயிலாக இது உலகெங்கும் பரவியது. இந்தியாவுக்கு கொண்டுவந்தவர்கள் போர்ச்சுகீசியர்கள்.

தொடக்கத்தில் இதை பன்றிகளுக்கு மட்டுமே உணவாக பயன்படுத்தினர். 'மனிதர்கள் சாப்பிட்டால் தலைசுற்றலும், வாந்தியும் வந்து உயிர் போய்விடும்' என்ற மூடநம்பிக்கை நிலவியது. 1860ல் நடந்த அமெரிக்க உள்நாட்டுப் போரில், வீரர்களுக்கு போதிய உணவு கிடைக்காததால் நிலக்கடலையை சாப்பிட்டு உயிர்வளர்க்க வேண்டிய நிர்ப்பந்தம் ஏற்பட்டது. போர்முடிந்த பின்னர் வேலை இழந்த வீரர்கள் சிலர் இதை வறுத்து விற்பனை செய்யத் தொடங்கினார்கள். வேர்க்கடலை உணவுப்பொருளாக மாறிய சரித்திரம் இதுதான். எங்கிருந்தோ வந்தாலும், இன்றைக்கு நம்மோடும், நம் மண்ணோடும் பின்னி பிணைந்து விட்டது வேர்க்கடலை.

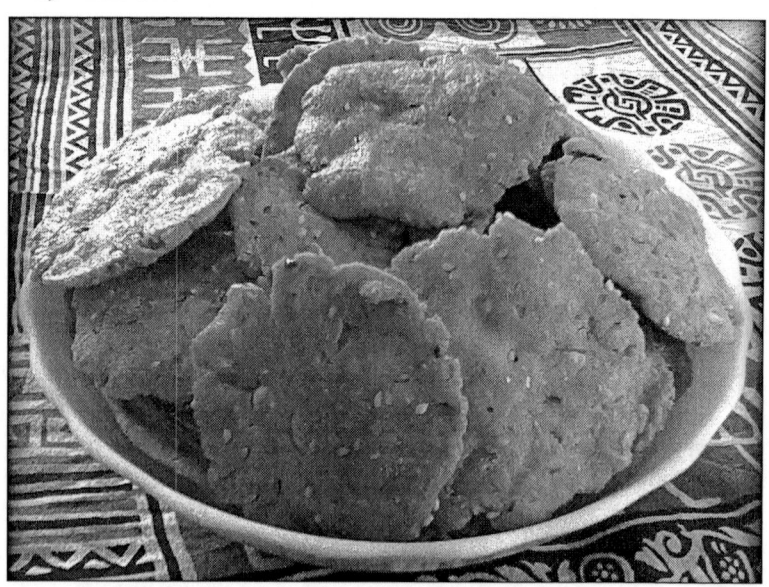

வேர்க்கடலை நிப்பட் என்பது நம்மூர் தட்டுவடைக்கு ஒப்பான ஒரு நொறுக்குத் தீனி. 'நிப்பட்' என்றால் கன்னடத்தில் 'வடை' என்று பொருளாம். கிருஷ்ணகிரியை ஒட்டியுள்ள சிறுநகரான காவேரிப்பட்டினத்தில் எந்த திசையில் திரும்பினாலும் ஒரு 'நிப்பட்' கடையைக் காணலாம். ஆந்திர, கர்நாடக மாநிலங்களில் காவேரிப்பட்டினம் நிப்பட் என்றால் தனி கௌரவம் உண்டு. இது முற்றிலும் பெண்களின் கைவண்ணம்.

35வருடங்களுக்கு முன்பு பத்மம்மா என்ற பெண்மணி தான் இப்பகுதிக்கு நிப்பட்டை அறிமுகம் செய்தவர். இன்று நிப்பட்

தயாரிக்கும் பல பெண்கள் பத்மம்மாவின் சிஷ்யைகள் தான். அகரம் ரோட்டில் உள்ள வி.ஜி.ஏ நிப்பட் கடையின் உரிமையாளர் வசந்தியும் பத்மம்மாவிடம் தொழில் கற்றவர் தான். சுமார் 1000 பெண்கள் இத்தொழிலில் உள்ளதாகச் சொல்கிறார் வசந்தி. பெண்களை தனிப் பொருளாதார சக்தியாக உயர்த்தியிருக்கிறது நிப்பட்.

பச்சையரிசி, கடலைப்பருப்பு, பொட்டுக்கடலை, காய்ந்த மிளகாய் நான்கையும் சேர்த்து தண்ணீர் சேர்க்காமல் அரைக்கிறார்கள். அரைத்த மாவை தண்ணீர் விட்டு பிசைந்து, வறுத்த வேர்க்கடலை, கறிவேப்பிலை தூள் இரண்டையும் கொட்டி, உப்பு சேர்ந்து பிசைந்து, சிறுசிறு உருண்டையாக பிடித்து, பிடித்த உருண்டையை தட்டையாக்கி, சிறிதுநேரம் உலரவிட்டு, எண்ணெயில் பொன்னிறமாக பொறித்தெடுக்கிறார்கள். அதுதான், வேர்க்கடலை நிப்பட்.

கறிவேப்பிலை வாசம் படர, கடலைப்பருப்பு கடிபட, நாக்கை வறுத்தாத மிதமான காரம்.. மொறுமொறு சுவை.!

வெ. நீலகண்டன்

37
முட்டை மாஸ்

ஆம்லெட், ஆப்பாயில், அவியல், பொறியல், வறுவல் என்று கோழி முட்டையை வைத்து ஆயிரம் டிஷ் செய்தாலும் முட்டை மாஸ்க்கு புதுக்கோட்டை பக்கம் தனி மவுசு உண்டு. அங்கு பிளாட்பாரக் கடை தொடங்கி பெரிய உணவகங்கள் வரை எங்கு சென்றாலும் தோசைக்கல்லில் முட்டைக்குவியல் மசாலா சமாச்சாரங்களுக்குள் ஊறிக் கொண்டிருப்பதை பார்க்கலாம். இந்த வெரைட்டி ஐட்டம் புதுக்கோட்டை, தஞ்சை மாவட்டங்களைத் தாண்டி வேறு எங்கேயும் கிடைக்காது என்பது ஸ்பெஷல்.

அசைவ உணவகங்களில் பரோட்டா, தோசை, இட்லி என எல்லா ஐட்டத்துக்கும் சைட்டிஷ் முட்டை மாஸ் தான்.

பொதுவாக புதுக்கோட்டைக்காரர்கள் உணவு விஷயத்தில் புதுமை விரும்பிகள். வழக்கமான சமையலியேயே எதையாவது மாற்றிப் போட்டு இவர்கள் காட்டும் வித்தியாசம் விருந்தினர்களைக் கவரும். அந்த விதத்தில் உருவான சைட்டிஷ் தான் இதுவும்.

எல்லா உணவகங்களிலும் கிடைத்தாலும் முத்துப்பிள்ளை கேண்டினில் கிடைக்கும் மாஸ்க்கு தனி 'மாஸ்'. முத்துப்பிள்ளை, புதுக்கோட்டையின் சேர்மனாக இருந்தவர். 50 வருடத்துக்கு முன்பு டவுன் ஹாலுக்கு எதிரே சிறிய அளவில் ஹோட்டலை தொடங்கினார். இங்கு வேலை பார்த்த முத்துப்பிள்ளையின் மச்சான் ராமு மாஸ்டர் தான் 'முட்டை மாஸ்' என்ற டிஷ்சை கண்டுபிடித்தவர்.

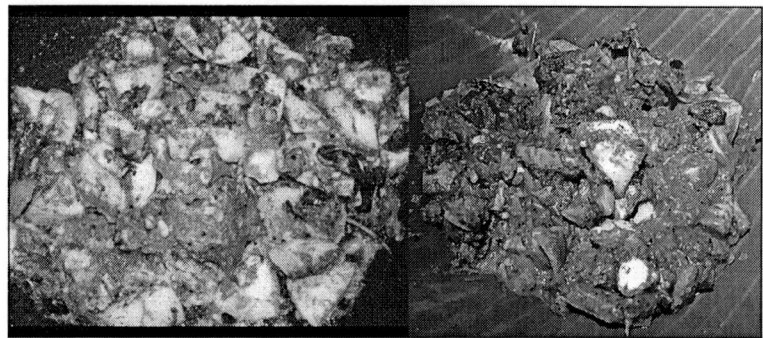

ஒருநாள் இரவில் உணவகத்தில் வேலை முடித்து ராமு சாப்பிட உக்கார்ந்த நேரத்தில் பரோட்டாவுக்கு குருமா இல்லை. மிஞ்சியிருந்த அவித்த முட்டைகளை உதிர்த்துப் போட்டு மசாலாக்களைக் கொட்டி வேக வைத்து சாப்பிட்டுப் பார்த்த ராமுவுக்கு அந்த டேஸ்ட் பிடித்துப் போனது. அதன் பின் ரெகுலர் கஸ்டமர்கள் சிலருக்கு அதை செய்து தர கொஞ்ச காலத்திலேயே அது ஸ்பெஷல் ஐட்டமாகிவிட்டது. வருவோர் எல்லாம் அதையே கேக்க, மாஸ் அதிகமானதால் முட்டை மாஸ் என்றே பெயரையும் வைத்துவிட்டார் ராமு.

இப்போது பழனியப்பா தியேட்டர் எதிரில் இடம் மாற்றப் பட்ட இந்த உணவகத்தை முத்துப்பிள்ளையின் மகன் கருணா நிர்வகிக்கிறார். ராமு, ஹோட்டல் நடத்த லண்டனுக்கு போய்விட்டார். இரவு நேரத்தில் முத்துப்பிள்ளை கேண்டினில் 30, 40 முட்டைகளை தோசைக்கல்லில் உதிர்த்துப் போட்டு மாஸ் தயாரிக்கும் காட்சியே நாக்கை சப்புக் கொட்ட வைக்கிறது.

முட்டை மாஸ் செய்ய 15 நிமிடங்கள் போதும். வீடுகளில் இதை செய்வது மிகவும் எளிது. காரத்தைக் குறைத்துப் போட்டால் குழந்தைகளுக்கு பிடித்தமான சத்துள்ள உணவு இது. வீட்டில் சிக்கன், மட்டன் குழம்பு வைக்கும் நாளில் இதைச் செய்தால் கூடுதல் சுவை கிடைக்கும்.

முட்டைகளை குழைய விடாமல் அவித்து சிறுசிறு துண்டுகளாக வெட்டிக் கொள்ள வேண்டும். கடாயை அடுப்பில் வைத்து எண்ணை ஊற்றி வெட்டிய முட்டையைக் கொட்டி 2 தக்காளி பழத்தை சாறு வழியும் வகையில் பிழிந்துவிட வேண்டும். அடுத்து மிளகு, சீரகப்பொடிகள், மஞ்சள் தூள், மிளகாய்த்தூள், உப்பு போட்டு நன்றாக கிளறி இறக்கினால் முட்டை மாஸ் ரெடி. இந்தக் கலவையில் சிக்கன் அல்லது மட்டன் கிரேவியை கொஞ்சமாக ஊற்றிக் கிண்டி இறக்கினால் மகா டேஸ்ட். இல்லாவிட்டாலும் சுவையில் குறையிருக்காது. முட்டை மாஸ்சின் வாசமும், வண்ணமுமே பசியைத் தூண்டும்!

38
மஸ்கோத் அல்வா

கோதுமை அல்வா, நெய் அல்வா, பால் அல்வா என அல்வாவில் உள்ள எல்லா வெரைட்டிகளுக்கும் பொதுவான ஒற்றுமை எதுவென்றால், நான்கைந்து நாளுக்கு மேல் இவைகளை வைத்துச் சாப்பிட முடியாது. ஊசிப்போகும். ஆனால் மஸ்கோத் அல்வாவின் சிறப்பே முப்பது நாட்களுக்கு வைத்து ருசிக்கலாம் என்பது தான்.

ஒரு காலத்தில் திருநெல்வேலி அல்வா என்றாலே இருட்டுக்கடை தான். ஆனால் இப்போது மதுரை, திருச்சியில் எல்லாம் 'திருநெல்வேலி அல்வா' என்று 'அல்வா' கொடுக்கிறார்கள். இருட்டுக்கடை சுவையில் நான்கில் ஒரு பங்கு கூட இவை தேறாது. ஆனால் பேக்கிங் செய்யப்பட்ட தங்கையா மஸ்கோத் அல்வாவை தமிழ்நாட்டில் எந்த மூலையில் வாங்கினாலும் திசையன்விளை ஒரிஜினல் டேஸ்ட் அப்படியே இருக்கும்.

மஸ்கோத் அல்வாவை 'மஸ்கட் அல்வா' என்றும் சொல்வார்கள். ஆனால் மஸ்கட்டுக்கும், இந்த அல்வாவுக்கும் எந்த தொடர்பும் இல்லை. இதன் பூர்வீகம் இலங்கை. இலங்கையில் இருந்து தூத்துக்குடி மாவட்டம் முதலூருக்கு வந்து தங்கியிருந்த சிலோன்காரர்கள் தான் மஸ்கோத் அல்வாவை நமக்கு அறிமுகம் செய்தவர்கள்.

அல்வாவில் எந்த வெரைட்டியாக இருந்தாலும் முக்கிய சேர்மானம் நெய் தான். மஸ்கோத் அல்வாவுக்கு நெய் தேவையில்லை.

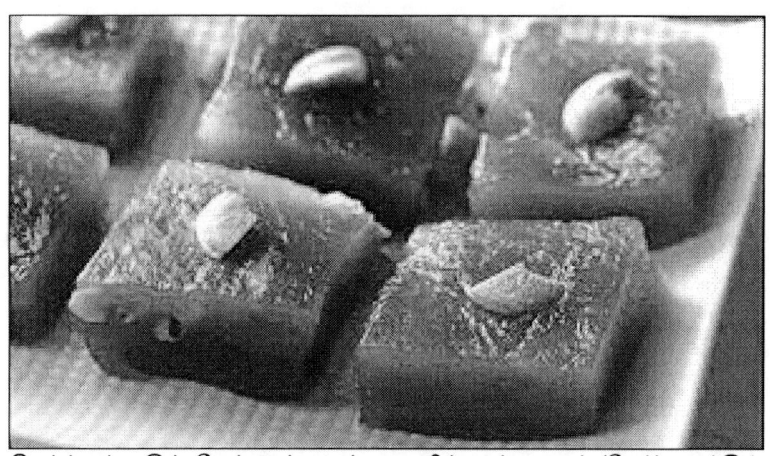

நெய்க்குப் பதில் தேங்காய் பால். கையில் ஒட்டாமல் 'கேக்' பதத்தில் இருக்கும் மஸ்கோத் அல்வாவுக்கு பஞ்சாப்பில் விளையும் சம்பா கோதுமை தான் உகந்தது. சம்பா கோதுமையை 3 மணி நேரம் ஊறவைத்து ஆட்டுக்கல்லில் அரைத்து சாறு (கோதுமைப் பால்) எடுக்க வேண்டும். பின், பருப்பு முற்றிய தேங்காயை உடைத்துத் திருகி, அந்த பூவை கிரைண்டரில் ஆட்டி பால் எடுக்க வேண்டும். பின், இந்த இரண்டு பாலையும் ஒன்றாக்கி, அடுப்பில் வைத்து சர்க்கரையைக் கொட்டி கிண்ட வேண்டும். தேங்காய்ப்பால் எண்ணெய்யாகி மேலே மிதக்கும் பதத்தில் இறக்கி முந்திரிப் பருப்பை கொட்டி கிளறிவிட்டு மூடிவிட வேண்டும். மறுநாள் திறந்தால் கமகம வாசனை மூக்கைத் துளைத்து நா ஊறவைக்கும். கத்தி வைத்து வெட்டி, ஒரு துண்டையெடுத்து வாயில் போட்டால் சொல்லாமல், கொல்லாமல் தொண்டைக்குள் கரையும்.

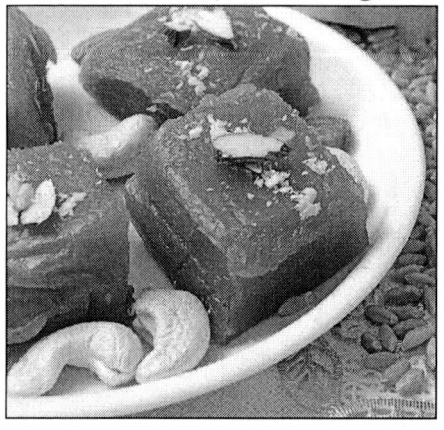

வெ. நீலகண்டன்

திசையன்விளை வட்டாரத்தில் சின்ன, சின்ன பெட்டிக்கடைகளில் கூட மஸ்கோத் அல்வா கிடைக்கிறது. ஆனாலும் மெயின் பஜாரில் அற்புதவினாயகர் கோவில் சந்திப்புக்கு அருகில் உள்ள தங்கையா ஸ்வீட்ஸ் மஸ்கோத் அல்வாவுக்கு தனிச்சுவை இருக்கிறது. தங்கையா, சைக்கிளில் பொறிகடலை வியாபாரம் செய்தவர். முதலூர் பக்கம் வியாபாரத்துக்குப் போனபோது சிலோன்காரர்களின் நட்பு கிடைக்க, அப்படியே மஸ்கோத்து அல்வா ரகசியத்தையும் அள்ளிக் கொண்டு வந்துவிட்டார். இப்போது அவரது ஸ்வீட் ஸ்டாலுக்கு 50 வயது. நெய் அல்வா, முந்திரி அல்வா, பேரிச்சை அல்வா என பல வெரைட்டிகளை விற்றாலும் மஸ்கோத் அல்வாவுக்கு அலைமோதுகிறது கூட்டம். தங்கையா இறந்த பிறகு தங்கையாவின் மகன் கணேசன் கடையை நிர்வகிக்கிறார். ஒரு நாளைக்கு 200 கிலோவுக்கு மேல் மஸ்கோத் அல்வா விற்பனையாகிறது. உள்ளூர் வியாபாரம் போக, பேக் செய்து வெளியூர்களுக்கும் அனுப்புகிறார்கள்.

மஸ்கோத் அல்வா தின்ன திசையன்விளைக்குத் தான் போகவேண்டும் என்றில்லை. உங்களூர் டிபார்ட்மெண்டல் ஸ்டோர்களில் கூட பேக்கிங் கிடைக்கலாம். முக்கியம், எக்ஸ்பரி டேட் பார்த்து வாங்கவேண்டும்.

39
முந்திரிக்கொத்து

குறிஞ்சி, முல்லை, மருதம், நெய்தல் என நால்வகை நிலங்களையும் உள்ளடக்கிய குமரியின் உணவுக் கலாச்சாரம் தனித்தன்மையானது. குண்டு குண்டான செங்கல்பட்டு அரிசியில் சமைத்த சாதம், தேங்காய்பாலில் வேகவைத்த காய்கறி அவியல், மிளகாய்க்கு இணையாக வெல்லம் சேர்த்த ரசம், செரிமானத்துக்காக இஞ்சியும், தயிரும் கலந்த புளிச்சாறு என இலை நிறைக்கும் உணவு வகைகள், புதிதாக குமரிக்கு செல்வோருக்கு வியப்பையும், மலைப்பையும் ஏற்படுத்தும். 'மக்களே...' என்ற அன்பு வழியும் வார்த்தையுடன் கூடிய அவர்களின் உபசரிப்பே பசியைத் துரத்தி விடும் போது, உணவு உண்மையிலேயே இரண்டாம்பட்சமாகி விடுகிறது.

கேரளத்தை ஒட்டியிருப்பதால் கலாசாரத்தைப் போலவே உணவிலும் மலையாளக் கலப்பு. ஆனாலும், நகர்மயமாதல், நாகரிக வளர்ச்சி, நுகர்வுத்தன்மை காரணமாக பிற பகுதிகளில் வழக்கொழிந்து விட்ட தமிழர்களின் பாரம்பரிய உணவுகள் இன்னும் ஜீவித்துக் கொண்டிருப்பது குமரியில் மட்டும் தான். தமிழினத்தின் வித்து விழுந்த இடமாயிற்றே..!

அவ்விதமான பாரம்பரியமிக்க ஒரு பதார்த்தம் தான் முந்திரிக்கொத்து. விருந்தினர்களை உபசரிப்பதில் தொடங்கி, மறுவீடு முடித்துச் செல்லும் மணமக்களுக்கு தரும் பலகாரக்குடம் வரை எல்லாவற்றிலும் முக்கிய இடம்பிடிக்கிறது முந்திரிக்கொத்து.

நாகர்கோவிலின் பிரதான இனிப்பகங்களில் மட்டுமின்றி, பிரத்யேகமாக சில வீடுகளிலும் கிடைக்கும் முந்திரிக்கொத்து கேரளாவுக்கும் அனுப்பப்படுகிறது. ஓணக்கோவில் தெருவில் உள்ள தேவிகா மற்றும் அவரது சகோதரி குடும்பத்தினர் 10 வருடத்துக்கும் மேலாக குடிசைத் தொழில் போல முந்திரிக்கொத்து செய்து அனுப்புகிறார்கள். 'ஈரிலைத்துண்டு' போல நாகர்கோவிலின் அடையாளங்களில் ஒன்றாகி விட்டது இந்த பதார்த்தம்.

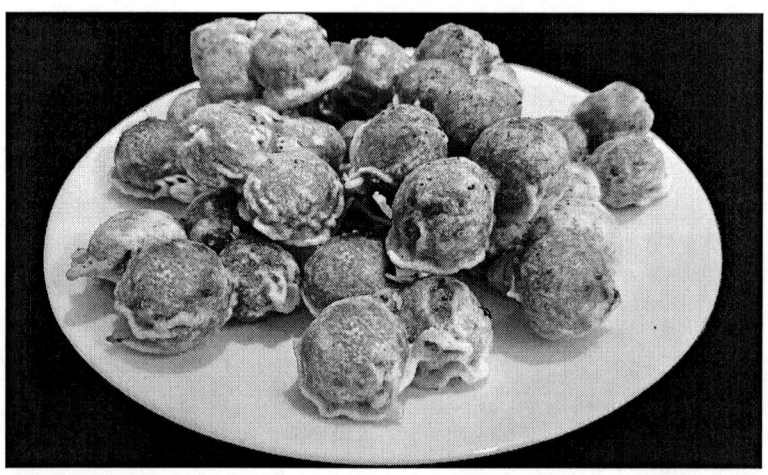

பெயர் முந்திரிக்கொத்து என்றாலும் பெயருக்குக் கூட இதில் முந்திரி இல்லை. கிட்டத்தட்ட பூரணக் கொளுக்கட்டையை நினைவூட்டுகிற செய்முறை. ஒரு கிலோ பாசிப்பருப்புக்கு ஒன்றரைக் கிலோ கருப்பட்டியும், 2 தேங்காயும் தேவை. இது தவிர 100 கிராம் எள், சிறிது ஏலக்காய்த்தூள், அரை கிலோ பச்சரிசி.

பாசிப்பருப்பு, எள், தேங்காய் துருவல் மூன்றையும் தனித்தனியாக நிறம்மாறும் பதத்துக்கு வறுத்துக் கொள்ள வேண்டும். தேங்காய்ப்பூவுக்கு தேவையானால் சிறிது எண்ணெய் விட்டுக் கொள்ளலாம். கருப்பட்டியில் கொஞ்சமாக தண்ணீர் ஊற்றி கையில் ஒட்டும் பதத்துக்கு கெட்டியாக பாகு காய்ச்ச வேண்டும். வறுத்த பாசிப்பறுப்பை மிதமாக அரைத்து, அதில் ஏலக்காய்த்தூள், எள், தேங்காய் துருவலைக் கொட்டி கருப்பட்டி பாகுவை ஊற்றி கெட்டியாக பிசைந்து சிறு, சிறு உருண்டைகளாக உருட்டிக் கொள்ளவேண்டும்.

பச்சரிசியை 1 மணி நேரம் ஊறவைத்து அரைத்து, லேசாக மஞ்சள் தூள் கலந்து, உருட்டி வைத்துள்ள உருண்டைகளை இந்த மாவில்

நனைத்து எண்ணையில் போட்டு பொறித்து எடுத்தால், அதுதான் முந்திரிக்கொத்து. பொறிக்க தேங்காய் எண்ணெய் பயன்படுத்தக்கூடாது. சூரியகாந்தி அல்லது நல்லெண்ணெய் உகந்தது. 2 மாதம் வரை வைத்துச் சாப்பிடலாம்.

இனிப்பகங்களில் ஒரு கொத்து 3 ரூபாய். தேவிகா 2.50க்கு விற்கிறார். சில பேர் கருப்பட்டிக்குப் பதில் சர்க்கரை கலந்து செய்கிறார்கள். சர்க்கரை முந்திரிக்கொத்து 2ரூபாய்க்கு கிடைக்கிறது.

மிதமான இனிப்பில் இதமான சுவை. நாகர்கோவில் பயணத்தை இனிய அனுபவமாக்குகிறது முந்திரிக்கொத்து.

வெ. நீலகண்டன்

40

மக்கன்பேடா

நெடுங்காலம் நவாப்களின் ஆளுமையில் இருந்ததால் ஆற்காடு வட்டார உணவுக் கலாச்சாரத்தில் ராஜ பதார்த்தகங்கள் ஏராளம் உண்டு. அவற்றில் ஒன்று தான் மக்கன்பேடா. பாதாம், பிஸ்தா, ஆக்ரூட் என காஸ்ட்லி பருப்பு வகையறாக்கள் கலந்த இந்த மக்கன்பேடா இன்றும் நவாப் குடும்ப விருந்துகளில் பிரசித்தம்.

நவாப் குடும்பத்தில் இருந்து மக்கன்பேடாவை வெகுஜன ருசியர்களுக்கு கவர்ந்து வந்தவர் கோவிந்தசாமி செட்டியார்.

180 வருடத்துக்கு முன்பு, ஆற்காடு நவாப்பின் குடும்ப நண்பராக இருந்த கோவிந்தசாமி ஒரு திருமண விருந்தில் மக்கன்பேடாவை ருசிக்க, அதன் சுவையில் மயங்கிப் போனார். பின்னர் அதன் செய்முறை அறிந்து தன் இனிப்பகத்தில் லட்டு, ஜாங்கிரி வரிசையில் ஸ்பெஷல் ஸ்வீட்டாக அறிமுகப்படுத்தினார்.

இப்போது ஆற்காட்டில் பல கடைகளில் மக்கன்பேடா கிடைத்தாலும் செட்டியார் கடை பேடாவுக்கு தனி ரசிகர்கள் இருக்கிறார்கள். இப்போது கோவிந்தசாமியின் ஐந்தாம் தலைமுறையை சேர்ந்த சுந்தரம் செட்டியார் கடையை நிர்வகிக்கிறார். இருட்டுக் கடையைப் போல சுருங்கிக் கிடந்த கடையை கொஞ்சம் விசாலப்படுத்தி இருக்கிறார் சுந்தரம். ஆனால் மக்கன்பேடா தரத்திலும், சுவையிலும் கோவிந்தசாமி கைப்பக்குவத்தில் இருந்து சிறிதும் மாறவில்லை.

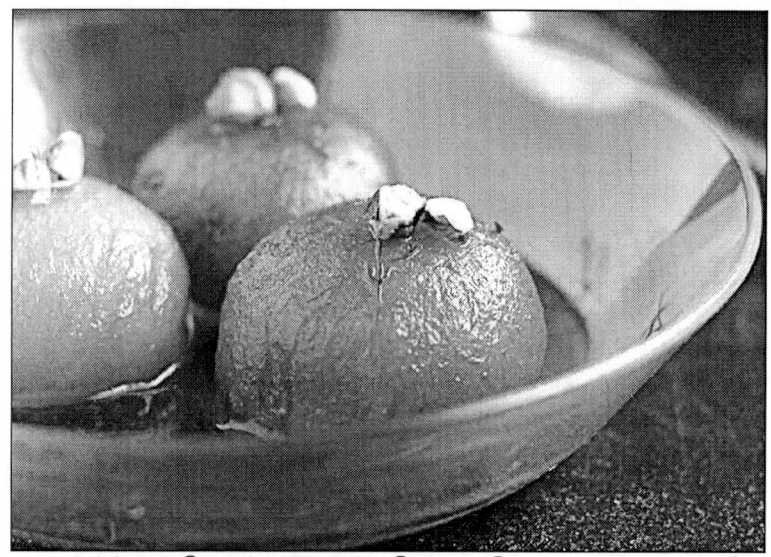

பார்க்க குளோப் ஜாமூன் போல இருந்தாலும் சுவையில் அதைவிட பல மடங்கு சிறப்பானது மக்கன் பேடா. காரணம் உள்ளே பூரணம் போல பொதிந்திருக்கும் பருப்பு வகைகள்.

முதலில் சர்க்கரையை ஜீராவாக காய்ச்சி வைத்துக் கொள்கிறார் செட்டியார். அடுத்து, முந்திரி, திராட்சை, பாதாம், பிஸ்தா, சாரப்பருப்பு, சீமை அத்திப்பழம், தர்பீஸ் விதை, அக்ரூட், பேரிச்சை, ஏலக்காய் கலவையை சிறு, சிறு துண்டுகளாக்கி கலந்து வைத்துக் கொள்கிறார். அடுத்த கட்டமாக மைதா, கோவா, தயிர் மூன்றையும் சேர்த்து சப்பாத்தி மாவு பதத்திற்கு நன்றாக பிசைந்து, சிறு சிறு உருண்டைகளாக உருட்டி, உருண்டையை தட்டையாகத் தட்டி நடுவில் பள்ளமாக்கி, இந்த பருப்புக் கலவையை பூரணம் போல் வைத்து மூடி எண்ணெயில் பொன்னிறமாக வேக வைக்கிறார். வெந்த பேடாவை ஜீராவில் 12 மணி நேரம் ஊற வைத்தால், மக்கன்பேடா தயார்.

பெரியார், மூப்பனார் என பலரும் செட்டியார் கடை மக்கன் பேடாவுக்கு ரசிகர்களாம். திருவண்ணாமலைக்கு கிரிவலம் வருபவர்கள் கூட மக்கன் பேடா வாங்க ஆற்காட்டுக்கு வருகிறார்களாம்.

41
மொய்ங்கா

என்னதான் பர்கர், பீட்ஸா என்று இளைஞர்கள் மாடர்ன் உணவுக்கு மாறிப் போனாலும், குழாய்ப்புட்டு, தென்னங்குருத்து, முக்குளிப் பணியாரம் போன்ற சத்து மிகுந்த தாத்தா, பாட்டிக் காலத்து கிராமிய உணவுகளுக்கு உள்ள மகத்துவம் குறைந்து போகவில்லை மதுரையில்.

தெப்பக்குளத்தில் தொடங்கி தெருமுக்குகள், பஜார்கள் என எங்கு பார்த்தாலும் தள்ளுவண்டிகள். மற்ற நகரங்களில் வழக்கொழிந்து விட்ட விதவிதமான உணவுகள். ரசிப்பதிலும், ருசிப்பதிலும் மதுரைக்காரர்களை அடித்துக் கொள்ள ஆளில்லை.

மதுரை மீனாட்சிபஜார் பக்கம் போனால் தள்ளுவண்டிக் கடைகளில் நூல், நூலாகவும், கலர் கலராகவும் சில உணவுவகைகளை பார்க்க முடியும். அதில் மஞ்சள் நிறத்தில் சுருண்டு சுருண்டு கிடப்பது தான் மொய்ங்கா. பெயரைக் கேட்டால் நமக்கும் இந்த உணவுக்கும் சம்பந்தமில்லாத உணர்வு வரும். சரிதான். இது பர்மாவின் பாரம்பரிய உணவு. மொய்ங்கா என்றால் பக்குவப்படுத்தப் பட்ட நூடுல்ஸ்.

நூடுல்ஸை கண்டுபிடித்தது சீனர்களா, இத்தாலியர்களா என்ற சர்ச்சை பல்லாண்டுகளாக நிகழ்ந்து வருகிறது. அண்மையில் சீனாவில் நடந்த அகழ்வாய்வில் கிடைத்த ஒரு 'திருகைக்

கல்'லை வைத்து 'கி.பி.300 வாக்கிலேயே சீனாவில் நூடுல்ஸ் புழக்கத்தில் இருந்துள்ளது' என்று அந்த சர்ச்சைக்கு முற்றுப்புள்ளி வைத்திருக்கிறார்கள் ஆய்வாளர்கள். அந்த வகையில் நூடுல்ஸை கண்டறிந்த பெருமை ஆசியர்களுக்கே.

சீனா தான் தோற்றுவாய் என்றாலும் உலகின் பெரும்பகுதி நாடுகள் இப்போது அதன் சுவைக்கு அடிமையாகி விட்டன. இரண்டாம் உலகப் போர் காலத்தில் இந்தியாவுக்குள் நுழைந்த நூடுல்ஸ், கடந்த 10 ஆண்டுகளில் முழுமையாக ஆக்கிரமித்து விட்டது. தொடக்கத்தில், தமிழகத்தில் இருந்து பர்மாவுக்கு தொழில்நாடிச் சென்று பிறகு மீண்டும் தமிழகத்துக்கு அகதிகள் என்ற பெயரில் வந்த பர்மியர்கள் தமிழகத்தின் பெருநகரங்களில் தள்ளுவண்டிகளில் நூடுல்ஸ் வெரைட்டிகளை அறிமுகப்படுத்தி, விற்பனை செய்தார்கள். காலப்போக்கில், பெரும் நிறுவனங்கள் களமிறங்கி பாக்கெட் சைசில் வீடுகளுக்கே கொண்டு செல்ல, தள்ளுவண்டி வியாபாரிகள் சிதறிப் போனார்கள். அவ்விதமான ஒரு பர்மியரிடம் தொழில் கற்றவர் தான், 'பர்மிஷ் நூடுல்ஸ் தள்ளுவண்டிக் கடை' உரிமையாளர் சையது உசேன்.

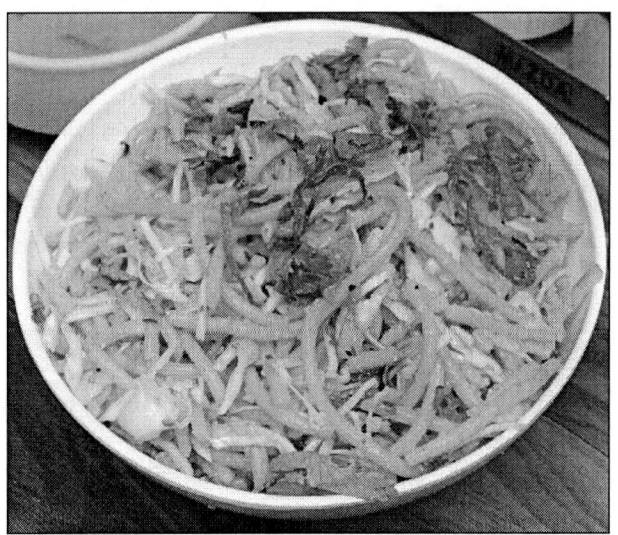

வேறெந்த நகரிலும் உண்ணக் கிடைக்காத இந்த மொய்ங்கா, வயிற்றை வதைக்காத மென்மையான மாலை சிற்றுண்டி. சத்தான ஆகாரமும் கூட. பொதுவாக, கோதுமையில் தான் நூடுல்ஸ் இழைகள் வார்க்கப்படும். ஆனால் மொய்ங்காவுக்கு தேவை மைதாமாவு. நூடுல்ஸை

வார்த்து அவித்து, சாப்பிடும் பதத்தில் தயாரித்து மொத்தமாக இருப்பு வைத்துக் கொள்கிறார் உசேன். அதேபோல, பூண்டு, வெங்காயத்தை எண்ணையில் பொறித்துக் கொள்கிறார்.

அவித்த நூடுல்ஸ், பொறித்த வெங்காயம், பூண்டு ஆகியவற்றைப் போட்டு, அதன் மேல் பேஜோ என்ற ரொட்டியை நுணுக்கிப் போடுகிறார். பச்சரிசி மாவில் கடலைப் பருப்பை ஊறவைத்து அப்படியே எண்ணையில் ஊற்றி பொறித்து எடுத்தால் அதுதான் பேஜோவாம். இந்த கலவைக்கு மேல், கறிவேப்பிலை, கொத்தமல்லியை தூவி, வாழைத்தண்டு சூப்பை ஊற்றுகிறார். இதுதான் மொய்ங்கா. நாசியை வருடும் வாசனை, நாவை வருடும் சுவை.

42
கடப்பா

தோசைக்கும், இட்லிக்கும் சட்னியும், சாம்பாரும் தான் தொட்டுக்கைகள் என்ற மனப்போக்கு நம் உணவுக் கலாச்சாரத்தில் ஆழ வேறூன்றி விட்டது. இவைகளைத் தாண்டி புதிதாக இன்னொரு சுவையில் ஒரு தொட்டுக்கை உருவாகும் போது அதற்கான வரவேற்பு அமோகத்தான் இருக்கிறது. உதாரணம் கடப்பா. கும்பகோணம் வட்டாரத்தில் இட்லி, தோசைக்கு கடப்பாவை தொட்டுக்கையாகத் தரும் உணவகங்களில் 'உணவுப்பிரியர்களின்' கூட்டம் அலைமோதுகிறது.

சாதாரணமாகவே வித்தியாசமான உணவுகளுக்கும், உபசரிப்புக்கும் பெயர் போனவர்கள் கும்பகோணம் வாசிகள். இப்பகுதி உணவுகளில் பாசிப்பருப்புக்கு முக்கிய இடம் உண்டு. காரணம் கொள்ளிடக் கரையோர மண்ணில் தான் பாசிப்பருப்பு அதிகம் விளைகிறது. கடப்பாவும் பாசிப்பருப்பு கலந்தே தயாரிக்கப்படுகிறது.

பெயர் கொஞ்சம் கரடுமுரடாக இருந்தாலும் சாதாரண சாம்பார் போலத்தான் கடப்பாவும். இருந்தாலும் பூண்டு, பெருஞ்சீரகம், பட்டை, இலை, லவங்கம், கசகசா கலந்த மசாலாவால் வாசனையாகவும், திக்காகவும் இருப்பதால் கடப்பாவுக்கு வரவேற்பு அதிகம்.

கடப்பாவின் உண்மையான வாசனையை அறிய கும்பேஸ்வரர் கோவில் வடக்கு வீதியில் நடந்து சென்றால் போதும். வாசனையே

உங்களை உணவகத்துக்குள் இழுத்துச் செல்லும். 75 வருடத்துக்கும் மேல் பாரம்பரியம் மிக்க முத்துக்கிருஷ்ண அய்யரின் ஸ்ரீமங்களாம்பிகா காபி, டிபன் சென்டரின் கடப்பாவுக்கு ரசிகர்கள் அதிகம். முத்துக்கிருஷ்ண அய்யர் பூம்புகார் திருவெண்காட்டில் கனகவிலாஸ் என்ற உணவகம் நடத்தினார். இவரின் பிள்ளை கைலாசம் அய்யர் கும்பகோணத்தில் மங்களாம்பிகாவை தொடங்கி 25 வருடம் ஆகிறது. இப்போது இவரின் பிள்ளை ஹரிகரனும் மருமகள் லெட்சுமியும் தான் சமையல்கட்டு நிர்வாகம். கருத்துப்போன இருக்கைகளில் சாய்ந்து கொண்டு, சத்தம் போடும் காற்றாடிகளின் இசையை ரசித்தபடி சப்பாத்தி, இட்லி, தோசை, பூரியில் கடப்பாவை ஊற வைத்து சாப்பிடுவதே தனிச்சுகம் தான்.

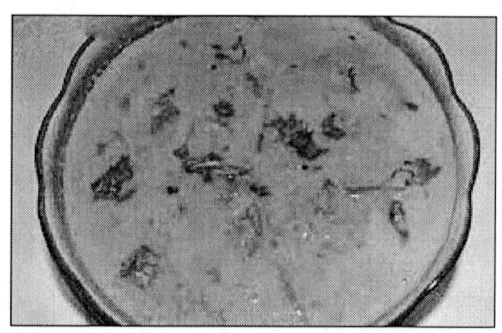

கடப்பா செய்வது ஒன்றும் கம்பசூத்திரம் அல்ல... கைமனம் கொண்ட யாரும் வீட்டில் செய்யமுடியும். முதலில் பாசிப் பருப்பை தனியாக குழைய வேக வைக்கவேண்டும். பெரிய வெங்காயத்தை நீளநீளமாகவும், கேரட்டை வட்டவடிவில் நைஸாகவும் வெட்டி, அதோடு பட்டாணியையும் சேர்த்து எண்ணெய் விட்டு வதக்கி தண்ணீர் ஊற்றி வேக வைக்க வேண்டும். பச்சை மிளகாய், தேங்காய், பட்டை, பெருஞ்சீரகம், லவங்கம், கசகசா, பூண்டு, பொட்டுக்கடலை அனைத்தையும் சேர்த்து அரைத்து, வேகவைத்த காய்கறி கலவையில் ஊற்றி கொதிக்கவிட வேண்டும். பின் தக்காளியை வெட்டிப் போட்டு, தேவையான அளவு உப்புப்போட்டு வேகவைத்த பாசிப் பருப்பை ஊற்றி கொதிக்க இறக்கி கறிவேப்பிலை, கொத்தமல்லி உதிர்த்துப் போட்டால் 'கமகம' கடப்பா ரெடி. சத்துக்கு சத்துமாயிற்று! சட்னி, சாம்பார் தவிர்த்து கூடுதலாக சுவையான ஒரு தொட்டுக்கையும் ஆயிற்று!

43
குச்சிமுறுக்கு

தஞ்சாவூரில் இருந்து 6 கிலோ மீட்டர் தொலைவில் உள்ளது புன்னைநல்லூர். இங்கு புற்றுமண் வடிவில் குடியிருக்கும் மாரியம்மனை வடிவம் வார்த்து மந்திர ஸ்னானம் செய்தவர் ஞானி சதாசிவ பிரமேந்திரர். இச்சா, ஞான, கிரியா சக்திகளின் ஓர்மை வடிவமாகிய இந்த அம்மனை தரிசிக்க வருபவர்கள் குங்குமம் கொண்டு செல்கிறார்களோ இல்லையோ, கண்டிப்பாக குச்சி முறுக்கு வாங்கிச் செல்வார்கள். ஆலயத்துக்கு வெளியே பூக்கடைகள் போல பரவிக்கிடக்கின்றன குச்சி முருக்கு கூடைகள்.

பழனிக்கு பஞ்சாமிர்தம், திருப்பதிக்கு லட்டு போல புன்னைநல்லூருக்கு குச்சிமுறுக்கு. ஒரு குழந்தையின் கடைவிரலுக்குள் நுழையும் மோதிர வடிவத்தில் உள்ள இந்த முறுக்கு கோவில் சுற்றுப்புறத்தைத் தாண்டி வேறெங்கும் கிடைப்பதில்லை. இதன் சின்ன முறுக்கின் பின்னணியில் சிறிய சரித்திரமொன்று ஒளிந்திருக்கிறது.

தஞ்சையை ஆண்ட மராட்டிய மன்னரான துளசி மகாராஜா ஆலய நிர்மாணங்களில் மிகுந்த ஆர்வம் கொண்டவர். இவரது செல்ல மகளுக்கு ஒருமுறை கண்ணில் சிறியகாயம் ஏற்பட்டு விட்டதாம். துடித்துப்போன ராஜா, புன்னைநல்லூராளை வேண்ட, காயம் காணாமல் போனதாம். அம்மனின் அருளைப்

போற்றி, புன்னைக்காட்டில் திடமான கோவில் எழுப்ப முடிவு செய்தார் ராஜா. நூற்றுக்கணக்கான ஆட்கள் கட்டுமானப்பணியில் ஈடுபட்டார்கள். கோவிலுக்கு அருகில் வசித்த ஒரு மூதாட்டி, தொழிலாளர்கள் சோர்வடையாமல் வேலை செய்வதற்காக பச்சரிசி மாவில் புட்டு செய்து வழங்கி வந்தாள். ஒருநாள் கட்டுமானப் பணிகளை பார்வையிட வந்தார் ராஜா. ராஜாவை ஸ்பெஷலாக கவனிக்க விரும்பிய மூதாட்டி, புட்டு செய்த பச்சரிசி மாவில் கொஞ்சம் உப்பைப் போட்டு முறுக்கு பிழிந்து வழங்கினாளாம். முறுக்கின் ருசியில் மயங்கிப்போன ராஜா, “இனிமேல் தொழிலாளர்களுக்கு புட்டுக்குப் பதில் முறுக்கே வழங்கு,” என்று ஆணையிட்டாராம். ஆலயத் திருப்பணி முடிந்த பிறகு, கோவிலுக்கு வந்த பக்தர்களுக்கு முறுக்கை வழங்க, அதுவே நாளடைவில் ‘மாரியம்மன் பிரசாதம்’ என்ற அளவுக்கு பெயர் பெற்றுவிட்டது என்கிறார்கள்.

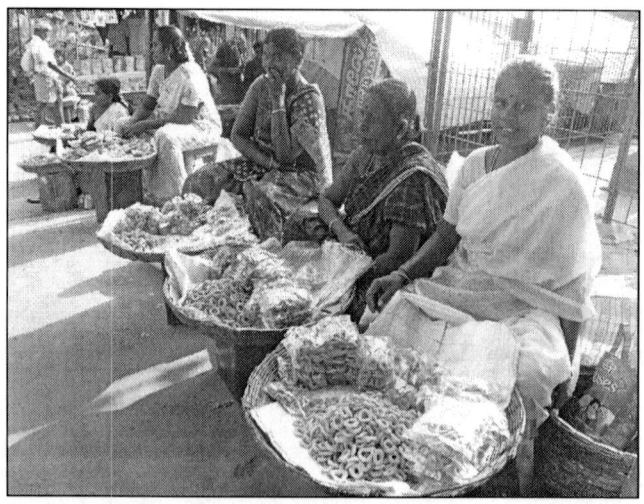

முதன்முதலில் இந்த முறுக்கை தயாரித்த மூதாட்டி யார் என்று தெரியவில்லை. ஆனால் இன்று ஐம்பதுக்கும் மேற்பட்ட பெண்கள் முறுக்கு விற்கிறார்கள். 85 வயது தனலெட்சுமி பாட்டி, 50 வருடங்களுக்கு முன்பு திருவாரூரில் இருந்து மாரியம்மனை தரிசிக்க வந்தவர். குச்சி முறுக்குக்கு இருந்த வரவேற்பை பார்த்து புன்னைநல்லூரிலேயே தங்கி தொழிலில் இறங்கிவிட்டார். இவரைப் போல பலர் பார்ட்டைம் வேலையாக முறுக்கு பிழிந்து விற்கிறார்கள்.

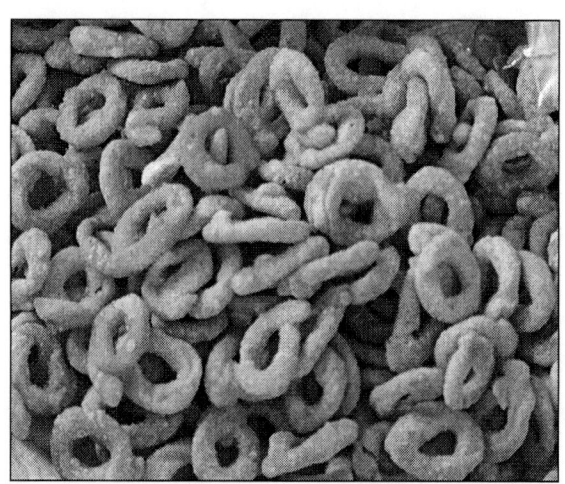

மோதிரமுறுக்கு என்றும் இதை அழைக்கிறார்கள். அது வடிவத்தின் பொருட்டான காரணப்பெயர்... அதென்ன குச்சிமுறுக்கு..?

கோவிலை ஒட்டிய புன்னைக்காட்டில் அடர்ந்து வளரும் வாதாமடக்கி மரத்தின் முனிக்குச்சிகளை ஒடித்து, அதற்குள் முறுக்கை மாட்டி விற்பார்களாம். அதுவே குச்சிமுறுக்கு என்ற பெயருக்குக் காரணம் ஆயிற்று. ஒரு முழம் குச்சி முறுக்கு 5ரூபாய். காலஓட்டத்தில் இப்போது வாதாமடக்கியை தேடவோ, குச்சிகளை ஒடிக்கவோ யாருக்கும் நேரமில்லை. எல்லாம் பாலித்தீன் மயம்...

பச்சரிசி மாவு, உப்பு. இதுதான் இதன் மூலம். காரசேவு கணக்கான சுவைதான் என்றாலும் மாரியம்மனின் நிழலில் கிடைப்பதால் கூடுதல் முக்கியத்துவம் பெறுகிறது குச்சிமுறுக்கு.

வெ. நீலகண்டன்

44
கத்திரிக்காய் கொத்சு

மாலைப்பொழுதில் சிதம்பரம் நகரத் தெருக்களில் நடந்து திரிவதே அலாதியான சுகம் தான். செங்கதிர் பட்டு தகிக்கும் தங்கோபுரத்தின் தகதகப்பில் அந்நகர் முழுவதுமே தெய்வீக வெம்மை ததும்பி நிற்கும். அந்த அருளுணர்வை அனுபவித்தபடியே, நடராஜனின் தாண்டவக்கோலத்தை தரிசித்துவிட்டு, கீழவீதியில் இறங்கி ஸ்ரீகிருஷ்ணவிலாஸ் உணவகத்தில் உக்கார்ந்தால் கத்திரிக்காய் கொத்சை தொட்டுக்கொண்டு 20 இட்லியையாவது சாப்பிட்டு விட்டுத்தான் இடத்தை காலி செய்வீர்கள். மனதைப் போலவே வயிறும் நிரம்பிவிடும்.

இறைவனுக்கு சாற்றப்படும் சம்பா சாதத்துக்கு சுவையூட்ட தயாரிக்கப்பட்டது தான் கத்திரிக்காய் கொத்சு. பெரும்பாலும் நைவேத்தியங்கள் அந்தந்த பகுதியின் வாழ்க்கைச்சூழல், உணவுப்பழக்கத்தை ஒத்தே இருக்கும்.

சிதம்பரத்துக்கு தில்லைவனம் என்று ஒரு பெயர் உண்டு. இப்போது காங்கிரீட் காடாக உள்ள இந்நகரம் ஒரு காலத்தில் அபூர்வ மூலிகைகளும், அதிசயத் தருக்களும் நிறைந்திருந்த வனப்பகுதி. எப்போதும் குளிர்ந்தே கிடக்கும் இந்நகருக்கு புதிதாக வருபவர்களுக்கு காய்ச்சல் வந்து விடுமாம். அதனால் எந்த உணவு சமைத்தாலும் மிளகு, சீரகத்தை தூக்கலாக

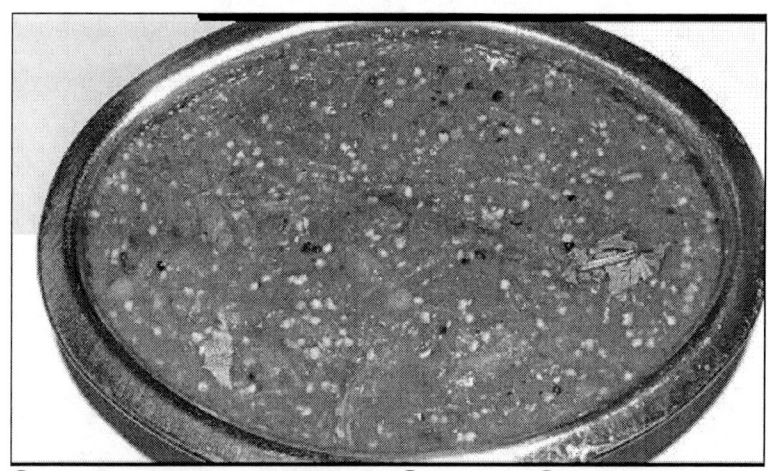

போட்டு சமைப்பது வழக்கம். தொடக்கத்தில், நடராஜருக்கு வெறும் வெள்ளையன்னத்தையே படைத்துவந்த தீட்சிதர்கள், காலப்போக்கில் அதிலும் மிளகு, சீரகத்தை நுணுக்கிப் போட்டு சம்பாசாதமாக படைக்கத் தொடங்கியதற்கு தற்காப்பும் ஒரு காரணம். என்னதான் இறைவனுக்குப் படைத்தாலும் சாப்பிடுவது மனிதர்கள் தானே? சம்பாசாதத்துக்கு ஊற்றிக்கொள்ள தீட்சித சமையல் அடிப்படையில் நெய் ததும்ப செய்யப்பட்டது தான் கத்திரிக்காய் கொத்சு.

தீட்சிதர்களின் இல்ல விழாக்கள் வழியாக உணவகங்களுக்குள்ளும் நுழைந்துவிட்டது கொத்சு. பெரும்பாலும் மாலை நேரத்தில் எல்லா உணவகங்களிலும் இட்லி, அடை, தோசைக்கு கொத்சு தான் தொட்டுக்கை.

கொத்சு செய்ய குண்டு கத்திரிக்காய் தான் சிறந்தது. கத்திரியை குறுக்காக, 4 துண்டுகளாக பிளந்து, அதோடு சிறிய வெங்காயத்தைப் போட்டு நெய்யில் பொறிக்க வேண்டும். அதில் கத்தரியை மட்டும் எடுத்து மிக்சி அல்லது கிரைண்டரில் போட்டு மசிய அரைத்துக் கொள்ளவேண்டும். அடுத்து, கடலைப்பருப்பு, காய்ந்த மிளகாய், மல்லி ஆகியவற்றைச் சேர்த்து கரகரப்பாக அரைக்க வேண்டும். சட்டியில் கடுகு, உளுந்து போட்டு தாளித்து சிறிதளவு புளியைக் கரைத்து ஊற்றி, கத்தரி, வெங்காயத்தையும், அரைத்த சரக்குகளையும் போட்டு கொதிக்க விட வேண்டும். நன்கு கொதித்ததும், பெருங்காயத்தூள், கறிவேப்பிலை போட்டு சிறிதளவு நல்லெண்ணெய் ஊற்றி இறக்கினால் கொத்சு மணம் உங்கள் தெருவை சூழ்ந்து கொள்ளும்.

வெ. நீலகண்டன்

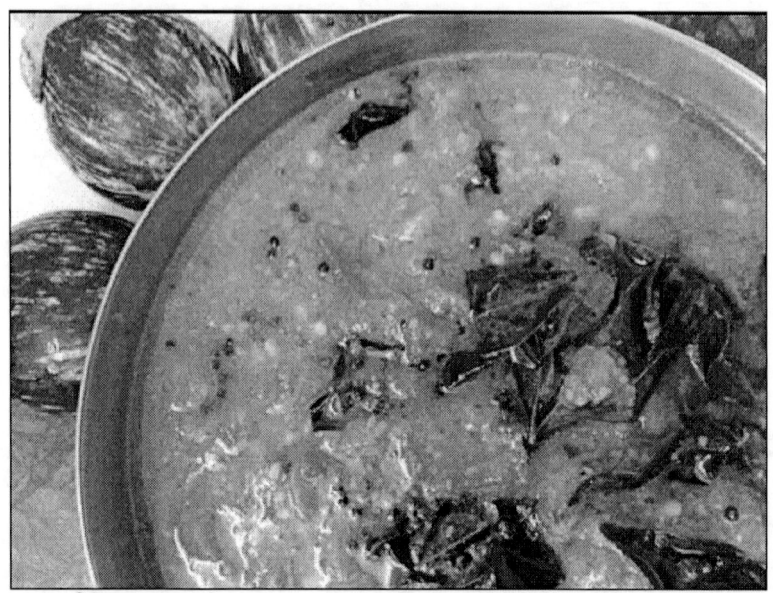

ஸ்ரீகிருஷ்ணவிலாஸ், முன்பு கீழ சந்நிதி தெருவில் அபிராமி ஹோட்டலாக இயங்கியது. உரிமையாளர் கோபாலனின் தாத்தா மகாலிங்க அய்யர் திருவண்ணாமலையில் உணவகம் நடத்தியவர். அந்த பாரம்பரியம் கோபாலனின் கைவண்ணத்தில் மணக்கிறது. நடைதிறக்கும் நேரத்தில் கிருஷ்ண விலாஸுக்குள் நுழைந்தால் ஆவி பறக்கும் இட்லியும், கொத்சும் ரெடியாக இருக்கும். சாயரட்சை பூஜை நடப்பதற்குள் கொத்சு காலியாகி விடும். அவ்வளவு வாடிக்கையாளர்கள் கத்திரிக்காய் கொத்சுவுக்கு.

45
காசி அல்வா

பூசணிக்காய்க்கும், பேய்களுக்கும் அப்படி என்னதான் சம்மந்தமோ தெரியவில்லை. புதிதாக வீடு கட்டினால் அதன்மேல் பேய் படம் வரைந்து தொங்க விடுகிறார்கள். அமாவாசை வந்தால், நடுரோட்டில் போட்டு உடைக்கிறார்கள்.

நம்மூரில் மட்டுமல்ல, அமெரிக்காவிலும் பூசணியின் ராசி அப்படித்தான். அங்கு, ஒவ்வொரு ஆண்டும் அக்டோபர் 31ம் தேதி நடக்கும் 'ஹலோவின்' எனப்படும் பேய்களின் திருவிழாவில் பூசணிதான் பிரதானம். குளிர்பானங்களையும், உணவுகளையும் தேடி அன்றையதினத்தில் பேய்கள் எல்லாம் பூமிக்கு இறங்கி வருவதாக நம்பும் அமெரிக்கர்கள், பூசணிப்பழத்தில் பேய் உருவம் வரைந்து, அதனுள்ளே தீபமேற்றி, தாங்களும் பேய்வேடம் தரித்து வீதியுலா வருவார்கள். அன்றைய விருந்திலும் பூசணி முக்கிய இடம்பெறும்.

காய்கறி ஐட்டங்களிலேயே மிகுந்த நீர்ச்சத்தும், மருத்துவ குணமும் கொண்டது பூசணிக்காய். 'அருஞ்சார நீர்க்கட்டு, பித்தசுரம், மஸ்திசுரம், பேய்வறட்சி, மேகம் எல்லாம் பூசணியைக் கண்டால் விலகியோடும்' என்கிறது பதார்த்த குண சிந்தாமணி. வாரம் ஒருநாள் பூசணியை சாப்பாட்டில் சேர்த்துக்கொண்டால், கிட்னியில் படிந்து வளரும் கற்கள் எல்லாம் தூள்தூளாக சிதறி கரைந்துவிடும்.

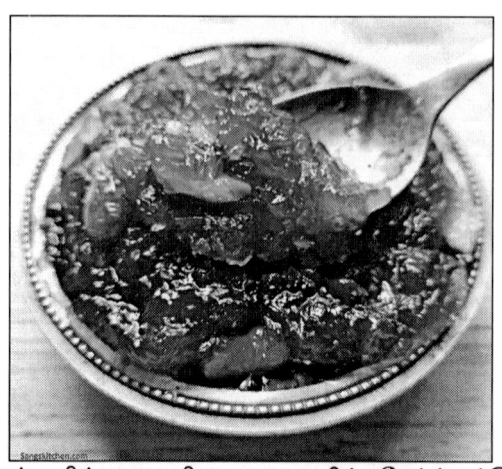

நகர்ப்புறங்களில் பூசணியை உணவில் சேர்த்துக்கொள்ளும் வழக்கம் வெகுவாக குறைந்து வருகிறது. சிறிது வெந்தாலே வடிவம் குலைந்து கரைந்துபோகும் அதன் சுவை பலருக்குப் பிடிக்காமல் இருக்கலாம். ஆனால் பூசணியைக் கொண்டு செய்யப்படும் காசிஅல்வாயைப் பிடிக்கவில்லை என்று யாரும் சொல்ல மாட்டார்கள். பிராமணர் வீட்டு விஷேசங்களில் காலை நேர சாப்பாட்டில் தவறாமல் இடம்பெறும் இந்த காசிஅல்வாவை சென்னை மந்தைவெளியில், செயிண்ட் மேரீஸ் சாலையில் உள்ள 'சுபம் ஃபுட்ஸ்' இனிப்பகத்தில் ருசிப்பது உன்னதமான அனுபவம். பிரபல சமையல்காரர் காஞ்சிபுரம் சுப்பிரமணிய அய்யரின் மகன் கணேசன் தான் இந்த இனிப்பகத்தின் நிறுவனர். மயிலாப்பூர் கிழக்குமாட வீதியிலும் இவர் ஒரு இனிப்பகம் நடத்துகிறார். 20வருட பாரம்பரியம்.

காசிக்கும், இந்த அல்வாவுக்கும் என்ன சம்பந்தம்? பூசணிக்காய்க்கும், பேய்க்கும் உள்ள தொடர்பு போலவே இதுவும். காரணம் தெரியவில்லை. காசி உள்பட வடமாநிலங்களில் பூசணி அல்வா என்ற பெயரில் ஒரு பதார்த்தம் கிடைக்கிறது. ஆனாலும், இதோடு தொடர்பில்லாத சுவையையும், வடிவமும் கொண்டது அது.

நன்கு முற்றிய, பெரிய சைஸ் பூசணிக்காய், சர்க்கரை, நெய், முந்திரி, திராட்சை, ஏலக்காய்.. தேவைப்பட்டால் வெள்ளரி விதை. இவையே காசிஅல்வாவின் உள்ளடக்கம்.

பூசணிக்காயின் தோலையும், விதைகளையும் அகற்றிவிட்டு, சீவலாக துருவிக்கொள்ள வேண்டும். அந்த துருவலை நன்கு வேகவைத்து,

தண்ணீரை வடிகட்ட வேண்டும். திரும்பவும், அந்த துருவலை ஒரு வெள்ளைத்துணியில் கொட்டி நன்றாக பிழிந்து நீரை அகற்றிவிட்டு, கொஞ்சம் நெய்யை ஊற்றி வதக்க வேண்டும். வதங்கியபிறகு சர்க்கரையைக் கொட்டி கொதிக்க விட வேண்டும். (தண்ணீர் தேவையில்லை. சர்க்கரையே பாகுவாகி கொதிக்கும்) கொதிக்கும் தருணத்தில் சிறிது சிவப்பு வண்ணப்பொடியை தூவவேண்டும்.

இன்னொரு அடுப்பில் சட்டி வைத்து, மீதமுள்ள நெய்யை ஊற்றி, ஏலக்காய்த்தூள், முந்திரி, திராட்சையை வறுத்து, கொதிக்கும் கலவையில் கொட்டவேண்டும். முடிந்தது. மணக்க மணக்க, ஆவி பறக்க பறக்க பரிமாறலாம்.

மந்தைவெளி சுபம் புட்ஸ் இனிப்பகத்தில் காலை 11மணிமுதல் இரவு 7மணி வரை சுடச்சுட கிடைக்கிறது. கொண்டாட்டத்தை இரட்டிப்பாக்கும் இதமான இனிப்பு காசிஅல்வா.

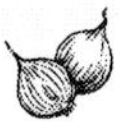

46
கைமுறுக்கு

நம் பண்பாட்டில் கலந்த பதார்த்தங்களில் முதன்மையானது முறுக்கு. வயது வேறுபாடு இன்றி அனைவரும் விரும்பும் இந்த மொறு, மொறு பதார்த்தம் மிகப் பழமையானது. எல்லா தானியங்களிலும் செய்ய முடிந்த மிக எளிதான பதார்த்தம் இது. மரத்தில் குடுவை செய்து, பல வடிவங்களில் ஓட்டைகள் இட்டு, அதில் மாவை அள்ளி வைத்து இன்னொரு கட்டையால் அழுத்தி, கலைவண்ணம் ததும்ப முறுக்குகளை வடித்து, பாறைகளில் காயவைத்து சாப்பிட்டவர்கள் நம் ஆதிமக்கள். இன்னும் கூட தமிழகத்தின் பல பகுதிகளில் மணப் பெண்ணுக்கு சீர் வைக்கும் போது 'முறுக்கு பிழி கட்டை' பிரதானமாக இடம்பெறுகிறது. அந்தக் கட்டை மூலம் தேன்குழல், கட்டைமுறுக்கு, முள்முறுக்கு என பல வெரைட்டிகளை செய்ய முடியும். ஒவ்வொன்றுக்கும் ஒவ்வொரு தட்டு.

கோவையை அடுத்துள்ள காரமடையில் தயாராகும் கைமுறுக்கு, கொங்கு மண்டலத்தின் அடையாளம். அச்சு, பிழிகட்டை எதுவும் பயன்படுத்தாமல் கையாலேயே கலைவண்ணம் காட்டுகிறார்கள் கொங்குப் பெண்கள்.

காரமடை பிரதான சாலையெங்கும் 2பிரி, 3பிரி, 4பிரி என குட்டி, குட்டி வட்டமாக குவித்துவைத்து விற்பனை செய்கிறார்கள். பார்க்க கடினமாக இருந்தாலும் நாவில் வைத்தால் கண நொடியில்

கரைந்து விடுகிறது. லேசான காரம், பெருங்காய மணம் என சுவையிலும் மற்ற முறுக்குகளை 'ஓவர்டேக்' செய்கிறது.

காரமடைக்கும், கை முருக்குக்கும் என்ன சம்பந்தம்..?

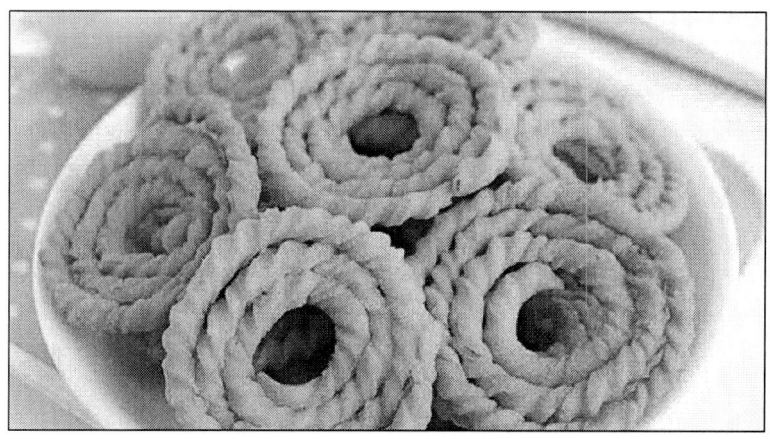

ஒரு சிறிய முன்னோட்டம்... 50 ஆண்டுகளுக்கு முன்பு இங்கு வசித்தவர் சொக்கண்ணன். ஹை ஸ்கூல் பியூன். இவரது மனைவி பாப்பம்மாள், வீட்டில் சும்மா இருக்கப்பிடிக்காமல், சில எண்ணெய்ப் பதார்த்தங்களை தயாரித்து பள்ளிக்கருகில் விற்றார். அவ்விதம், குட்டீஸ்களின் பொருளாதார நிலைக்குத் தகுந்தவாறு, குறைந்த விலைக்கு தயாரித்த முறுக்கே இன்று காரமடைப் பெண்களை பொருளாதாரத்தில் தனிச்சக்தியாக நிலை நிறுத்தியிருக்கிறது. பாப்பம்மாளைத் தொடர்ந்து வள்ளியம்மாள், ரங்கத்தாயார் என பலர் களத்தில் இறங்கினார்கள். ஊட்டியை ஒட்டியிருப்பதால், குளிருக்கு இதமாக எதையாவது வாயில் போட்டு கடிக்க வேண்டிய நிர்ப்பந்தம். சூடு பிடித்து விட்டது கைமுறுக்கு விற்பனை. இன்று 35க்கும் மேற்பட்டோர் குடிசைத் தொழிலாக கைமுறுக்கு தயாரிக்கிறார்கள். 200க்கும் மேற்பட்ட பெண்கள் கைமுறுக்கு சுற்றி ஜீவிக்கிறார்கள். ஒரு கோஸி (கப்) மாவை சுற்றினால் 1.25 ரூபாய் கூலி. நாளொன்றுக்கு ஒருவர் 80 கோஸி வரை சுற்றலாம்.

1 கிலோ புழுங்கலரிசி மாவு. கடலைமாவு 400கிராம். இந்தக் கலவையில் சீரகம், எள், பெருங்காயம், ஓமத்தூள், அரைத்த மிளகாய், உப்பு கலந்து, அதில் முக்கால் டம்ளர் எண்ணெய் ஊற்றி நன்கு பிசைய வேண்டும். சுத்தமான சாக்கை விரித்து, மாவை கையில் அள்ளி, பிரியாக

வெ. நீலகண்டன்

சுற்ற வேண்டும். சற்று உலர்ந்ததும் எண்ணெயில் பொன்னிறமாக பொரித்தெடுத்தால் கைமுறுக்கு ரெடி. இதை மாதக்கணக்கில் வைத்துச் சாப்பிடலாம்.

முதன்முதலில் பாப்பம்மாள் ஆரம்பித்த தொழிலை இப்போது மருமகள் கற்பகம் முன்னெடுக்கிறார். 'கற்பகவிலாஸ்' என்பது இவர்களின் தயாரிப்புக்குப் பெயர். காரமடை தவிர, மேட்டுப்பாளையம், ஊட்டியிலும் இந்த முறுக்கு பிரசித்தம். விலை, 2பிரி முறுக்கு 25 பைசா. 3பிரி 50 பைசா. 4பிரி 1 ரூபாய்.

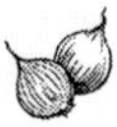

47
கோவில் இட்லி

காஞ்சிபுரத்தின் ஒவ்வொரு தெருவிலும் வீடுகள் இருக்கிறதோ இல்லையோ கோவில்கள் இருக்கும். பல்லவர்கள், நாயக்கர்கள், விஜயநகரத்தார் என ஆன்மீக மார்க்கத்திலும், கலையம்சத்திலும் ஈடுபாடு கொண்ட மன்னர்களின் ஆளுமையில் இருந்ததால் இந்நகரம் வான்முட்டும் கோவில் நகரமாகவே மாறிவிட்டது. '1000 கோவில்கள் கொண்ட திருநகரம்' என்று காஞ்சியை சிலாகிக்கிறார்கள் புலவர்கள். காலச்சுழற்சியில் சிதைவுகள், ஆக்கிரமிப்புகள் கடந்து சுமார் 100 கோவில்கள் மிஞ்சியிருக்கின்றன. மணியோசையும், வேத முழக்கங்களும், தெய்வீக மணமும் இந்த கோவில் நகரத்தில் இடையறாது ஒலித்து உள்ளத்தை குளிரச் செய்கின்றன.

இங்குள்ள வரதராஜப் பெருமாள் கோவில் 108 வைணவ திருத்தலங்களில் ஒன்று. வைணவ சமூகத்தில் திருவரங்கநாதரை அடுத்து மிகுந்த முக்கியத்துவம் வாய்ந்தவர் இங்கு உறைந்துள்ள வரதராஜர். இவரது விருப்பத்திற்குறிய உணவுதான் கோவில் இட்லி.

குழாய்புட்டு கணக்காக, கோபுரத்தை ஒத்த நீண்ட வடிவம். மசாலாமணம், வித்தியாசமான சுவை என பல தனித்தன்மைகளை கொண்ட இந்த கோவில் இட்லி தான் வரதராஜர் கோவில் பிரசாதம். கோவில் பிரசாத மாடங்கள் தவிர, வைணவ பாரம்பரியமிக்க சில உணவகங்களிலும் கிடைக்கிறது இந்த கோவில் இட்லி.

பொதுவாக இட்லி எல்லா தட்பவெப்பத்துக்கும் உகந்த உணவு. தமிழர்களின் பண்பாட்டு அடையாளம். வெளிநாடுகளில் எவ்வளவு முயன்றும் நம்மூர் இல்லத்தரசிகள் கைப்பதத்தை நெருங்கவே முடியவில்லை. பெருந்தேவித் தாயாரின் கைமணத்தில் மயங்கியே வரதரும் கோவில் இட்லிக்கு அடிமையாகிப் போனாரோ, என்னவோ? கோவில்இட்லி என்பது இட்லியின் இன்னொரு பரிணாமம்.

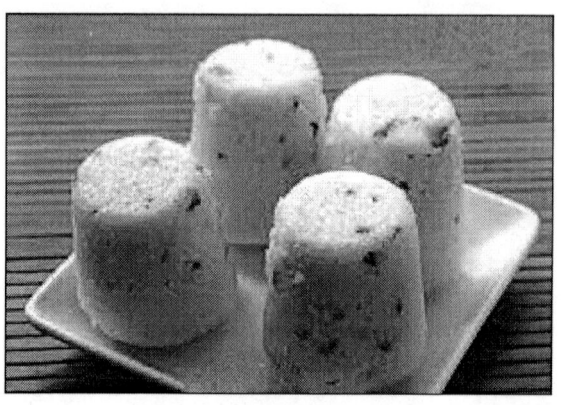

வழக்கமான மாவு தான். புழுங்கல் அரிசி, பச்சையரிசி, உளுந்து மூன்றையும் சமஅளவில் சேர்த்து, கொஞ்சம் வெந்தயமும் போட்டு ஊறவைத்து உப்புமா ரவை பதத்துக்கு முதல்நாளே அரைத்து, புளிக்க வைக்கிறார்கள். மறுநாள், புளித்து பொங்கியிருக்கும் மாவில் இஞ்சி, மிளகுத்தூள், சீரகம், பெருங்காயத்தூள், முந்திரி, கறிவேப்பிலை, நெய் ஆகியவற்றை போட்டு நன்றாக கலக்குகிறார்கள். குவளை போன்ற பாத்திரத்தைச் சுற்றி வாழை இலையை வைத்து, முக்கால் பாகத்துக்கு மாவை ஊற்றி இட்லி சட்டிக்குள் வைத்து வேகவிடுகிறார்கள். இரண்டு மணி நேரம் வேகவேண்டும். நன்றாக வெந்தபின், பாத்திரத்தை தலைகீழாகப் பிடித்து தட்டினால் இட்லி நழுவும். அதை வட்டமாகவோ, சதுரமாகவோ வெட்டி, பரிமாறுகிறார்கள். ஒரு பீஸ் 12 ரூபாய்.

இட்லிப்பொடி உகந்த சைடிஷ். புதினா சட்னியும் சுவையைக் கூட்டும். சாதாரண இட்லியைப் போல ஒரு நாளில் கெட்டுப்போகாது. 2 நாள் வைத்துச் சாப்பிடலாம். புரோட்டின், வைட்டமின், மினரல், கார்போஹைட்ரேட் என எல்லாச்சத்துக்களும் நிரம்பியது இந்த கோவில் இட்லி.

வைணவ பாரம்பரிய உணவாகிய இது, பேருந்து நிலையத்தின் வெளிப்புறம், காமராஜர் சாலையில் உள்ள கிருஷ்ணவிலாஸ்

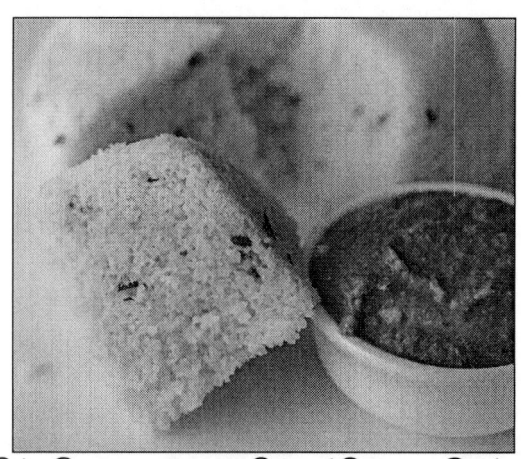

உணவகத்தில் தின உணவாக கிடைக்கிறது. மதியம் ஒன்றரை மணியில் இருந்து 3 மணி வரை சுடச்சுட சாப்பிடலாம். கிருஷ்ணமூர்த்தி அய்யர் தொடங்கிய இந்த உணவகம் இப்போது அவரது மகன் ஹரிஹர அய்யரின் நிர்வாகத்தில் இருக்கிறது. 20 வருட பாரம்பரியம். இது தவிர, 'மைசூர்' ஆரியபவன், கனகவிலாஸ், சக்கரா ஹோட்டலிலும் காஞ்சிபுரத்தின் அடையாளமான இந்த கோவில் இட்லியை ருசிக்கலாம்.

வெ. நீலகண்டன்

48
கமர்கட்

நேர் நேரான வீதிகளைக் கொண்ட நகரக்கட்டமைப்பு, அழகு கொஞ்சும் கடற்கரைகள், சர்வதேசமும் கொண்டாடும் ஆரோவில் போல புதுச்சேரியை அடையாளப்படுத்தும் அம்சங்களில் ஒன்றுதான் கமர்கட்.

புதுச்சேரி, இருநூறு ஆண்டுகளுக்கும் மேலாக பிரெஞ்சுக்காரர்களின் பிடியில் இருந்தபூமி. இன்றும் கூட இம்மக்களின் கலை, கலாச்சாரம், வாழ்க்கையில் பிரெஞ்சின் படிமத்தைக் உணரமுடியும். பெயரை வைத்துப் பார்த்தால், கமர்கட்டும் பிரெஞ்சுக்காரர்கள் விட்டுச் சென்ற மிச்சங்களில் ஒன்றாகத் தோன்றலாம். ஆனால் உண்மையில்லை. தமிழர்களின் பாரம்பரியமான இனிப்புப் பதார்த்தம் இது.

தமிழகத்தின் தென்மாவட்டங்களில், தேங்காய்மிட்டாய் என்ற பெயரில் புழக்கத்தில் இருந்த இனிப்பு தான் புதுச்சேரியில் 'கமர்கட்'டாக அவதாரம் எடுத்திருக்கிறது.

கருங்கல் உருவில், உருண்டை வடிவில் இருக்கும் இந்த கமர்கட்டை, வாயில் அடக்கிக்கொண்டால் அரைமணி நேரத்துக்கு சிறுக, சிறுகக் கரைந்து சிலிர்ப்பூட்டும். இம்மிட்டாயை சுமந்து கொண்டு ஏராளமான தள்ளுவண்டிகள் புதுச்சேரி நகரெங்கும் ஊர்ந்து திரிகின்றன.

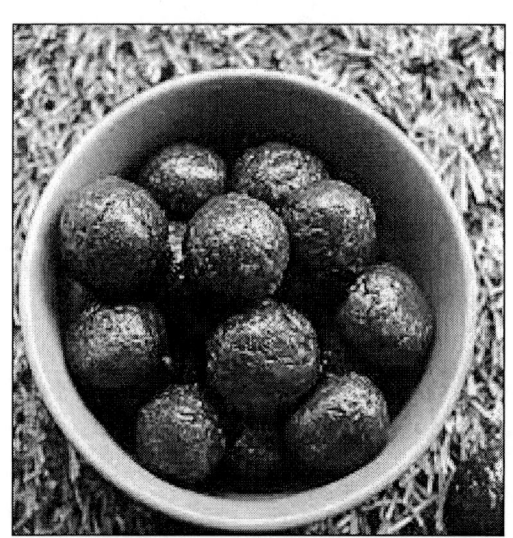

தேங்காயும், வெல்லமும் சேர்ந்த கலவை உருண்டை தான் கமர்கட். உடம்புக்கு ஒவ்வாத வேறெந்த செயற்கைக் கலப்பும் இல்லாத தூய இனிப்பு. மிகப்பழமையான இந்த இனிப்பை, தேங்காய் விளைச்சல் அதிகமுள்ள கேரளத்திலும், ஈழத்திலும் கூட சுவைக்க முடியும். மலையாளக்கரையில் இந்த மிட்டாய்க்கு பெயர் 'கல்கோனா'. கமர்கட் என்றால் பிரெஞ்சில் தேங்காய் இனிப்பு.

தேங்காயை 'பூலோகத்தின் கற்பக விருட்சம்' என்கிறது சித்தமருத்துவம். தாய்ப்பாலில் உள்ள புரதத்துக்கு இணையானது தேங்காய் தண்ணீரில் உள்ள புரதம். தேங்காயில் உள்ள 'பேட்டி ஆசிட்' உடம்பில் உள்ள கெட்ட கொழுப்புகளை கரைத்து உடல் எடையைக் குறைக்கும் என்கின்றன சமீபத்திய ஆய்வுகள்.

தேங்காயையும், வெல்லத்தையும் கலந்து சாப்பிடுவது பற்றிய குறிப்புகள் புராணங்களிலும், தமிழ் இலக்கியங்களிலும் காணக்கிடைக்கின்றன. அதன் தொடர்ச்சி தான் கமர்கட். குமரி வட்டாரத்தில் உருவான இந்த மிட்டாய், சுமார் 40ஆண்டுகளுக்கு முன்பு மதுரையைச் சேர்ந்த ஒருவியாபாரி மூலம் புதுச்சேரிக்கு வந்ததாகச் சொல்கிறார்கள். இப்போது தென் மாவட்டங்களில் வழக்கொழிந்து போனாலும் புதுச்சேரியின் அடையாளமாக மாறியிருக்கிறது கமர்கட்.

தொடக்கத்தில் இதற்குப் பெயர் காசுமிட்டாய். சிறுவர்களைக் குறிவைத்து உள்ளே ஐந்து பைசா, பத்து பைசா நாணயங்களை வைத்து

தயாரித்தார்கள். காலப்போக்கில் இதன்ருசிக்கு பெரியவர்களும் மயங்கிப்போக, தயாரிப்பு முறையும் மாறிப்போனது.

இப்போது ஏராளமானோர் குடிசைத் தொழிலாக இம்மிட்டாயைத் தயாரித்து கடைகளுக்கு தருகிறார்கள். மகாத்மாகாந்தி தெருவில் உள்ள குமார் ஸ்டோர் என்ற கமர்கட் கடை பழமையானது. சொந்தமாக தயாரித்து நகரெங்கும் தள்ளுவண்டிகளிலும் வைத்தும் விற்கிறார்கள் இவர்கள். தேவகுமார் என்பவர் நிறுவியது இக்கடை. இப்போது மகன் சிவக்குமாரின் கைவண்ணத்தில் ருசிக்கிறது கமர்கட்.

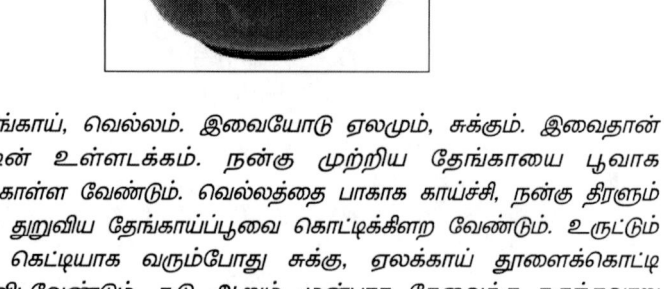

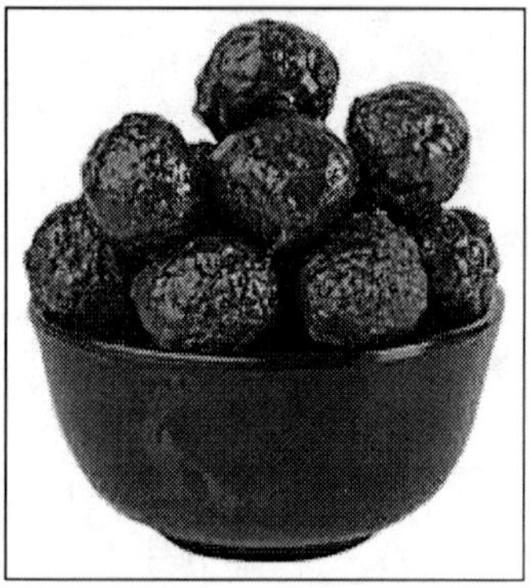

தேங்காய், வெல்லம். இவையோடு ஏலமும், சுக்கும். இவைதான் கமர்கட்டின் உள்ளடக்கம். நன்கு முற்றிய தேங்காயை பூவாக துருவிக்கொள்ள வேண்டும். வெல்லத்தை பாகாக காய்ச்சி, நன்கு திரளும் நேரத்தில் துறுவிய தேங்காய்ப்பூவை கொட்டிக்கிளற வேண்டும். உருட்டும் பதத்தில் கெட்டியாக வரும்போது சுக்கு, ஏலக்காய் தூளைக்கொட்டி இறக்கி விடவேண்டும். சூடு ஆறும் முன்பாக தேவைக்கு தகுந்தவாறு உருண்டை பிடித்தால்... கமர்கட் ரெடி.

49
கடலை மிட்டாய்

நிலக்கடலையை 'ஏழைகளின் முந்திரி' என்பார்கள். முந்திரிக்கு இணையாக புரதச்சத்து நிறைந்தது என்பதால் நம் பாரம்பரிய உணவுமுறையில் நிலக்கடலைக்கு முக்கிய இடமுண்டு. நிலக்கடலையை பக்குவம் செய்து சாப்பிடுவதே சிறந்தது. இல்லாவிட்டால் அதன் பாதிப்பு உடனடியாக உடம்பில் எதிரொலிக்கும். உதாரணமாக பறித்த பச்சைக்கடலையை சாப்பிடச் சாப்பிட நாக்கு ஈர்க்கும். ஆனால், சாப்பிட்டு முடித்ததும் கடும் தாகம் எடுக்கும். துளித்தண்ணீர் பட்டாலும் நாக்கு வெந்து பிளந்துவிடும். அதேபோல, நன்கு காய்ந்து முத்தைப் போல முதிர்ந்து நிற்கும் நிலக்கடலைப் பருப்பை சாப்பிட்டாலும் குடல் வெந்து, வயிறு கலகலத்து பேதி ஆகும்.

வறுத்தோ, அவித்தோ சாப்பிடுவது தான் வாய்க்கும், வயிற்றுக்கும் நல்லது. அவித்தால் பிரதானமான சில சத்துக்கள் ஆவியாகி விடுகின்றன என்பார்கள் சத்துணவு நிபுணர்கள். கிராமங்களில், கடலையை வறுத்து, வெல்லத்தைக் கடித்துக் கொண்டே சாப்பிடுவார்கள். அதன் தொடர்ச்சி தான் கடலை மிட்டாய்.

பெட்டிக்கடைகளில் கூட கடலை மிட்டாய் கிடைக்கிறது. ஆனால் கோவில்பட்டி கடலை மிட்டாயை ருசித்த நாவுக்கு வேறெதுவும் கடலை மிட்டாயாகத் தெரியாது. உடைந்து சிதறாத

வெ. நீலகண்டன்

கடலைப் பருப்புகளை இறுக்கிப் பிடித்திருக்கும் வெல்லப்பாகு, மேலே நெளியும் வண்ணத் தேங்காய்ப்பூக்கள் என பார்த்ததுமே நான் 'கோவில்பட்டிக்காரன்' என்று சொல்லாமல் சொல்லும் கோவில்பட்டி கடலைமிட்டாய். கோவில்பட்டியில் பலர் சிறுதொழிலாக கடலைமிட்டாய் தயாரித்தாலும், குறிப்பான நான்கைந்து குடும்பத்து கைமணம் தான் ஊருக்கு அடையாளத்தை தேடித் தந்தது. வீடுகளில் திண்பண்டமாகச் செய்யப்பட்ட கடலைமிட்டாயை முதன்முதலில் வணிகப் பொருளாக்கியவர் என்று பொன்னம்பல நாடாரை குறிப்பிடுகிறார்கள். அவருக்குப் பிறகு, உருண்டை வடிவத்தை சதுரமாக்கி வெகுஜன விருப்பம் பெற்றவர்கள் வி.வி.ஆர் கடலை மிட்டாய்க்காரர்கள்.

கோவில்பட்டியில் பனைத்தொழில் பிரதானமாக இருந்த காலம் ஒன்று உண்டு. பனைப்பொருட்களை அடிப்படையாக வைத்து பல்வேறு துணைத் தொழில்கள் நடந்துவந்தன. தொடக்கத்தில், பனையில் இருந்து கிடைத்த கருப்பட்டியையும், தூத்துக்குடி மாவட்டத்தில் பிரதான சாகுபடியாக இருந்த நிலக்கடலையையும் மிக்ஸ் செய்து கருப்பட்டி கடலை மிட்டாய் செய்து விற்றார்கள். காலப்போக்கில், கருப்பட்டி வழக்கொழிந்து விட வெல்லத்தை பயன்படுத்தத் தொடங்கினார்கள். இப்போது நிலக்கடலையும் இந்த மானாவாரி பூமியைவிட்டு விலகிவிட்டது. திண்டுக்கல் பகுதியில் இருந்து இறக்குமதி செய்கிறார்கள். சேலத்தில் இருந்து மண்டை வெல்லம் வருகிறது. நான்கைந்து குடும்பத்தினர் கடலை மிட்டாயில் தேர்ந்த கைமணக்காரர்களாக இருந்தாலும் வணிகம் செய்வதில் முன் நிற்பது வி.வி.ஆர் சகோதரர்கள் தான். வழக்கமான பாரம்பரிய முறைகளோடு அண்மைக்காலத்திய சமாச்சாரங்கள் சிலவற்றையும் கலப்பதால் விவிஆர் கடலை மிட்டாய் ருசியிலும் வித்தியாசப்படுகிறது. இதுபற்றி கேட்டால், 'மண்டை வெல்லத்தோடு, சீனி, கல்கண்டு, லிக்யூட் குளுக்கோஸ் பயன்படுத்துவதாக சொல்கிறார் வி.வி. ராமச்சந்திரன். கடலை மிட்டாய் தொழிலில் 40 வருட பாரம்பரியம் கொண்டவர்கள் இவர்கள்.

கடலை மிட்டாய் செய்வதும் கூட பார்க்க எளிதாகத் தோன்றும். ஆனாலும் சிலநொடிகள் நிதானம் தவறினாலும் ருசியும், மணமும் தொலைந்து போகும். மண்டைவெல்லம், கல்கண்டு, லிக்யூட் குலுக்கோஸ், சீனி கலவையை தகுந்த அளவிட்டு முதல்நாள் இரவே நன்கு கொதிக்க வைத்து, பாகாக ஆக்கி ஆற வைக்கிறார்கள். அதேபோல, கடலையையும் லேசாக வறுத்து, தேய்த்து தோலகற்றி, உடைத்து வைத்துக்

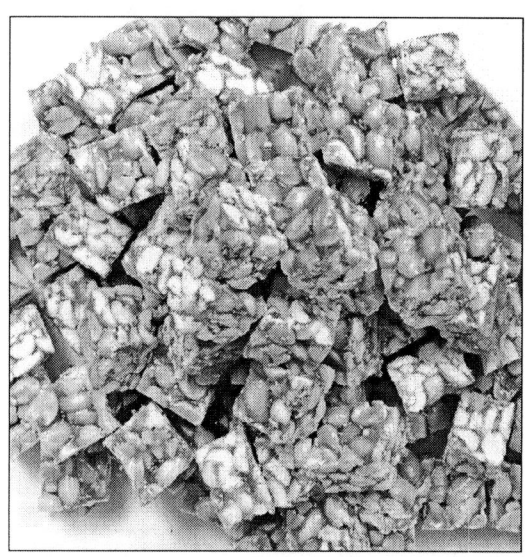

கொள்கிறார்கள். காலையில், மிதமான அடுப்புச்சூட்டில் சட்டியைவைத்து, கலவையில் கொஞ்சத்தை அள்ளிஊற்றி லேசாக வெடிக்கும் தருவாயில், கடலையை அள்ளிப்போட்டு நன்கு கிண்டி சில நிமிடங்களில் இறக்கி கொட்டி, சமதளக் கட்டையால் சமப்படுத்தி வெட்டினால் கடலை மிட்டாய் வாசமே கடைவாயிலில் ஊரைக் கூட்டி விடுகிறது.

பெங்காலி, குஜராத்தி என இனிப்பகங்களில் பலவண்ண பதார்த்தங்கள் குவிந்திருந்தாலும், வி.வி.ஆர் கடலை மிட்டாய்க் கடையில் எப்போதும் வரிசைகட்டி நிற்கும் கூட்டமே கோவில்பட்டி கடலை மிட்டாயின் ருசிக்கு சான்று.

வெ. நீலகண்டன்

50
ஜோடி நெய்தோசை

திருச்சி மலைக்கோட்டையில் வழுவழுப்பான பாறையில் நின்று மேற்கே பார்த்தால், விரிந்து கிடக்கும் காவிரியின் வனப்பைத்தாண்டி, சீரான இடைவெளியில் 2 கோபுரங்கள் வான்முட்டி நிற்கும். அதில் ஒன்று தான் திருவானைக்காவல் ஜம்புகேஸ்வரர், அகிலாண்டேஸ்வரி கோவில்.

ஜம்புகேஸ்வரர் ஆலயத்தின் மேலவிபூதி பிரகாரத்தில் இருக்கிறது பார்த்தசாரதி விலாஸ். இந்த உணவகத்தின் அருகில் சென்றாலே நெய்யின் வாசனை நாசியை ஈர்க்கும். உணவகத்தின் உள்ளே சென்று அமர்ந்து விட்டால், 2 ஜோடி நெய்தோசை நாவை கிளரச் செய்து வயிற்றுக்குள் இறங்கி விடுகிறது.

பொதுவாகவே, தோசை அலுக்காத உணவு வகைகளில் ஒன்று. அதிலும் நெய்வாசனை வருட, உரிய வெஞ்சனங்களுடன் தோசை சாப்பிடுவது சுகம். பார்த்தசாரதி விலாஸில் நெய் தோசைக்கு, தேங்காய் சட்னி, வெங்காயச் சட்னி, சாம்பார் என 3 தொட்டுக்கைகள் தருகிறார்கள்.

இந்த உணவகத்தின் நெய் தோசை விரும்பிகள் திருச்சி தாண்டியும் இருக்கிறார்கள். 'நெய் தோசை' என்றாலே மாஸ்டர் இரண்டு தோசைகளை ஜோடியாகத்தான் ஊற்றுவார். பெரிய வட்டத்தில் சல சலவென நெய் ததும்ப நயமாக சுருட்டி தட்டில்

வைப்பதே அழகுதான். ஒன்றைச் சாப்பிடும் நேரத்தில் இரண்டும் காலியாகி விடுவது தான் ஸ்பெஷல்.

1943-ல் பாலக்காடு அனந்தநாராயண அய்யரும், அவரது தம்பி சுப்பிரமணியம் அய்யரும் சேர்ந்து தொடங்கிய உணவகம் இது. அந்தக்காலத்தில் இங்கு பாசிப்பருப்பு தோசைதான் ரொம்ப பேமஸ். காலப்போக்கில் அதற்கு வரவேற்பு குறைய, நெய்தோசையால் அனைவரையும் மயக்கி விட்டார்கள் பிள்ளைகள் வைத்தியநாதனும், மணிகண்டனும். சுவையைப் போலவே உணவகமும் மரபு மாறாமல் பழசைப் போலத்தான் இருக்கிறது.

தோசையின் மிருதுத்தன்மைக்கும், சுவைக்கும் கலவை தான் காரணம் என்கிறார் வைத்தியநாதன்.

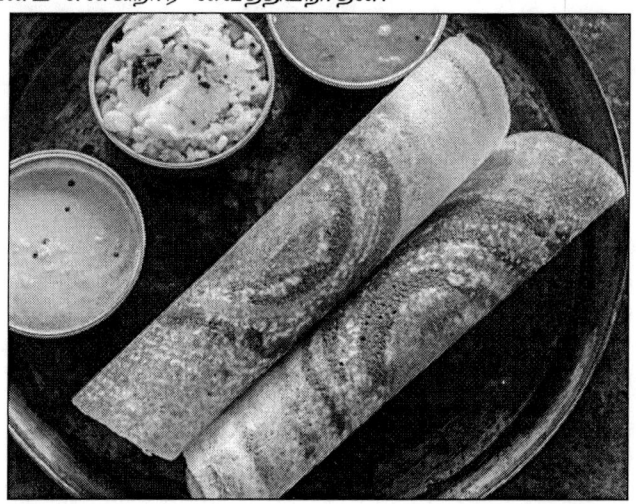

நான்கு பங்கு புழுங்கல் அரிசிக்கு ஒரு பங்கு உளுந்து. உடைத்த உளுந்து ஆகாது. உருட்டு உளுந்தே சுவைகூட்டும். கையில் தொட்டால் வழியாத இறுக்கத்துக்கு மாவை அள்ளி விடுகிறார்கள். அதற்கு மேல் கலவை சேர்க்காமல் கல்லில் ஊற்றி 6 இழுப்பு. லேசாக வேகத்துவங்கும் நேரத்தில், நெய்யை தூவுகிறார்கள்.

நெய்யும்கூட வீட்டுத் தயாரிப்புதான். வீட்டிலேயே வெண்ணெய் தயாரித்து, உருக்கி நெய்யாக்குகிறார்கள். இது தவிர சுவைக்கு இன்னொரு காரணமும் இருக்கிறது. பார்த்தசாரதி விலாஸில் இன்னும் விறகடுப்பே எரிகிறது.

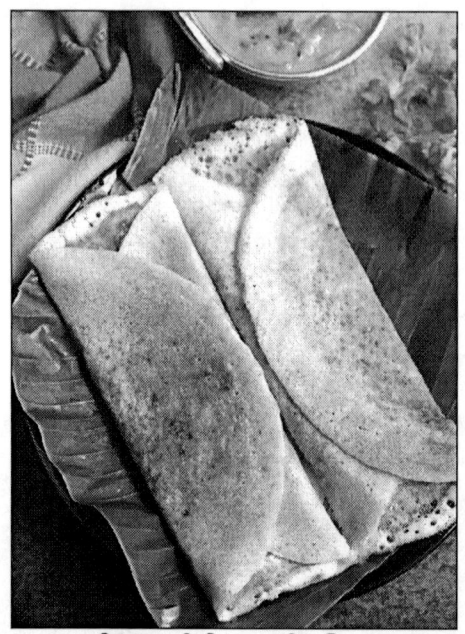

காலை 4.30 மணிக்கு விழித்து விடுகிறது உணவகம். இனிய கானமும், இசையும் காதை வருட, பொங்கலும், காபியும் ஆவிபறக்க அணி வகுக்கிறது. 7 மணி முதல் 11 மணி வரைக்கும், மாலை 3 மணி முதல், இரவு 8 மணி வரைக்கும் ஜோடி நெய் தோசை. தனித்தோசை 20ரூபாய்.

ஈசனின் உடல் படர்ந்துவரும் காவிரிகாற்று உடலைக் வருட, பார்த்தசாரதி விலாஸ் நெய் தோசை நாவை வருட, ஈசனின் அருள் மனதை வருட, திருவானைக்காவல் பயணமே சிறப்பான அனுபவம் தான்.

51
ஜிகர்தண்டா

பெயரைப் பார்த்து தமிழகத்துக்கு தொடர்பில்லாத ஏதோவொரு வஸ்து என நினைக்க வேண்டும். ஜிகர்தண்டா, அக்மார்க் மதுரை ஸ்பெஷல். 'ஜிகர்' என்றால் இந்தியில் 'இதயம்' என்று பொருளாம். 'தண்டா' என்றால் குளிர்ச்சி. மீனாட்சியை தரிசிக்க வந்த யாரோ ஒரு இந்திக்காரர் இந்த பானத்தின் குளுமையில் மயங்கி இந்த பெயரை வைத்துவிட்டுப் போயிருக்கலாம். உண்மையிலேயே இது இதயத்தை குளுமையாக்கும் பானம் தான்.

பால், பாதாம்பிசின், ஒருவகை கடல்பாசி, பாசந்தி, ஐஸ்கிரீம் எல்லாமும் கலந்த கலவை தான் ஜிகர்தண்டா. மதுரைக்குப் புதிதாக வருபவர்கள் மட்டுமின்றி மதுரை வாசிகளே இதன் சுவைக்கு அடிமைகளாக இருக்கிறார்கள்.

இந்த பானத்தை மதுரைக்கு அறிமுகப்படுத்தியவர் ஒரு இஸ்லாமியப் பெரியவர். இவரது பெயர்கூட இப்போது யாருக்கும் நினைவில்லை. 50 வருடங்களுக்கு முன்பு சிறிய டிரம்மில் ஐஸ்கட்டிகளை உடைத்துப் போட்டு, கலவை ஐட்டங்களை தள்ளுவண்டியில் வைத்து விற்பனை செய்தவர். அந்த பெரியவரிடம் தொழில் கற்ற சேக்மீரானும் இப்போது இல்லை. இவர்தான் ஜிகர்தண்டாவை கடைதொடங்கி விற்பனை செய்தவர். கீழமாரட் வீதி கார்னரில் உள்ள சேக்மீரானின் 'பேமஸ் ஜிகர்தண்டா' கடையில் பாரம்பரியமான சுவை நாவை வருடுகிறது. இப்போது

மீரானின் பிள்ளைகள் கடையை நிர்வகிக்கிறார்கள். அண்ணாநகர் 80 அடி ரோட்டிலும் ஒரு கிளை இயங்குகிறது.

மதுரை முழுவதும் 100க்கும் மேற்பட்ட ஜிகர்தண்டா கடைகள் உள்ளன. இவை தவிர ஜனநெருக்கம் உள்ள பகுதிகளை குறிவைத்து 200க்கும் மேற்பட்ட தள்ளுவண்டி கடைகள் பரபரக்கின்றன. காலை 11 மணியில் இருந்து இரவு 11மணி வரை இந்தகடைகளில் கூட்டம் அலைமோதுகிறது.

ஜிகர்தண்டாவின் குளுமைக்கு முக்கியக் காரணம், சைனாகிராஸ் அல்லது அஹர்அஹர் எனப்படும் கடல்பாசி. உடல்சூடு, வயிற்றுப்புண், வாய்ப்புண்ணுக்கு அருமருந்து இது. புரதச்சத்து நிறைந்த இந்த கடற்பாசியை விஜயவாடா, டெல்லி போன்ற பகுதிகளில் இருந்து இறக்குமதி செய்கிறார்கள். வெள்ளை நிறத்தில் புற்களைப்போல இருக்கும் இவற்றை தண்ணீரில் ஊறவைத்தால் ஜெல்லியாகி விடுகிறது.

இது தவிர, பாதாம்பிசின் என்ற சத்துமிகுந்த பொருளும் சேர்க்கப்படுகிறது. இந்தப் பொருள் கோந்து போல இருக்கும். இதையும் ஊறவைத்து பயன்படுத்த வேண்டும்.

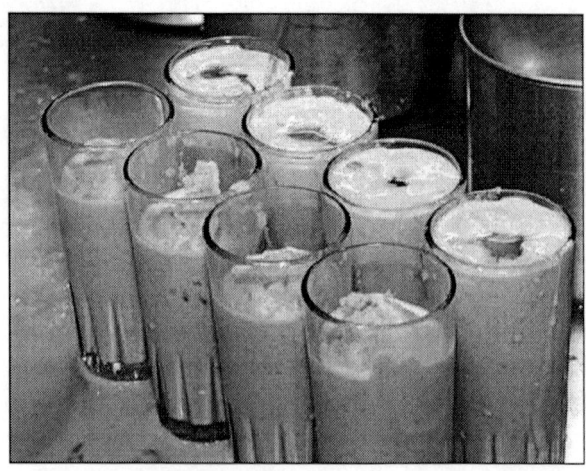

ஜிகர்தண்டாவின் செய்முறை சற்று சிரமமானது. முதல்நாளே பாதாம்பிசினையும், கடல்பாசியையும் தனித்தனியாக ஊறவைக்கிறார்கள். பாலை 9 மடங்கு அளவுக்கு சுண்டக் காய்ச்சி, சர்க்கரை கலந்து ஐஸ்கிரீம் ஆக்குகிறார்கள். அதே போல சர்க்கரை கலக்காமல் பாலைக் காய்ச்சி பாசந்தி செய்கிறார்கள். இது தவிர நன்னாரி, மகாவள்ளி ஆகிய

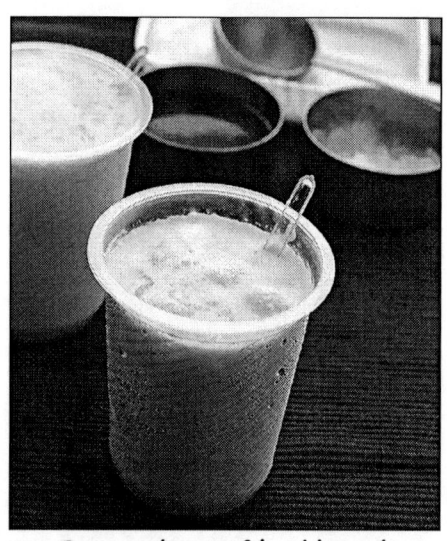

செடிகளின் வேரை வேகவைத்து, அதில் சர்க்கரைப் பாகு கலந்து சர்பத் பதத்துக்கு ஒரு திரவத்தை தயாரிக்கிறார்கள். இவைகளின் மொத்தக்கலவை தான் ஜிகர்தண்டா.

முதலில் ஐஸ்கிரீம். அடுத்து கடற்பாசி, பாதாம்பிசின் கலவை. அடுத்து சர்பத், பாசந்தி, இன்னும் கொஞ்சம் ஐஸ்கிரீம். சாப்பிடுவதா, குடிப்பதா என தவிக்க வேண்டும். மதுரையையே மறக்க முடியாத அளவுக்கு ஜிகர்தண்டா நாவுக்கு இணக்கமாகி விடுகிறது.

வெ. நீலகண்டன்

52
இளம்தோசை

கோரிகாசி, காய்குருமா, அக்கிரொட்டி, சன்னாஸ், மாசாசுக்கா, குர்தாக்கோரி, கோசம்பரி... இதெல்லாம் கர்நாடகாவில் கோலோச்சும் பிரபலமான உணவு வகைகள். புளிப்பும், உறைப்பும் சற்று கூடுதல் முகம் காட்டும் இம்மக்களின் உணவில் ஏதேனுமொரு வகையில் இனிப்பும் இடம்பிடித்து விடும். ஒன்றுமே இல்லாவிட்டாலும் கொஞ்சம் வெல்லத்தையாவது இலையில் வைத்து விடுவார்கள். உறைப்பும், புளிப்பும் இருந்தாலும் இனிப்பாக உறவு தளைத்து நிற்க வேண்டும் என்பதே அந்த உபசரிப்பின் தத்துவம்.

பெங்களூருக்கும் மங்களூருக்கும் இடையில் இருக்கும் உடுப்பி, கர்நாடகா சமையல் பாரம்பரியத்துக்கு மிகப்பெரிய கௌரவம் பெற்றுத்தந்த நகராகும். உடுப்பி என்றால் 'நட்சத்திரங்களின் இறைவன்' என்று பொருளாம். 13ம் நூற்றாண்டில் இந்த நகரிலே நிறுவப்பட்ட கிருஷ்ணா மடம் இன்னொரு கம்பீரம். 'உடிப்பி' என்றால் 'துளு' மொழியில், 'சுவையான சைவஉணவு' என்று பொருளாம். உடிப்பியே உடுப்பியாக திரிந்து விட்டது என்றும் ஒரு வாதமுண்டு. தனித்துவமான சுவையால் இன்று உலகின் பல நகரங்களில் உடுப்பி உணவகங்கள் நிரந்தர வாடிக்கையாளர்களோடு தனிக்காட்டு ராஜாவாக கோலோச்சிக் கொண்டுள்ளன.

பொதுவாக, உணவகங்களுக்கு விளம்பரமே தேவையில்லை. சுவையும், தரமும் தானாகவே விளம்பரம் தேடிக்கொள்ளும். எந்த

மூலையில் ஒரு கடையை விரித்து, 'உடுப்பி உணவகம்' என்று போர்டு மாட்டினாலும், கனமாக கல்லாக் கட்டலாம் என்ற அளவுக்கு உடுப்பிக்காரர்கள் ருசி பழக்கி வைத்திருக்கிறார்கள்.

உடுப்பி உணவில் தோசை மிகவும் விஷேசமானது. ஒரே மாவு தான். ஆனால் வடிவத்திலும், வகைகளிலும் உடுப்பிக்காரர்களைப் போல வேறுயாரும் மாயாஜாலங்கள் செய்ய முடியாது. இளம்தோசையும் உடுப்பிக்காரர்களின் கண்டுபிடிப்பு தான். வடசென்னையில் உள்ள ராயபுரம் பகுதியில் எல்லா உணவகங்களிலும் இளம்தோசையை ருசிக்கலாம்.

குறிப்பாக, மன்னார்சாமி கோவில் தெருவில் உள்ள 'வாசுதேவ்பவன்'. மங்களூரைச் சேர்ந்த கோபாலகிருஷ்ணன் நடத்தும் அக்மார்க் உடுப்பி ஹோட்டல். கடையின் வடிவத்தில், கொஞ்சம் 'நாட்டு உணவகங்களின்' சாயல் தெரிந்தாலும் சுவையில் சற்றும் உடுப்பித்தன்மை மாறவில்லை. 26 வருட பாரம்பரியம் கொண்ட இந்த உணவகம், தினமும் மாலை 6 மணிக்கு மேல் நிறைந்து விடுகிறது. காரணம், இளம்தோசை.

முறுக வேகாத, மாவு கொப்பளித்து அடங்கிய இளம்பதம். தும்பைப்பூவைப் போன்ற வெள்ளை நிறம். மெலிதான வெந்தய வாசனை. இதுதான் இளம்தோசை. செட்டாகத் தான் பரிமாறுவார்கள்.

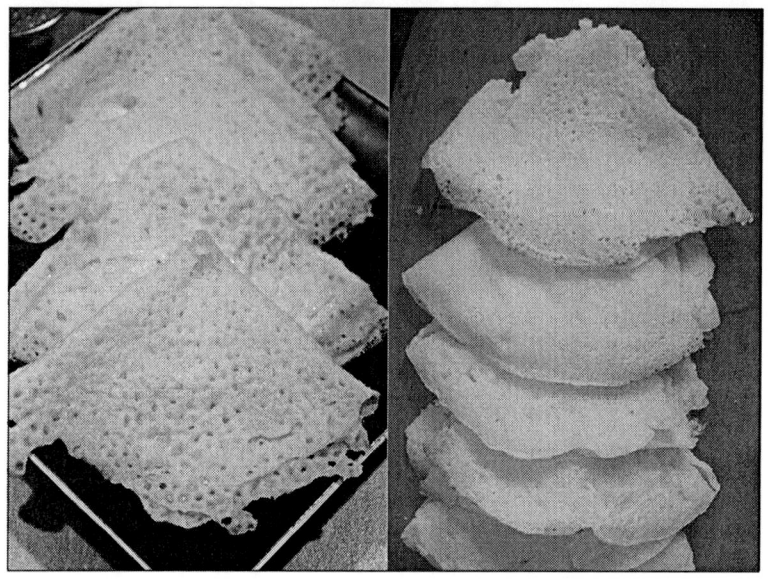

மல்லிச்சட்னி தகுந்த சைடிஷ். பெயர்க்காரணம் கேட்டால், "இளசாக வேகவைப்பதால் இளம்தேசை" என்கிறார் கோபாலகிருஷ்ணன்.

பச்சையரிசி, புழுங்கல் அரிசி இரண்டும் சம அளவு. அதோடு உளுந்தும், வெந்தயமும் கலந்து முதல்நாள் அரைத்து, மறுநாள் ஊற்றவேண்டும். வார்க்கும் கல்லின் தன்மை தான் இளம்தோசையின் தன்மையைத் தீர்மானிக்கும். மென்மையான தோசைக்கல்லில் மிதமான வெப்பத்தில் வார்க்கவேண்டும். ராயபுரம் இளம்தோசை, வித்தியாசமான மாலை நேரத்து அனுபவம்.

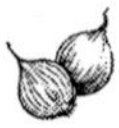

53
இலையப்பம்

அப்பம் என்பது மிகப் பழமையான பலகார வகைகளில் ஒன்று. தமிழக, கேரள மலைப்பகுதிகளில் வாழும் பல பழங்குடி இனக்குழுக்கள் தங்கள் சடங்கு, பண்டிகை நிகழ்வுகளில் விதவிதமான அப்ப வகைகளை செய்து இறைவனுக்குப் படைத்து வழிபடுகிறார்கள். மாதி, குளிகன் போன்ற சில மலை தெய்வங்களுக்கு அப்பமென்றால் மிகவும் பிரியமாம். பலா, கொய்யா, பனையோலை, தென்னங்குருத்து ஓலை போன்றவற்றில் மாவை வைத்து அப்பம் அவித்தெடுப்பது மரபு. சில பெருமாள் கோவில்களில் கூட அப்பத்தை பிரசாதமாக வழங்கும் வழக்கம் இருக்கிறது.

குமரி மாவட்டத்தின் எல்லையான களியக்காவிளை நகரத்துக்குச் சென்றால் எல்லா டீக்கடைகள், உணவகங்களிலும் வாழை இலையில் மடித்து வைக்கப்பட்டுள்ள ஒரு அப்பவகையை பார்க்கலாம். அதுதான் இலையப்பம்.

பூரணக் கொழுக்கட்டையைப் போன்ற வடிவம். வாழை இலை மணம் கமழ, தித்திக்கும் இந்த இலையப்பம் கேரளமக்களின் பாரம்பரிய சிற்றுணவு.

கேரளாவில் இதன்பெயர் 'வல்சியம்'. 40 வருடத்துக்கு முன்பு இந்நகரைச் சேர்ந்த அகமது கான் என்பவர் தான் வல்சியத்தின்

தொழில்நுட்பம் அறிந்து வந்து களியக்காவிளையில் ஒரு கடையை திறந்து, 'இலையப்பம்' என்ற பெயரையும் சூட்டியிருக்கிறார். இப்போது நகரின் அடையாளமாகிவிட்டது. அகமதுகான் திறந்த அந்த சிறியகடை இப்போது 'உப்பா ஹோட்டல்' என்ற பெயரில் வளர்ந்தோங்கி நிற்கிறது. இப்போது, அகமதுவின் பேரன் அயூப்கான் நிர்வகிக்கிறார்.

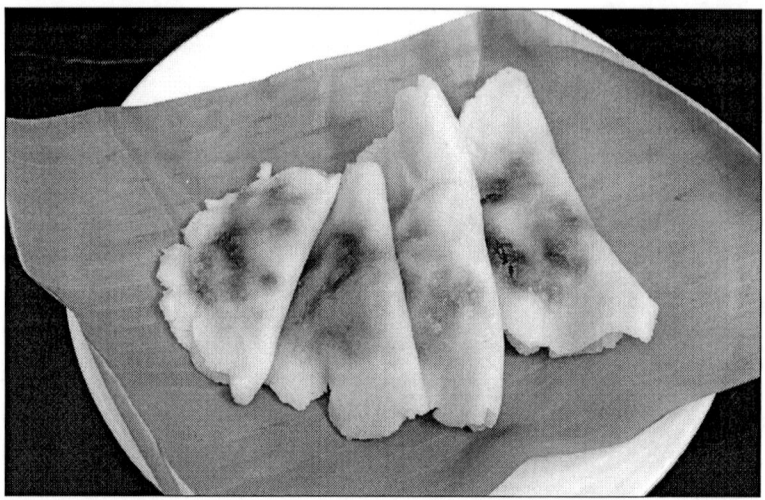

வெல்லம், பாசிப்பயறு, அவல், நேந்திரம்பழம் அல்லது பலாப்பழம். இவைகளோடு அரிசிமாவு, மைதா. இவைகளின் கூடுதலே இலையப்பம். செய்முறையில் நான்கைந்து நிலை உண்டு. முதலில் வெல்லத்தை உடைத்துப் போட்டு பாகு காய்ச்சுதல். அடுத்து பாசிப்பயிறை வேக வைத்தல். வாழைப்பழம் என்றால் கையால் மசித்துக் கொள்ள வேண்டும். பலாப்பழம் என்றால் மிக்சியில் அரைக்கலாம்.

அவித்த பாசிப்பயிறு, மசித்த பழம், அவல் அனைத்தையும் வெல்லப்பாகில் போட்டு பூரணம் போல பிசைகிறார்கள்.

மைதாவையும், அரிசி மாவையும் தோசைமாவு பதத்துக்கு கலந்து கொள்ளுதல் அடுத்த நிலை. சதுரமான வாழை இலையில், கொஞ்சமாக இந்த மாவைஊற்றி இலை அகலத்துக்கு வட்ட வடிவில் பரப்பி, நடுவில் பிசைந்து வைத்துள்ள பூரணத்தை அள்ளி வைத்து, இலையை நான்கைந்தாக மடித்து, சொருகி, இட்லி அவிப்பது போல வேக வைக்கிறார்கள். 10 நிமிடத்தில், மெல்லக் கிளம்பும் வாழையிலை வாசனையும், பூரண மணமும் 'நான் வெந்துவிட்டேன்' என்று அறிவிக்கின்றன.

வாழை இலை சூழ வேகும் இந்த இலையப்பம் உடலின் சூடு குறைத்து நன்மை பயக்கும் நல்லுணவு என்கிறார் 'உப்பா ஹோட்டல்' அயூப்கான். உணவே மருந்து.

வழக்கமாக கடைகளில் திறந்தவெளியில் வைக்கப்பட்டுள்ள வடை, போண்டா போன்ற பதார்த்தங்களில் ஈக்கள் தின்றது போக மிச்சம் தான் மனிதர்களுக்கு. வாகனங்கள் வாரியிறைக்கும் தூசிகளுக்கும் வேறு போக்கிடமில்லை. சில கடைகளில் இலையப்பத்தையும் திறந்த வெளியில் தான் வைத்திருக்கிறார்கள். ஆனால் வாழைஇலை கவசம் இருப்பதால், சங்கடம் இல்லாமல் சாப்பிட முடிகிறது. உப்பா ஹோட்டலில் பொறுமையாக அமர்ந்து சாப்பிடலாம். ஒரு இலையப்பம் 4ரூபாய்.

54
உப்பேரி

நெல்லையில் இருந்து குமரி வரைக்கும் பயணித்தால் போதும். ரஸ்தாலி, பூவன், கற்பூரவல்லி, மலை, பேயன், பச்சை, பெங்களூர் பச்சை, கதலி, மொந்தன், நேந்திரன், கப்பி, சிறுமலை, செவ்வாழை என குறைந்தது 20 வகையான வாழைப் பழங்களையாவது ருசித்துவிடலாம். திமிறி நிற்கும் வாழைத்தாரை பெட்டிக்கடைகளில் கட்டித் தொங்கவிடுகிற அழகே அருகே அழைக்கும். இனியம், நாற்சத்து, ஃரிபோபுளோவின், நையாசின், தையாமின், ஃவோலேட், கால்சியம், இரும்பு, மக்னீசியம், பொட்டாசியம் என அத்தனை உயிர்ச்சத்துக்களும் இத்துணூண்டு வாழைப்பழத்தில் புதைந்து கிடக்கின்றன.

விருந்தினர்களை உபசரிப்பதில் நாஞ்சில் நாட்டு மக்களை மிஞ்சமுடியாது. வகைவகையாக பதார்த்தங்களை செய்து, அருகில் அமர்ந்து உரிமையோடு விருந்தினர்களை உபசரிப்பார்கள். இறுதியில் முழ நீளமுள்ள நேந்திரம் பழத்தையும் தந்து அப்போதே சாப்பிடவும் செய்து மிரள வைப்பார்கள். நேந்திரம் பஜ்ஜி, நேந்திரம் சிப்ஸ் என குமரி மக்களின் வாழ்க்கையில் ஒன்றிப் போய்விட்டது இவ்வாழை. அவ்விதம், நேந்திரம் வாழையில் செய்யப்படும் ஒரு பதார்த்தம் தான் உப்பேரி.

மலையாளக் கரையோரம் இருப்பதால் குமரி மக்களின் தமிழ் மூக்கினமாகவே ஒலிக்கிறது. நேந்திரங்காய் இவர்கள் மொழியில் ஏத்தங்காய். 'ஏத்தங்காய் உப்பேரி' என்பது இப்பதார்த்ததின் பெயர்.

குமரியின் வளம் பொருந்திய பகுதிகளில் ஒன்று தக்கலை. அதுதான் உப்பேரிக்கு பேர் போன நகரம். குமரியின் எல்லாப் பகுதிகளிலும் உப்பேரி கிடைத்தாலும் தக்கலை உப்பேரி சுவையிலும், தரத்திலும் முன்நிற்கிறது.

தக்கலைக்கு முகப்பில் புளியூர்குறிச்சி என்றொரு கிராமம். அங்கு முத்தடிச்சான்பாறை என்ற பகுதியில் உள்ளது தேவசகாயம் சிப்ஸ் பார்க். இதுதான் உப்பேரிக்கு பேர்போன கடை. தேவசகாயம் சிப்ஸ்பார்க்கின் உரிமையாளர் எம்.ஜி.முருகேசன். 40 வருடமாக உப்பேரி தயாரிக்கிறார். முன்பு திருவனந்தபுரத்தில் இருந்து தயாரித்து வெளிநாடுகளுக்கு ஏற்றுமதி செய்தவர். இப்போது தக்கலையில் செட்டிலாகி விட்டார்.

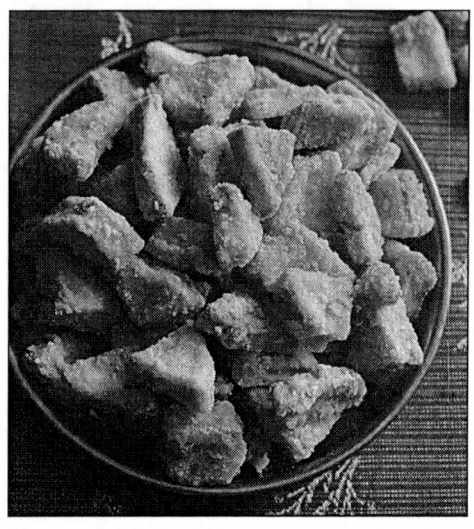

நன்கு முற்றிய நேந்திரங்காய்... இதன் தோள் அகற்ற விரல்நீளக் கட்டர் உள்ளது. அதை வைத்து நான்கு புறங்களிலும் கீறி லாவகமாக தோலை நீக்குகிறார்கள். பின், நான்காக வகுந்து, சிறு, சிறு துண்டுகளாக நறுக்குகிறார்கள். இரண்டு அடுப்புகள். ஒன்று, நறுக்கிய வாழைக்காயை பொறித்தெடுக்க, இன்னொன்று, சீனி, வெல்லம் இரண்டையும் சம அளவில் கலந்து பாகு காய்ச்ச.

காய்ச்சிய பாகில் சுக்கு, ஏலக்காயை நெய்யில் பொரித்துப் போடவேண்டும். அடுத்து, வாழைக்காய் துண்டுகளை ஒரு பாத்திரத்தில் கொட்டி, அதில் பாகை சிறிது, சிறிதாக ஊற்றி, ஒன்றின்மேல் ஒன்று ஒட்டாத வகையில் கிளறவேண்டும். பின் இதில் கிராம்பு, நல்ல மிளகுத்தூளைக் கலந்து நிழலில் கொட்டி காயவைக்க வேண்டும். அவ்வளவு தான். இது 6 மாதம் வரை கெடாது. வைத்துச் சாப்பிடலாம்.

தக்கலையில் இருந்து பலநாடுகளுக்கு பயணிக்கிறது உப்பேரி. தக்கலை தரத்திலேயே நாகர்கோவிலில் உப்பேரி வாங்கலாம். வடசேரி வள்ளிநாயகம் ஸ்வீட் ஸ்டாலில் சுவையான உப்பேரி கிடைக்கிறது.

55
டிகிரி காபி

அதிகம் காபி குடித்தால் ஆபத்து. பித்தம் கூடி சித்தம் கலங்கிவிடும் என்றொரு பக்கம். காபி குடித்தால் புற்றுநோய் நெருங்காது. தாம்பத்யம் இனிக்கும். எதிர்ப்பு சக்திகூடும் என்றொரு பக்கம். காபி, வரமா? சாபமா? என்ற சர்ச்சைக்கு இதுவரை முடிவு தெரியவில்லை. ஆனாலும் காபியைத் தவிர்த்துவிட்டு இனிமேல் உலகம் இயங்கவியலாது.

காபியின் பூர்விகம் எது என்பதில் முரண்பாடான கருத்துக்கள் உண்டு. கிறிஸ்து பிறப்பதற்கு 600 ஆண்டுகளுக்கு முன்பு, ஆப்பிரிக்காவில் உள்ள எத்தியோப்பியா நாட்டில் ஃகாப்பா என்ற பகுதியில் கல்பா என்பவர் ஆடுகளை மேய்த்துக் கொண்டிருந்தாராம். அப்போது வழக்கத்துக்கு மாறாக சில ஆடுகள் உற்சாகமாக ஆடியோடி திரிந்ததைப் பார்த்து அதிசயித்த கல்பா, அவைகள் ஒரு செடியில் உள்ள சிவப்பு பழங்களை உண்டதாலேயே உற்சாகமடைந்ததை கண்டறிந்தார். மறுநாள் அவரும் அப்பழங்களை ருசிக்க, அளவில்லாத உற்சாகத்தை உணர்ந்தார். இப்படித்தான் காபிச்செடி இனம் காணப்பட்டதென ஒரு செவிவழிக் கதையுண்டு. எத்தியோப்பியர்கள் காபிக்கொட்டையை தூளாக்கி, மாமிசக் கொழுப்பைக் கலந்து ஒருவித உணவைத் தயாரித்து சாப்பிட்டதற்கான குறிப்புகள் பதிவு செய்யப்பட்டுள்ளன.

தொடக்கத்தில், இது ஒருவித போதை பானம் என்ற எண்ணம் நிலவியதால் அரபு நாடுகளில் இதைப்பயன்படுத்த கடும் எதிர்ப்பு நிலவியது. தடையும் விதிக்கப்பட்டது. ஆயினும் 15ம் நூற்றாண்டில் மெல்ல, மெல்ல வெளியுலகுக்கு அறிமுகமானது. 17ம் நூற்றாண்டில் மெக்கா, ஏமன் நாடுகளுக்கு யாத்திரை சென்ற பாபாபூடன் என்பவர், காபி விதைகளை இந்தியாவுக்குக் கொண்டு வந்தார். அவர் முதன்முதலில் காபியை பயிரிட்ட இடம் கர்நாடகாவில் உள்ள சந்திரகிரி மலை.

இந்தியாவுக்கு வந்த வெள்ளைக்காரர்களால் காபி இந்திய மக்களின் வாழ்க்கையில் மட்டுமின்றி மண்ணிலும் கலந்து விட்டது. ஆடுமேய்ப்பவரால் கண்டறியப்பட்ட காபி இன்று உலகில் அதிகம் பருகும் நீர்ம உணவுகளில் ஒன்றாகி விட்டது. உலகம் முழுமைக்கும் பொதுவான பானமாக இருந்தாலும் உன்னத தன்மையோடு அந்த பானத்தை அருந்த கும்பகோணத்துக்குத் தான் வரவேண்டும்.

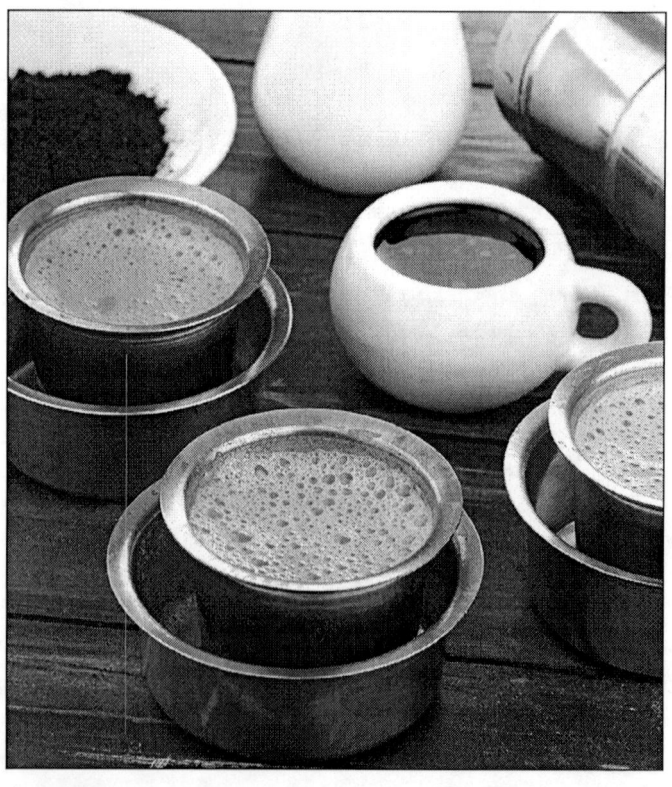

பொதுவாக குடந்தைக்காரர்கள் உணவு விஷயத்தில் பெரிய ரசனைவாதிகள். பிரம்ம முகூர்த்தத்தில் எழுந்து, கிணற்று நீரில் குளித்து, இறைவனை தொழுதபின் அவர்களுக்குச் சுடச்சுட டிகிரி காபி வேண்டும். அதைக்குடித்தால் தான் உடல் இயந்திரம் அடுத்தவேலைக்குத் தயாராகும்.

அதென்ன டிகிரிகாபி?

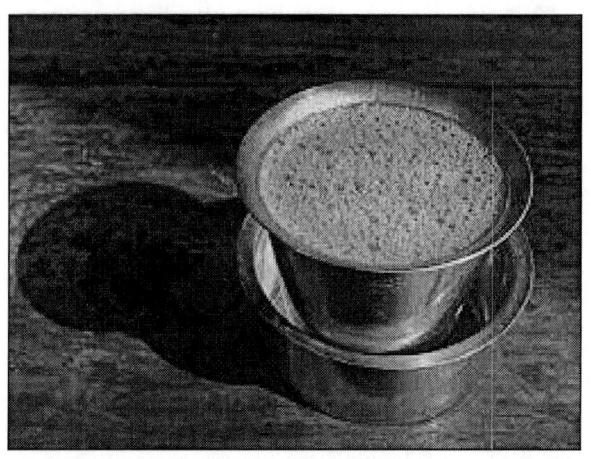

'டிகிரி' என்பது பாலின் தரத்தைக் குறிக்கும் அளவீடு. கறந்து சூடு ஆறாத, தண்ணீர் கலக்காத பசும்பால். கும்பகோணத்துக்கே உரிய பித்தளை காபி பில்டரை நன்கு சூடேற்றி, அதில் சிக்கரி கலக்காத காபித்தூளையும், சர்க்கரையையும் போட்டு, கொதிக்கும் வெந்நீரை ஊற்றி மூடிவிட வேண்டும். ஆடைசூடாத பால் பாதி, பில்டரில் ஊறிய காபி டிகாஷன் பாதி. ஓங்கி ஒரு ஆற்று... பொங்கிய நுரையும், பறக்கும் ஆவியும் நாவில் படுகிற நொடியில் உடம்பு நரம்புகள் கிளர்ந்து எழும்பும். உலகமே உற்சாகமாக விடியும்.

கும்பகோணத்தில் வீதிக்கு வீதி டிகிரி காபி கடைகள் உண்டு. மடத்துத்தெருவில் உள்ள இன்பம் காபிக்கடையில் டிகிரி காபி அருந்துவது சிறந்த அனுபவம். வெங்கடா லாட்ஜ் என்று ஒரு லாட்ஜ் இருந்தது. அதுதான் கும்பகோணம் டிகிரி காபிக்கு அடையாளம். அங்கு காபி மாஸ்டராக இருந்த கோதண்டராமன் தான் இன்பம் காபிக்கடையின் நிறுவனர். இதுதவிர, முருகன் கபே, காந்திபூங்கா அருகேயுள்ள வெங்கட்ரமணா ஹோட்டல், கும்பேஸ்வரன் கோவில் சந்நிதி தெருவில் மங்களாம்பிகா ஆகிய இடங்களில் ரியலான டிகிரி காபியை ருசிக்கலாம்.

வெ. நீலகண்டன்

56
டைமன் தோசை

தமிழகம், ஆந்திரா, கர்நாடகம் மற்றும் ஈழத் தமிழ் மக்களிடையே மிகுந்த ஆதிக்கம் செலுத்தும் பதார்த்தம், தோசை. இதன் பிறப்பிடம் குறித்து பல்வேறு தர்க்கங்கள் உண்டு. பிரபல உணவு ஆராய்ச்சியாளர் பட் சேப்மன், தோசையின் பிறப்பிடம் கர்நாடகாவில் உள்ள உடுப்பி நகரமே என்பார். ஆனால், கே.பி.ஆச்சாரியா போன்ற ஆய்வாளர்கள், கி.பி.6ம் நூற்றாண்டு சங்க இலக்கியங்களிலேயே தோசை என்ற பெயர் இடம் பெற்றிருப்பதைச் சுட்டி தமிழகமே அதன் தோற்றுவாய் என்கிறார்கள்.

நம் பகுதியில் மட்டும் சுமார் 30வகையான தோசைவகைகள் புழக்கத்தில் இருக்கின்றன. கர்நாடகாவின் உத்திர கன்னடா, தட்சிண கன்னடா மாவட்டங்களில் 'நீர்தோசை' பிரபலம். ஈழத்தில், 'பருத்தித்துறை தோசை' ஃபேமஸ். உளுந்து, அரிசி, கோதுமை மாவுகளை தென்னங்கள் ஊற்றி புளிக்கவைத்துச் செய்யப்படும் இந்த தோசையைச் சாப்பிடுவதற்காகவே பிற பகுதிகளில் இருந்து பருத்தித்துறைக்கு படகேறி வருபவர்கள் உண்டாம். என்னதான் இருந்தாலும் நம்மூர் மசால் தோசைக்கு இணையில்லை. அதற்கு மயங்காதார் வேறெந்த தோசைக்கும் மயங்கார்.

இதுவே, வடசென்னையில் உள்ள வண்ணாரப்பேட்டை வாசிகளைக் கேட்டால் "டைமன் தோசைக்கு நிகரில்லை" என்பார்கள். இப்பகுதியில் எந்த உணவகத்தில் அமர்ந்தாலும்

'டைமன்தோசை' என்ற பெயரே பிரதானமாக உங்கள் காதுகளில் ஒலிக்கும். ('ஒரு டைமன் ஒன்னு...' என்று சர்வர் கூவுவது கூடுதல் சுவாரஸ்யம்)

வடிவத்தில் மட்டுமல்லாது, சுவையிலும், சேர்மானங்களிலும் வேறுபடும் இந்த தோசையை மணியக்காரன் செட்டியார் ரோட்டில் உள்ள நியூ துர்க்கா பவனில் சாப்பிடுவது நல்ல அனுபவம். கேரட்டும், பீட்ரூட்டும் செவ்வண்ணத்தை அள்ளி வார்க்க, மசாலாப் பொடியின் மணம் நாசியைத் தழுவ, சீராக மடித்து பரிமாறப்படும் இந்த தோசையின் வடிவமும், சுவையும் வித்தியாசமாகத் தான் இருக்கிறது.

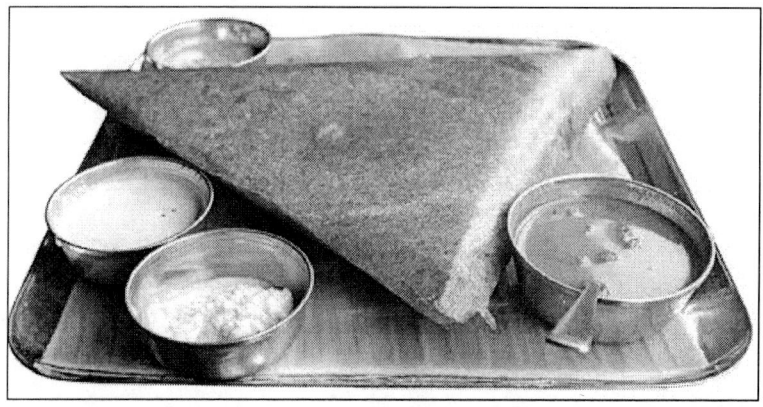

துர்க்காபவனுக்கு வயது 66. தொடங்கியது நாராயணபட் என்ற உடுப்பிக்காரர். இவர் அறிமுகப்படுத்தியது தான் டைமன்தோசை. இப்போது இந்த உணவகத்தை ஓட்டல்கள் சங்க பிரமுகர் வி.கே. நாராயணசாமி நடத்தி வருகிறார். தினமும் மாலை 4 மணி முதல் 9 மணி வரை டைமன் தோசையை, நான்கைந்து சைடிஷ்களோடு ருசிக்கலாம். குழந்தைகளை குதூகலப்படுத்த தகுந்த உணவு.

முதலில் கேரட், பீட்ரூட்டை மென்மையாக சீவி, அதோடு பீன்ஸ், பட்டாணியை சேர்த்து குழைய வேகவைக்க வேண்டும். இஞ்சி, பூண்டு, முந்திரி, தேங்காயை அரைத்து, வெங்காயம், தக்காளி போட்டுத் தாளித்து, வேகவைத்த காய்கறிகளைக் கொட்டி நிறைய தண்ணீர் ஊற்றிக் கிளறி நீர்பதத்தில் இறக்கவேண்டும்.

தோசையை ஊற்றி, அதன்மேல், தாளித்த காய்கறிக் கலவையைக் கொட்டி, மேலே கொஞ்சம் மசாலா பொடித் தூவி, சற்று வெந்ததும் டைமன் வடிவில் தோசையை மடித்து பரிமாறலாம்.

வெ. நீலகண்டன்

57
கோலி போண்டா

உள்ளடக்கம் இல்லாமல் உளறிக் கொட்டுபவர்களை 'போடா வெங்காயம்' என்று திட்டுவார்கள். உரித்துப் பார்த்தால் உள்ளே வேண்டுமானால் ஒன்றுமில்லாமல் போகலாம். ஆனால் வெங்காயத்தின் ஒவ்வொரு துளியிலும் மாபெரும் மருத்துவ மகத்துவங்கள் புதைந்து கிடக்கின்றன.

காய்கறிகளின் வயாக்ரா என்றால் முருங்கைக்காய் தான் என்று நினைப்பீர்கள். உண்மையிலேயே வெங்காயத்துக்குத் தான் அந்த பெருமை பொருந்தும். ஏதேனும் ஒரு வகையில் தினமும் வெங்காயத்தை உணவாகக் கொள்பவர்கள் நீண்ட ஆரோக்கியத்தோடு மட்டுமல்ல, இன்பமாகவும் வாழ்கிறார்கள் என்கிறது ஒரு மருத்துவக்குறிப்பு. உடம்பில் வலியையும், அயற்சியையும் உண்டாக்குகிற கூட்டுப்பொருட்களை வெங்காயத்தில் உள்ள என்சைம்கள் சிதைத்து அழித்து விடுகின்றனவாம். சிறுநீரகம் தொடங்கி, இதயம் வரைக்கும் வெங்காயம் செய்யும் மகத்துவங்கள் ஏராளம்.

வெங்காயத்தில் தாது உப்பு, வைட்டமின்கள், புரதங்கள் நிறைந்துள்ளன. மருத்துவத்துறையின் பிதாமகனாகப் போற்றப்படும் ஹிப்போகிரேட்ஸ், வெங்காயத்தைப் பற்றி பக்கம், பக்கமாக சிலாகித்து எழுதியிருக்கிறார்.

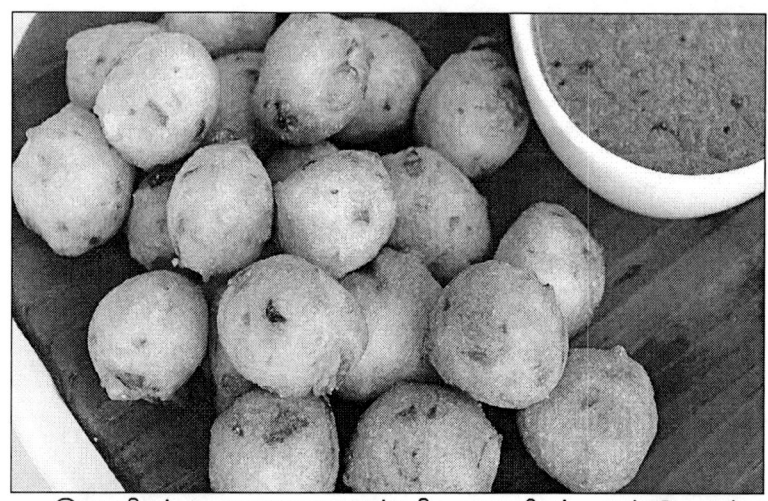

இது மிகப்பழமையான காய்கறி. ஆறாயிரம் ஆண்டுகளுக்கு முன்பே எகிப்தியர்கள் இதைப் பயன்படுத்தியுள்ளார்கள். இந்தியர்களுக்கும், வெங்காயத்துக்கமான உறவும் பழமையானது தான். நேபாளத்தில் இறைவனுக்கே வெங்காயத்தை படையல் செய்கிறார்கள்.

இவ்வளவு சீரும், சிறப்புமிக்க வெங்காயம் தான் கோலி போண்டாவின் உள்ளடக்கம். கோலி என்றால் உருண்டை. கோலி போண்டா என்றால் உருண்டையான போண்டா. போண்டா, தென்னிந்திய உணவு வகையைச் சேர்ந்தது என்றொரு கருத்துண்டு. சரபோஜி காலத்தில் மகாராஷ்டிரத்தில் இருந்து இறக்குமதியானது என்றும் சொல்வார்கள். எதுவாயினும், கோலி போண்டா மயிலாப்பூரின் அடையாளமாகவே மாறிவிட்டது.

மயிலாப்பூர், மத்தள நாராயணன் தெருவில் உள்ள, 'கற்பகாம்பாள் கபாலி இனிப்பகம்' தான் கோலி போண்டாவின் தாயகம். 40வருடப் பாரம்பரியம் கொண்ட இந்த இனிப்பகத்தின் தரத்தை, எந்த நேரம் பார்த்தாலும் வரிசைகட்டி நிற்கும் வாடிக்கையாளர்களை வைத்து கணித்துவிடலாம். இக்கடையின் நிறுவனர் சுப்பிரமணியன் செட்டியார். இப்போது அவரது மகன் முனுசாமியின் நிர்வாகத்தில் இருக்கிறது இனிப்பகம்.

வெங்காயத்தை தூளாக வெட்டி, தேவையான உப்பைப் போட்டு டால்டாவை ஊற்றி நன்றாக கிளற வேண்டும். அக்கலவையின் மேல் கடலைமாவைக் கொட்டி கை ஒட்டாத பதத்துக்குப் பிசைந்து எண்ணெயில்

உருண்டையாகப் பிடித்துப் போட்டு பொறித்து எடுக்கவேண்டும். வெங்காயமே கோலி போண்டாவின் சுவையை தீர்மானிக்கும். அளவு அதிகமானால் சுவையும் அதிகமாகும். மாவை பிசைந்து அதிகநேரம் வைக்கக்கூடாது. போண்டாவின் நிறம் மாறிவிடும்.

கோலி போண்டாவுக்கு எந்த சைடிஷ்சும் தேவையில்லை. மாலை நேர மனநிலைக்கு உகந்த மிகச்சுவையான சிற்றுணவு. கற்பகாம்பாள் கபாலி இனிப்பகத்தில் 3 மணியில் இருந்து 5 மணி வரை ருசிக்கலாம்.

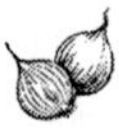

58
அத்தோ

ஆயிரம் வருடங்களுக்கு மேற்பட்டது பர்மாவுக்கும், நமக்குமான உறவு. நம் ராஜராஜனின் புதல்வன் ராஜேந்திரச் சோழன் பர்மாவை தனக்கு உட்படுத்தி அரசாண்டான். இடையில், சீனா, மங்கோலியர் என அந்நிய ஆதிக்கத்தில் சிக்குண்டு சிதறியது பர்மா. பிற்காலத்தில், அந்நாட்டின் பொருளாதார தாங்குசக்தியாகவே தமிழர்கள் உருவெடுத்தார்கள். இரண்டாம் உலகப்போரில், ஜப்பான் பர்மாவை இயங்கு தளமாக வைத்து இந்தியாவை குறிவைக்க, போரின் மையப்புள்ளியாக பர்மா மாறிப்போனது. அக்காலக்கட்டத்தில், தாய்லாந்துக்கும், பர்மாவுக்கும் இடையில் மலைகளைப் பெயர்ந்து ரயில்பாதை அமைத்ததில் லட்சக்கணக்கான தமிழ்த் தோட்டத்தொழிலாளிகள் உயிரிழந்ததெல்லாம் கசப்பான வரலாறு. எல்லாவற்றையும் கடந்து, பல ஆயிரம் பேர் தமிழகத்திற்கு தப்பி வந்தார்கள். அவ்விதம் வந்தவர்களுக்கு வடசென்னை பகுதியில் நிலம் தந்து ஆதரவளித்தது தமிழகம்.

அம்மக்களில் பலர், ஜீவனத்துக்காக தங்கள் அனுபவத்துக்கு ஏற்ப பல தொழில்களை நாடிக் கொண்டனர். உணவகங்களில் பணிபுரிந்து அனுபவம் கொண்ட சிலர், தங்கள் தகுதிக்கேற்ப, தள்ளுவண்டிகளைத் தயார்செய்து, பர்மிய உணவுகளை விற்கத் தொடங்கினார்கள். மிகவும் இயற்கைத் தன்மை பொருந்திய அந்த உணவுகள் நம் மக்களின் நாவை ஈர்க்க, நம்மூர் ஆட்களும்

அதன் நுட்பம் பழகி கடைவிரிக்கத் தொடங்கினார்கள். பர்மிய உணவான அத்தோ, கொருக்குப்பேட்டையை ஆக்கிரமித்த வரலாறு இதுதான்.

நொழு, நொழு நூடுல்ஸ்ஸ் வேகவைக்காத காய்கறிகளின் கலவை. மேலே சில சித்து வேலைகள் செய்து, தளும்ப, தளும்ப வாழைத்தண்டு சூப்பை ஊற்றினால் அதுதான் அத்தோ.

மன்னப்பன் தெருவில் உள்ள சங்கீதா அத்தோ ஷாப்பில், அத்தோ சாப்பிடுவது நல்ல அனுபவமாக இருக்கிறது. மாலை 5 மணி தொடங்கி, இரவு 10.30 வரை கிடைக்கிறது. கடைக்கு உரிமையாளர் விஜய். பர்மாவில் உணவகம் நடத்தி அனுபவமுள்ள, முகமதுயூசுப்பின் மகன் முகமது ஷாஜகான் தான் இங்கு அத்தோ மாஸ்டர். பர்மிய சுவை மினிமம் கியாரண்டி.

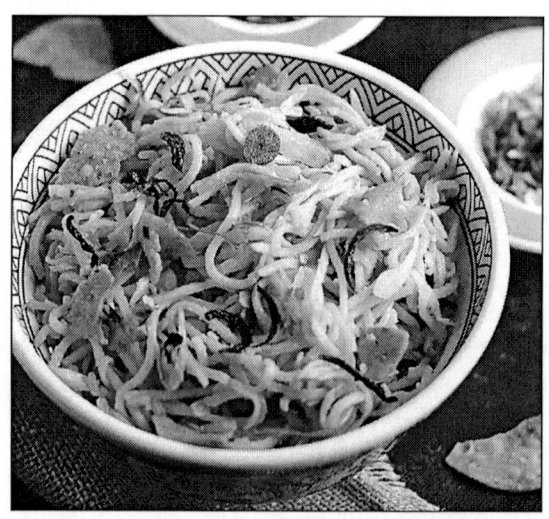

பர்மாவில் பெரும்பாலும் கோதுமையில் நூடுல்ஸ் செய்வார்கள். இங்கே அதெல்லாம் சாத்தியமில்லை. மைதா தான். அவித்த நூடுல்சில் முட்டைக்கோஸையும், வெங்காயத்தையும் வெட்டிப்போட்டு, புளி, உப்பு கலந்த நீரை தெளித்து, வறுத்த பூண்டு, வெங்காயம், மிளகாய், மல்லித்தூள் போட்டு கிளறுகிறார்கள்.

அடுத்து தேஜோவை நொறுக்கிப் போடுகிறார்கள். பெயர் தான் வாயில் நுழையவில்லையே தவிர 'தேஜோ' நம்மூரில் கிடைக்கும் ஐட்டம் தான். தட்டையைப் போல. அரிசிமாவில் கடலைப்பருப்பைப்

போட்டு எண்ணெயில் பொறித்து எடுத்தால் அதுதான் 'தேஜோ'வாம். எல்லாவற்றையும் கலந்து இறுதியில் வாழைத்தண்டு சூப். போதும், போதும் என்கிற அளவுக்கு ஊற்றுகிறார்கள்.

பர்மாவில் அத்தோ, அசைவம். வெங்காயத்துக்குப் பதில், சென்னாக்குண்ணி மீனைப் பொறித்துப் போடுவார்களாம். வாழைக்காய் சூப்புக்குப் பதில் மீன் சூப். விலை கட்டுபடியாகாமல் இங்கே அத்தோவை சைவமாக அறிமுகப்படுத்தியதாகச் சொல்கிறார் விஜய்.

மாலை நேரத்துக்குத் தகுந்த வயிறை வதைக்காத சிற்றுணவு அத்தோ. வாழ்த்தண்டு சூப்பும் அளவில்லாமல் கிடைப்பதால் இரட்டிப்பு பலன். தேடிச்சென்று சாப்பிடலாம்.

59
பட்டாணி காரச்சேவு

திருநெல்வேலியில் இருந்து திருச்செந்தூருக்கு பயணிப்பவர்கள் அம்மன்புரத்தில் இறங்காமல் செல்ல முடியாது. குறும்பூரை தாண்டியதுமே காற்றில் ஏறி நாசியை வருடத் தொடங்கி விடுகிறது அம்மன்புரம் பட்டாணி காரசேவின் வாசனை.

காரசேவு பதமான சிற்றுணவு. பெரும்பாலும் கடைகளில் கிடைக்கிற காரச்சேவுகள் கடலை மாவால் தான் செய்யப்படுகின்றன. இந்த காரச்சேவுகளின் பதத்தில் கிறங்கி நான்கு சேவு, கூடத் தின்றுவிட்டால் வயிறு பிசையத் தொடங்கி விடும். அம்மன்புரம் காரசேவின் ஸ்பெஷலே பட்டாணி மாவில் தயாராவது தான்.

அம்மன்புரத்தில், டீக்கடை தொடங்கி உணவகங்கள், மளிகைக் கடைகள் எல்லாவற்றிலும் பட்டாணி காரச்சேவு கிடைக்கிறது. சிலர் பட்டாணியை நன்கு ஊறவைத்து அரைத்து பயன்படுத்துகிறார்கள். மணிவிலாஸ் டீக்கடை போன்ற பாரம்பரியமிக்க சிலர், பட்டாணி மாவையே கொள்முதல் செய்து விடுகிறார்கள். அம்மன்புரத்தைக் குறிவைத்து பட்டாணி மாவை இறக்குமதியே செய்கிறார்கள் வியாபாரிகள்.

பட்டாணி மாவில் சேர்க்கப்படும் சரக்குச் சாமான்களில் தான் அம்மன்புரத்துக் கைங்கர்யம் இருக்கிறது. சீரகம், மிளகு என பக்குவத்துக்கும், சுவைக்கும் ஏற்ப பல மசாலா அயிட்டங்களைச் சேர்த்து உருண்டை,

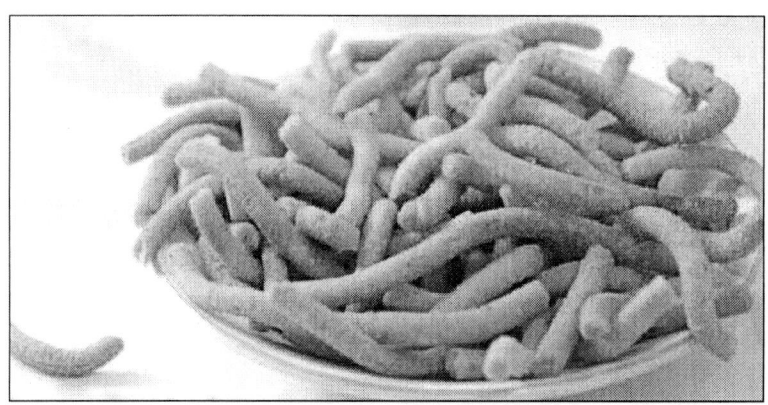

உருண்டையாக உருட்டி வைத்துக் கொள்கிறார்கள். பிரத்யேகமாக விற்கப்படுகிற 'காரசேவு தேய்ப்புக் கட்டை'யை எண்ணைச் சட்டிக்கு மேலே வைத்து உருண்டையை அழுந்தத் தேய்த்தால் கம்பி, கம்பியாக உதிர்கிறது மாவு. எண்ணெயில் வெந்து தணிந்ததும் காரச்சேவு உயிர் பெற்று வாசனையை பரப்புகிறது.

நாக்கை வதைக்காத மிதமான காரம். நீண்டும், நெளிந்தும் சுவைக்கத் தூண்டும் வடிவம். மொறுமொறுப்பான பிஸ்கட்டைப் போல மிக எளிதாக கரைந்து விடுகிறது பட்டாணிக் காரச்சேவு. எதுக்களிப்பு, நெஞ்சுக்கரிப்பு என பின் உபாதைகள் எதுவும் இல்லை. ஒரேயொரு அபாயம், அளவில்லாமல் திங்கத் தூண்டுவது.

பிரதான சாலையில், அம்மன்புரம் பேருந்து நிறுத்தத்துக்கு எதிரில் உள்ள மணிவிலாஸ் டீக்கடையின் காரச்சேவுக்கு வெளிநாடுகளில் கூட ரசிகர்கள் இருக்கிறார்கள். வெளிப்பாட்டுக்கு சாதாரண டீக்கடையாக தெரியும் மணிவிலாஸ், அமெரிக்கா வரைக்கும் காரச்சேவை அனுப்பி வைத்திருக்கிறது. வெளிநாடு செல்பவர்கள் நகரம் கடந்து கூட மணிவிலாஸ்க்கு வந்து வாங்கிச் செல்கிறார்கள். காரணம் ஒரு மாதம் வைத்துச் சாப்பிடவல்ல சிற்றுணவு இது. எண்ணெய் மக்கு வாசனை போன்ற பதார்த்தக் கேடுகள் இந்த காரச்சேவை அண்டுவதில்லை.

50 வருடத்துக்கு முன்னால் கீழப்புதுக்குடியை சேர்ந்த ஜெபமணி நாடார் தொடங்கியது இந்த மணிவிலாஸ் டீக்கடை. டீக்கடை கொஞ்சநாளில் டிபன்கடையாக மாற, அப்படியே காரச்சேவு, கந்தரப்பம் என பலகாரங்களையும் போடத் தொடங்கினார். ஒரு வித்தியாசத்துக்காக பட்டாணி மாவில் போட்ட காரச்சேவின் சுவையும், மணமும் ஊரைக் கூட்டிவிட்டதாம்.

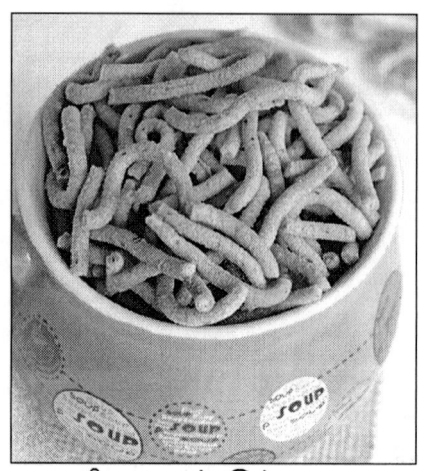

இன்று ஜெபமணி நாடார் இல்லை. ஆனால் காரச்சேவு அவரின் கைமணம் மாறாமல் வருகிறது. மனைவி ஜெயமங்களம் இன்றுவரையில் காரச்சேவு செய்முறையை ரகசியமாகவே வைத்திருக்கிறார். நாலைந்து மாஸ்டர்கள் இருந்தாலும் சரக்குச் சேர்த்து மாவை பதமாக்குவது மட்டும் அவர் தான்.

காலை 10 மணி முதல் மாலை 6 மணி வரை சுடச்சுட கிடைக்கிறது பட்டாணி காரச்சேவு. ஜெபமணி விலாஸில் ஒருநாளைக்கு 50 கிலோ விற்பனையாகிறது.

ஆறுமுகனேரி, திருச்செந்தூர், விருதுநகர் உள்ளிட்ட சில இடங்களில் 'அம்மன்புர காரச்சேவு' என்ற பெயரில் ஒரு அயிட்டம் கிடைக்கிறது. அதை வாங்காமல் தவிர்ப்பது உடம்புக்கும், பாக்கெட்டுக்கும் நல்லது.

60
அடை-அவியல்

தமிழர் உணவில் கொழுப்பு, சர்க்கரை, புரதம் ஆகிய அத்தியாவசிய சத்துக்கள் மிகுகுறைவு இல்லாமல் இயற்கையாகவே உண்டு. அதிலும் வளர்ச்சிக்கு உதவும் புரதச்சத்துக்கு மிகுந்த முக்கியத்துவம் தருபவர்கள் தமிழர்கள். வீட்டுக்கு வீடு அரிசிக் குருதுக்கு இணையாக பருப்புப் பானைகள் வயிறு புடைத்து நிற்கும். ராகிகஞ்சி, கொள்ளுச்சாறு, கேப்பைக்கூழ், பருப்புஅடை என உணவே வளமான, ஆரோக்கியமான வாழ்க்கைக்கு ஆதாரமாக இருக்கும். வயலுக்கும், வாழ்க்கைக்குமான தூரம் அதிகரிக்க தொடங்கியபிறகு, வெகுசுலபமாக இந்நிலை மாறிப்போனது. உணவே பிரச்னை ஆனதால், சரிவிகித உணவையெல்லாம் கற்பனை கூட செய்ய முடியவில்லை. ராகி, கேப்பை, கொள்ளு போன்ற திடமான உணவுப் பொருட்கள் அபூர்வமானதாகவும், நமக்குத் தொடர்பற்றவைகளாகவும் மாறிவிட்டன. விற்கும் விலையைப் பார்த்தால் பருப்பும் அவைகளைப் போல வழக்கொழிந்து விடுமோ என்றுதான் எண்ணத் தோன்றுகிறது.

ராகி, கேப்பை, கொள்ளு ஐட்டங்கள் காணாமல் போனாலும், பரம்பரியமிக்க உணவகங்களில் பருப்பு அடையை பார்க்கமுடிகிறது. குறிப்பாக, மயிலாப்பூரில், சில உணவகங்களில் அடை தினஉணவாகவே கிடைக்கிறது. கபாலீஸ்வரர் கோவில் ராஜகோபுரத்துக்கு எதிரே

54 வருடத்துக்கு முன்பு சிறு கொட்டகையில் தொடங்கி, இன்று வானளாவி வளர்ந்து நிற்கிற ஸ்ரீகற்பகாம்பாள் மெஸ், அடைக்கு பெயர்போனது.

பொதுவாக வீடுகளில் வார்க்கப்படும் அடை மொறுமொறுத்து போய்விடும். இதற்கு காரணம் சேர்மானக் குழப்பம். ஆனால் 'ஸ்ரீகற்பகாம்பாள் மெஸ்' அடையின் சிறப்பே அந்த 'மெதுமெது' தன்மை தான். இதற்கு காரணமாக இந்த மெஸ்சின் உரிமையாளர் சௌந்தர்ராஜன் அய்யர் சொல்வது, 'கைவாகு'.

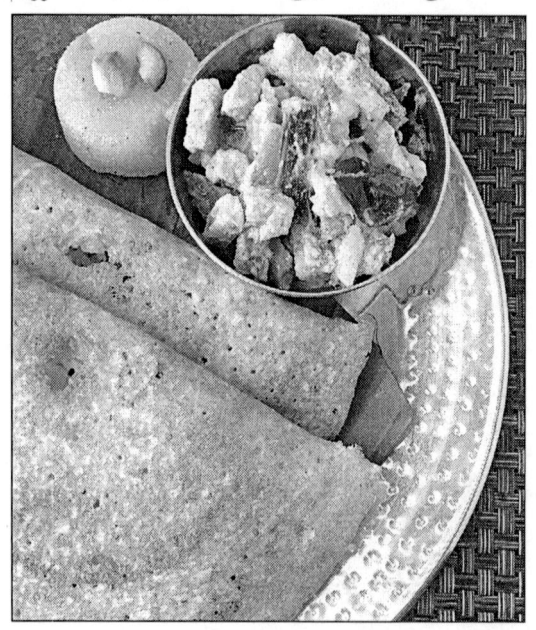

துவரம்பருப்பு, கடலைப்பருப்பு, பயத்தம்பருப்போடு பச்சரிசி, இட்லியரிசி சேர்த்து 4 மணி நேரம் ஊறவைத்து, காய்ந்த மிளகாய் சேர்த்து அரைத்து, சிறிது பெருங்காயத்தூள் சேர்த்து, வார்ப்பது தான் அடை. இட்லி, தோசைக்குப் போல புளிக்க வைக்க அவசியமில்லை. பருப்பு வகையறாக்களை விட அரிசி வகைகளை கொஞ்சம் குறைத்துப் போட்டால் 'மெதுமெது' அடை கிடைக்கும். மேலும் மாவில் வெங்காயம், முருங்கைக்கீரை போட்டு, வார்த்தால் இன்னும் கூடுதல் சுவை கிடைக்கும்.

சட்னி, கொத்சு என ஏரியாவுக்கு தகுந்தவாறு அடைக்கு பல தொட்டுக்கைகள் இருந்தாலும், அய்யர் மெஸ்சில் தரும் அவியலுக்கு கொஞ்சம் தூக்கலான ருசி இருக்கத்தான் செய்கிறது.

கேரட், பீன்ஸ், சேனை, சவ்சவ், உருளை, வாழைக்காய் என காய்கறிகளை தேங்காய்ப்பாலில் வேகவைத்து செய்யப்படும் இந்த டிஷ், பருப்பு அடைக்கு பக்குவமான துணை உணவு.

சௌந்தர்ராஜனுக்கு பூர்வீகம் தஞ்சாவூர் மாவட்டம் தான். அப்பா, தாத்தாவெல்லாம் உணவகத் தொழிலில் பேர்போனவர்கள். சென்னைக்கு இடம்பெயர்ந்ததே உணவகத் தொழிலை நம்பித்தானாம். முதலில் வெறும் இட்லி, தோசையில் தொடங்கிய இந்த மெஸ்சுக்கு 'இதயம் பேசுகிறது' மணியன், நாகேஷ், ஜெமினி எல்லோரும் தின வாடிக்கையாளராக இருந்தார்கள். "தினமும் உன் ஹோட்டல்ல இட்லி, தோசை சாப்பிட்டு நாக்கு செத்துப்போச்சுய்யா, ஏதாவது தஞ்சாவூர் ஐட்டத்தை செஞ்சுபோடு" என்று அவர்கள் சொல்லப்போக, சமையலில் வெளுத்து வாங்கும் தன் மனைவியிடம் நுணுக்கத்தை கேட்டறிந்து அடை அவியலை 'மெயின் டிஷ்' ஆக்கிவிட்டார் சௌந்தர்ராஜன். இப்போது தினமும் மாலை 3 மணிக்குத் தொடங்கி 10 மணி வரை அடை அவியல் சுடச்சுட கிடைக்கிறது. கபாலியின் உடல்வருடி வரும் காற்றை ஆத்மார்த்தமாக நுகர்ந்தபடியும், மெஸ்சில் இடைவிடாமல் ஒலிக்கிற தேவாரம், பிரபந்த பாடல்களில் லயித்தபடியும் அடை அவியலை ருசித்து சாப்பிடுவது மனதுக்கும், வயிற்றுக்கும் இதமான அனுபவம்.

வெ. நீலகண்டன்

61
பட்டணம் பக்கோடா

மெது பக்கோடா, வெங்காய பக்கோடா, முந்திரி பக்கோடா, சிக்கன் பக்கோடா, தூள் பக்கோடா கேள்விப்பட்டிருக்கிறோம். அதென்ன பட்டணம் பக்கோடா..?

திருச்சி, மெயின்கார்டு கேட், மேல் அரண்சாலையில், தேவர்ஹாலுக்குப் பக்கத்தில் உள்ள ஆதிகுடி காபிகிளப்புக்குப் போனால், சூடான இந்த 'பட்டணம் பக்கோடா'வை ருசித்துப் சாப்பிடலாம்.

பார்க்க போண்டா கணக்காக இருந்தாலும் வாயில் போட்டால் நொடியில் கரைந்து விடும் இந்த 'பட்டணம் பக்கோடா'வுக்குப் பின்னால் 94வருட திருச்சியின் சரித்திரம் புதைந்து கிடைக்கிறது.

லால்குடியை ஒட்டியுள்ள சிறிய கிராமம் ஆதிகுடி. இக்கிராமத்தைச் சேர்ந்த வெங்கட்ராம அய்யர், 1916ம் ஆண்டில் தொடங்கியது தான் ஆதிகுடி காபிகிளப். திருச்சியில் தொடங்கினாலும், தன் ஊர்மேல் உள்ள காதலால் அதன் பெயரையே காபி கிளப்புக்கு வைத்து விட்டார். இன்று திருச்சியின் பாரம்பரிய அடையாள சின்னமாக மாறியிருக்கிறது இந்த காபிகிளப்.

தேவர் ஹாலுக்கு நாடகம் போட வரும் பிரபலமான கலைஞர்கள், ரசிக்கவரும் தனவந்தர்கள் கொஞ்சக் காலத்திலேயே ஆதிகுடி காபிகிளப்புக்கு ரசிகர்களாகி விட்டார்கள். எம்.ஆர்.

ராதா, சிவாஜி, நவாப் ராஜமாணிக்கம், கலைஞர் என பல மேதைகளின் பாதங்கள் பதிந்து கிடக்கிறது இந்த காபி கிளப்பில். அந்தக்காலம் தொட்டே, பாதாம் அல்வா, கோதுமை அல்வா, பன் அல்வா, காசி அல்வா, தம்ப்ரூட் அல்வா என நாளுக்கொரு ஸ்பெஷல் ஸ்வீட், ஸ்பெஷல் காரம் போட்டு அசத்துவாராம் அய்யர். இவைகளைத் தாண்டி அய்யரின் கைவண்ணத்தில் உருவான 'பட்டணம் பக்கோடா' ஒட்டுமொத்தமாக திருச்சி மக்களை அடிமையாக்கிவிட்டது.

இந்த காபி கிளப்புக்கு வரும் குதிரை வண்டிகளை நிறுத்துவதற்கென்றே எதிரில் ஒரு குதிரை வண்டி ஸ்டாண்டே உருவாகி விட்டதென்றால் பாருங்கள்..!

காலப்போக்கில், அய்யரால் கிளப்பை நடத்த முடியாமல் போக, ராயர், அய்யங்கார் என பலரிடம் கைமாறி கடைசியில், அதே கிளப்பில் வேலை செய்த ராமகிருஷ்ண அய்யர் கையில் வந்துநின்றது. ஆனால், எத்தனை கைமாறினாலும், வெங்கட்ராம அய்யரின் கைமணம் மட்டும் இன்று வரையிலும் மாறவே இல்லை.

இப்போது ராமகிருஷ்ண அய்யரும் இல்லை. அவரது பிள்ளைகள் நான்கு பேர் கிளப்பை நிர்வகிக்கிறார்கள். இன்று வரை அதே பழமை... அதே பாரம்பரியம். அதே இருக்கைகள்.. அதே பித்தளைக் கல்லாப்பெட்டி.. சுவை மாறாத அதே பட்டணம் பக்கோடா.

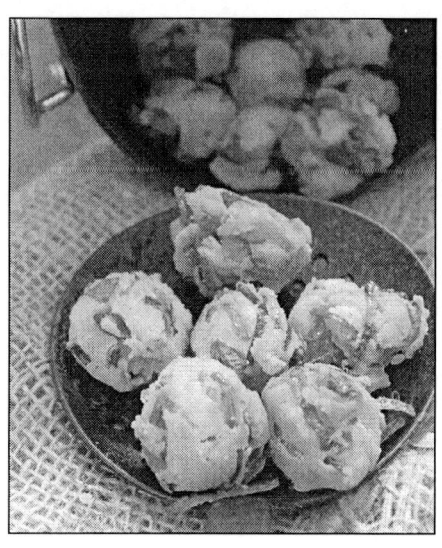

"அந்தக் காலத்தில், கிராமப்புறங்களில் கடலை மாவில் செய்த உதிரி பக்கோடா தான் கிடைக்கும். முதன்முதலில் போண்டா சைஸ்க்கு மென்மையாக பக்கோடா போட்ட அய்யர், பட்டணத்தில் மட்டுமே கிடைக்கும் என்பதால் 'பட்டணம் பக்கோடா' என்று பெயர் வைத்திருக்கலாம்..." என்று சிரிக்கிறார் ராமகிருஷ்ண அய்யரின் மகன் கண்ணன்.

காலை 9 மணி, மதியம் 1 மணி, மாலை 3 மணி, 5 மணி என ஒரு நாளைக்கு 4 முறை பக்கோடா தயார் செய்கிறார்கள். அதனால் எந்த நேரம் போனாலும் சூடாக சாப்பிடலாம். தேங்காய், கொத்தமல்லி சட்னியோடு, போதுமென்கிற அளவுக்கு சாம்பாரும் ஊற்றுகிறார்கள்.

செய்முறையிலும் ரகசியம் ஏதுமில்லை. 1 பங்கு கடலைமாவு, 2 பங்கு அரிசிமாவு... இதுதான் இந்த பதார்த்தத்தின் சூத்திரம். இவைகளோடு, பச்சை மிளகாய், இஞ்சி, நெய் அல்லது வெண்ணெய் சேர்த்து கெட்டியாக பிசைந்து, எண்ணெயில் பொறித்தெடுக்க வேண்டும். இதுதான் பட்டணம் பக்கோடா.

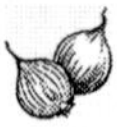

62
அங்கூர் பூந்தி

ரம்ஜான் நோன்புக் காலத்தில் வேலூர் மாவட்டத்தில் உள்ள பேர்ணாம்பட்டு நகரம் வண்ணமயமாக களைகட்டி விடும். அருகில் உள்ள குடியாத்தம், ஆம்பூர் வட்டாரங்களில் இருந்தெல்லாம் மக்கள் இந்நகரில் குவிந்து விடுவார்கள். காரணம் அங்கூர் பூந்தி. பேர்ணாம்பட்டை பூர்வீகமாகக் கொண்ட இந்த இனிப்பு, ரம்ஜான் கொண்டாட்டத்தின் ஒரு அங்கமாகவே மாறிவிட்டது பெரும் சிறப்பு.

கம்போடியாவில் உள்ள அங்கூர் நகரத்துக்கும் இந்த பூந்திக்கும் எந்த தொடர்பும் இல்லை. சாதாரண பூந்தியைப் போல இல்லாமல், ஹைதராபாத் வட்டாரத்தில் விளையும் 'அங்கூர்' என்ற பச்சை திராட்சையின் திரட்சியை ஒத்திருப்பதால் பேர்ணாம்பட்டு பூந்தி, 'அங்கூர் பூந்தி'யாகி விட்டது.

சாதாரணமாக தமிழகம் முழுதும் பூந்தி கிடைக்கத்தான் செய்கிறது. சில பகுதிகளில் பூந்தியை உருட்டி லட்டு என்று கூட விற்கிறார்கள். பெரும்பாலும் இந்தவகைப் பூந்திகள் கடலை மாவால் செய்யப்படுகின்றன. ஆனால் அங்கூர் பூந்தியின் சேர்மானமே வேறு.

பச்சரிசி, உளுந்தம்பருப்பு. இரண்டையும் சேர்த்து அரைத்து, அள்ளினால் கையில் வடியாத பதத்துக்கு பிசைந்து, துவாரங்கள் உள்ள இரும்பு பிளேட்டில்

வெ. நீலகண்டன்

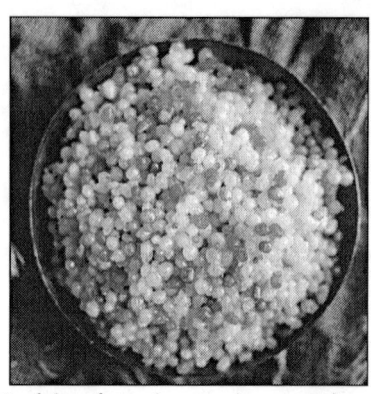

வைத்து அழுந்த தேய்த்தால் முத்து, முத்தாக எண்ணையில் உதிர்கிறது பூந்தி. நன்கு வெந்ததும் கெட்டியான சர்க்கரைப்பாகில் அள்ளிக்கொட்டி 1 மணி நேரத்துக்கு ஊறவைத்து எடுத்தால், அதுதான் அங்கூர்பூந்தி.

அங்கூர் பூந்தியின் கர்த்தா என்று மாணிக்கம் செட்டியாரை கைகாட்டுகிறார்கள். பெரியாங்குப்பம் கிராமத்தைச் சேர்ந்த இவர், 1956ல் பேர்ணாம்பட்டில் ஒரு சிறிய இனிப்பகத்தைத் தொடங்கியுள்ளார். தொடக்கத்தில் இவர் போட்டதும் கடலை மாவு பூந்திதான். ஒருநாள் விளையாட்டாக அரிசியும், உளுந்தும் கலந்த ஜாங்கிரி மாவில் பூந்தி போட்டு எடுக்க, திரண்ட வடிவத்தில் வித்தியாசமான சுவை கிடைத்திருக்கிறது. அதையே விற்பனைக்கு வைத்து விட்டார். யாரோ ஒரு புண்ணியவான் பூந்தியின் வடிவத்தில் மயங்கி அங்கூரை ஒட்டி விட, அதுவே நிலைத்தும் விட்டது.

சிவப்பு மஞ்சள் என கற்பனைக்கேற்ற வண்ணத்தில், பாகில் ஊறி நொதித்து, பார்த்தாலே வாவென அழைத்து ஆர்வமூட்டுகிறது அங்கூர் பூந்தி. மந்தார இலையில் மடித்துத் தருகிறார்கள். அந்த இலையின் மகரந்த வாசனையில் பூந்தி கூடுதலாகவே சுவைக்கிறது.

மாணிக்கம் செட்டியார் ஆரம்பித்த 'பிரேன் ஸ்வீட்ஸ் ஸ்டால்' பிரதான சாலையில் பஸ்ஸ்டாண்டுக்கு அருகில் இருக்கிறது. கடையில் இப்போது பேரன் கருணாகரன் கைமணக்கிறது. ரம்ஜான் நோன்புக் கால புனிதமிக்க இரவுகளில் பேர்ணாம்பட்டு முழுவதும் சாலையோரங்களில் குவிந்து விடுகின்றன அங்கூர் பூந்திக் கடைகள். அந்த நேரத்தில் பிரேன் ஸ்வீட்ஸ் ஸ்டாலில் நாளொன்றுக்கு 7டன் அளவுக்கு அங்கூர்பூந்தி விற்பனையாகுமாம். இங்கிருந்து அரபு நாடுகளுக்கும் கூட பேக் செய்து அனுப்பி வைக்கிறார் கருணாகரன்.

63
அசோகா

அல்வாவுக்கு நெல்லை, மல்லிக்கு மதுரையைப் போல அசோகா என்றாலே திருவையாறு தான். பார்க்க அல்வா போலவே இருந்தாலும் அதைவிடவும் சுவையானது அசோகா. ஆயிரம் கடைகளில் அல்வா விற்றாலும் திருநெல்வேலி அல்வாவுக்கு எப்படி இருட்டுக்கடையோ அதுபோல அசோகாவுக்கு ஆண்டவர் ஒரிஜினல் நெய் அல்வாக்கடை பேமஸ்.

இந்தக்கடை எங்கிருக்கிறது என்று யாரையும் விசாரிக்க வேண்டிய அவசியம் இல்லை. திருவையாறு பேருந்து நிலையத்தில் இறங்கியதுமே நாசியை வருடும் வாசனை சரியாக நம்மை கடைமுன்னால் கொண்டுபோய் நிறுத்திவிடும். முதன்முதலில் திருவையாறில் அசோகாவை அறிமுகப்படுத்தியவர் ராம் அய்யர். இந்தக்கடைக்கும் அவர்தான் நிறுவனர். வாரிசு இல்லாத காரணத்தால் கடையை கணேசமூர்த்தியிடம் விற்றுவிட்டார். இன்று கடையை விரிவுபடுத்தியிருப்பதுடன், சுவை கெடாமலும் கணேசமூர்த்தியே பார்த்துக் கொள்கிறார்.

பாசிப்பருப்பு தான் அசோகாவின் முக்கியச்சேர்மானம். பாசிப்பருப்பில் பால்கோவாவைக் கலந்து குழைய வேகவைக்கிறார்கள். பின் அகலமான வாணலியில் மைதாவை நெய்யில் வேகவைத்து சர்க்கரையைக் கொட்டி கிளறியபடியே பச்சைக்கற்பூரம், ஜாதிக்காய் சேர்த்து பின்னர் பாசிப்பருப்பு கலவையையும் கொட்டிக்கிளறி கலர்பவுடர், முந்திரி, திராட்சை சேர்த்து இறக்கினால் கமகம அசோகா ரெடி.

வெ. நீலகண்டன்

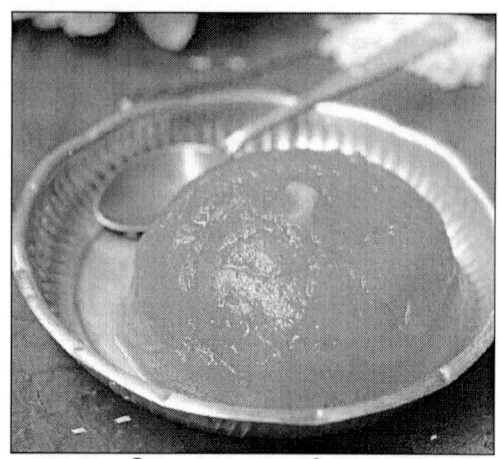

திருவையாறு அசோகாவை தனித்துக் காட்டும் இன்னொரு காரணி அடுப்பு. விறகு அடுப்பையே இன்னும் பயன்படுத்துகிறார்கள். 16 கிலோ கொண்ட 1 குண்டான் அசோகா 30 நிமிடத்தில் தயாராகிவிடுகிறது. சாதாரண நாட்களில் 20 குண்டான் வரை விற்பனை ஆகுமாம். தியாகராஜர் ஆராதனை விழா, திங்களூர் சந்திரன் கோவில் திருவிழா போன்ற விஷேச நாட்களில் இது இரண்டு மடங்காகும்.

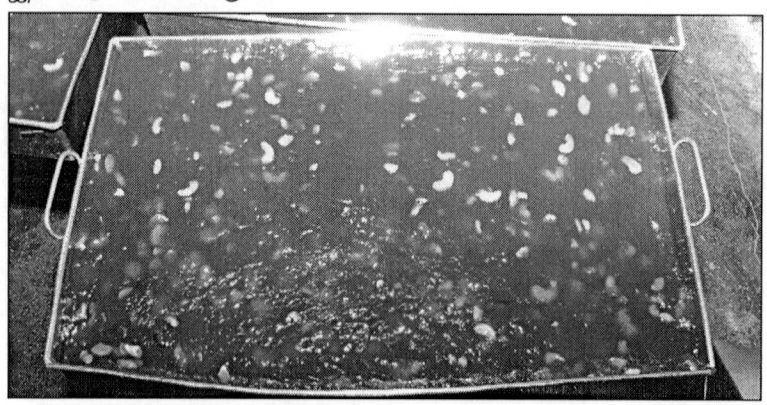

ஏழுநாட்கள் வரை திருவையாறு அசோகா கெடாது என்பதால் வெளிநாடு செல்பவர்கள் தங்கள் உறவினர்களுக்காக வாங்கிச் செல்கிறார்கள்.

64
மொறுமொறு அப்பளம்

'அப்பளம் இல்லாத விருந்து அரைவிருந்து' என்பார்கள். அந்த அளவுக்கு அப்பளம் நம் உணவில் முக்கியத்துவம் பெற்றுள்ளது. கிராமப்புறங்களில் பழைய கஞ்சியும், சுட்ட அப்பளமும் முக்கிய உணவு. ஒரு காலத்தில் எந்தக்கடையில் அப்பளம் வாங்கினாலும் அது கல்லிடைக்குறிச்சியில் ஏதேனும் ஒரு உரலில் இடிபட்ட மாவால் செய்ததாகவே இருக்கும். அந்த அளவு கல்லிடைக்குறிச்சியில் வீட்டுக்கு வீடு குடிசைத் தொழிலாக நடந்தது அப்பளத்தயாரிப்பு. இப்போது காலம் மாறிவிட்டது. கல்லிடைக்குறிச்சியின் ஒருநாள் மொத்த தயாரிப்பை பிறநகரங்களில் உள்ள ராட்சத இயந்திரங்கள் ஒருமணி நேரத்தில் தயாரித்து விடுகின்றன. இதனால் குடிசைகளின் தொழில்வாய்ப்புகள் பறிபோய் விட்டன.

பதினெட்டு அக்ரஹாரங்கள் அடங்கியது கல்லிடைக்குறிச்சி. மரபை மீறாத கட்டுக்கோப்பான வாழ்க்கை. பால்ய விவாகத்தால் சிறுவயதிலேயே கைம்பெண்கள் ஆன பெண்கள் பொழுதுபோக்காக தொடங்கிவைத்ததே இந்த அப்பளத் தயாரிப்பு. இடையறாது சலசலத்து ஓடும் தாமிரபரணி நீரின் சுவையும், அக்ரஹாரத்துப் பெண்களின் கைமணமும் கல்லிடைக்குறிச்சி அப்பளத்தை பிறநகரங்களுக்கு அறிமுகப்படுத்தின. காலப்போக்கில் கல்லிடைக்குறிச்சி அப்பளத்துக்கு ஏற்பட்ட வரவேற்பைப் பார்த்து பிற சமூகத்தினரும் இத்தொழிக்கு வந்தனர். இப்போது 600 பேர் இத்தொழிலை சார்ந்து வாழ்கிறார்கள்.

வெ. நீலகண்டன்

கல்லிடைக்குறிச்சி அப்பளம் பிரபலமாக இன்னொரு காரணம் பாரம்பரியமான தயாரிப்பு முறையும், அப்பளத்துக்குத் தேவையான உளுந்து உள்ளூரியிலேயே உற்பத்தியானதும். முழு உளுந்தை திருகைக்கல் மூலம் உடைத்து திரித்து மாவாக்கி பயன்படுத்தினார்கள். இப்போது கிடைக்கும் மாவு சற்று கலப்படமானது. அதைத்தான் பயன்படுத்த நேர்கிறது. உளுந்து அப்பளம், அரிசி அப்பளம், மிளகு அப்பளம், சீரக அப்பளம் என பல வெரைட்டிகள் இங்கே தயாரானாலும் இரட்டை அப்பளம் தான் கல்லிடைக்குறிச்சி ஸ்பெஷல்.

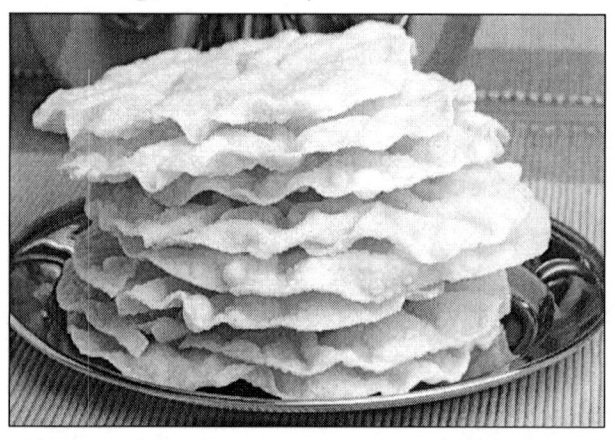

உளுந்து மாவோடு கால்சியம் கார்பனேட், பெருங்காயம், உப்பு கலந்து தண்ணீர் விட்டு சப்பாத்தி மாவு பதத்துக்கு பிசைகிறார்கள். பின் கல்லுரலில் போட்டு உலக்கையில் அரைமணி நேரம் கடினமாக இடிக்கிறார்கள். மாவு மென்மையாகும் பதத்தில் அள்ளி சீரகத்தை தூவி பூரியைப் போல தேய்த்து உலர்த்துகிறார்கள். உலர்த்துவதில் நேர்த்தி தேவை. முதலில் நிழல். பிறகு வெயில். திரும்பவும் நிழல். நன்கு காய்ந்ததும் பேக்கிங்.

அரிசி அப்பளத்துக்கு செய்முறையே வேறு. நான்கு பங்கு அரிசி மாவு, 1 பங்கு ஜவ்வரிசி மாவு இவற்றோடு உப்பு கலந்து பிசைந்து சிறுசிறு உருண்டைகளாக உருட்டி இட்லிச்சட்டியில் வேக வைக்கவேண்டும். நன்கு வெந்ததும் உரிய அளவு பச்சைமிளகாயை அரைத்துப்போட்டு கல்லுரலில் இடித்து பின் உருட்டி தேய்க்கவேண்டும்.

இப்போதுள்ள அப்பள உற்பத்தியாளர்களில் குறிப்பிடத்தகுந்தவர் சங்கரன் அய்யர். 75 ஆண்டுகால பாரம்பரியம், தாத்தா சங்கரனும், அப்பா சீத்தாராம அய்யரும் கட்டிக்காத்த பாரம்பரியத்தை கைவிடாமல் தொடர்கிறார் சங்கரன்.

65
பால்திரட்டு

தஞ்சாவூர், திருவாரூர், நாகையை உள்ளடக்கிய ஒருங்கிணைந்த டெல்டா பகுதியை தமிழ்நாட்டின் நெற்களஞ்சியம் என்பார்கள். கர்நாடகத்தில் காவிரி சிறைப்பட்டபின் இந்நிலை தலைகீழாகி விட்டது. விவசாயத்தை நம்பி வாழமுடியாது என்ற நிலையில் அம்மக்களுக்கு கைகொடுத்தது கறவை மாடுகள் தான்.

மிதமிஞ்சிய தீவனங்கள் கிடைக்காவிடினும் காடுகரையில் மிஞ்சியிருக்கிற பச்சைகளை மேய்ந்து காமதேனுவைப் போல பால்சொறிய பசுக்கள் பழகிவிட்டன. டெல்டா முழுவதுமே இந்த நிலை தான் என்றாலும், மன்னார்குடியை ஒட்டியுள்ள நீடாமங்கலம் வட்டாரத்தில் மிக முக்கியத் தொழிலாக மாறிவிட்டது பால் உற்பத்தி.

தினமும் பல ஆயிரம் லிட்டர் பால் உற்பத்தியாகும் சூழலில், இப்பகுதிகளில் கூட்டுறவு நிலையங்களை நிறுவி, பாலை கொள்முதல் செய்கிறது அரசு. ஆனாலும் நிர்ணயிக்கப்பட்ட அளவுக்கு மேல் கூட்டுறவு சங்கங்களால் கொள்முதல் செய்யமுடியவில்லை. குளிரூட்டி பாதுகாக்கும் வழிமுறை தெரியாததால் நிறைய பால் வீணாகியது.

அப்போதுதான் நீடாமங்கலத்தைச் சேர்ந்த கோபால அய்யர் இதற்கு மாற்றுத்தீர்வு ஒன்றைக் கண்டுபிடித்தார். திருமணம்

போன்ற விஷேசங்களுக்கு சமைக்கும் பிரபல சமையல்காரரான இவர், கூட்டுறவு சங்கங்கள் வாங்காமல் மிச்சமாகும் பாலை வாங்கி பால்திரட்டு என்ற ஒரு இனிப்பு வகையைத் தயாரித்து சமைக்கச் செல்லும் சுபவீடுகளில் அறிமுகப்படுத்தினார். சுவையும், மணமும் மக்களைக் கவர, காலப்போக்கில் நீடாமங்கலம் பகுதியின் அடையாளமாகவே பால்திரட்டு மாறிப்போனது.

கோபால அய்யருக்குப் பிறகு அவரிடம் வேலை செய்த கலியபெருமாள், ராஜேந்திரன், சிவாஜி உள்பட பலர் பால்திரட்டு தயாரிக்கிறார்கள். கூட்டுறவு சங்கங்களும் பால்திரட்டுத் தொழிலில் இறங்கிவிட்டன. நீடாமங்கலம் மட்டுமின்றி, மன்னார்குடி தொடங்கி கும்பகோணம் வரைக்கும் எல்லா இனிப்பகங்களிலும் நீடாமங்கலம் பால்திரட்டு கிடைக்கிறது.

பால்கோவா என்ற பெயரில் பிற பகுதிகளில் விற்பனையாகும் பதார்த்தம் தான் என்றாலும் பால்திரட்டின் மென்மை, மணம், சுவை மூன்றும் மற்றவைகளில் இருந்து வேறுபடுகிறது. காரணம், தரமான பால், பக்குவமான செய்முறை. ஒரு நொடி கவனம் பிசகினாலும் மொத்தமும் புகைவாடை அடிக்கும் ஆபத்து இருப்பதால் பால்திரட்டு செய்யும்போது வாய்ப்பேச்சை தவிர்த்து விடுகிறார்கள்.

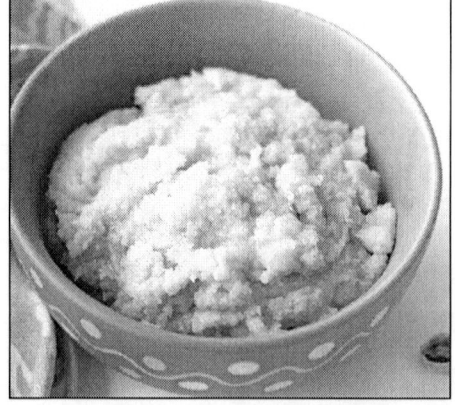

ஒருலிட்டர் பாலுக்கு 100 கிராம் சர்க்கரை, 5கிராம் ஏலக்காய். இத்துடன் தேவையான அளவுக்கு முந்திரி. பாலில் ஏலக்காயைப் பொடித்துப்போட்டு இறுகக்காய்ச்சி இடையிடையே சர்க்கரையைச் சேர்த்து கிண்டிக்கொண்டே இருந்தால் பால்கோவா தரத்துக்கு திரண்டுவந்து நிற்கும். வாசம் வந்து மூக்கைச் சீண்டினால் அது சரியான பதம். கமகம பால்திரட்டு ரெடி.

66
கந்தரப்பம்

செட்டிநாடு மக்கள் உணவு, உடை, இல்லம், உறவுகள் என எல்லாவற்றிலும் முழுமையையும், கட்டுக்கோப்பையும் கடைபிடிப்பவர்கள். அதேபோல, பண்டிகைகளையும் உறவுச்சங்கமமாக கொண்டாடுவதில் அவர்களுக்கு இணையில்லை. சட்டி, சட்டியாக பலகாரங்களை செய்துகுவித்து, நீண்ட சங்கிலி தொடராக வளர்ந்து நிற்கும் உறவுகளுக்குள் பகிர்ந்து கொள்வதிலும் ஒரு நேர்த்தி இருக்கும். உறவைப் பிணைத்து அன்பை வெளிப்படுத்தும் அடையாளமாகவே இந்த பதார்த்த பரிமாற்றம். காலை, மதியம், இரவென்று இல்லாமல் மாலை நேரத்தில் சூடும், சுவையுமான சிற்றுண்டியும் செட்டிநாட்டு நடைமுறைகளில் ஒன்று. 'சூடாறினால் சுவையும் மாறிப்போகும்' என்பது செட்டிநாட்டு சொலவடை.

அண்மைக்காலமாக செட்டிநாட்டு மக்களின் வாழ்க்கையையும் கொஞ்சம் மாற்றிப்போட்டு விட்டது காலம். பலவீடுகளில் ஆண்களுக்கு இணையாக பெண்களும் பொருளீட்ட வேண்டிய தேவை. இந்தச் சூழலில் பெண்கள் கையில் எடுத்தது செட்டிநாட்டு பலகாரத்தைத் தான். உலகம் முழுவதும் மதிப்பு மிகுந்த உணவாக கருதப்படுவதால் தேன்குழல், வெள்ளைப்பணியாரம், சீப்புச்சீடை என பல பதார்த்தங்கள் விமானம் ஏறி வெளிநாடுகளுக்குப் பறக்கின்றன.

வெ. நீலகண்டன்

உள்ளூரில் விறுவிறுவென்று விற்பனை ஆகிறது கந்தரப்பம். இதை கந்தர்ப்பம் என்று பேச்சு வழக்கில் சொல்கிறார்கள். நூற்றுக்கும் மேற்பட்ட பெண்கள் கந்தர்ப்பம் ஊற்றி காரைக்குடி முழுவதும் உள்ள கடைகளுக்கு வினியோகிக்கிறார்கள். சூடுபறக்க நயத்தோடு அடுக்கப்பட்டிருக்கும் கந்தர்ப்பத்தை ஒன்றுமட்டும் சாப்பிட்டு விட்டு நகர்ந்துவிட முடியாது. நான்கோ, ஐந்தோ சாப்பிட்டாலும் அவ்விடத்தைச் சுற்றியே அலையடிக்கிறது மனது.

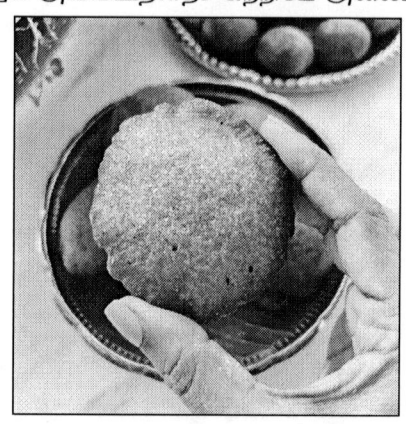

மிக எளிமையான தயாரிப்பு முறைதான். பச்சரிசி, உளுந்து, வெந்தயம், துவரம்பருப்பு, இட்லியரிசி... அனைத்தையும் ஒருமணி நேரம் ஊறவைத்து அரைக்கவேண்டும். இவைகளில் சிறிது கூட, குறைந்தாலும் சுவை குறைந்துவிடும். முக்கால்படி பச்சரிசி என்றால் கால்படி உளுந்து. மற்றவை எல்லாம் கைபிடி அளவு. அரையும் நேரத்திலேயே தேங்காய்ப்பூவும், ஏலக்காயும் போட்டு நன்கு அரைந்ததும் வெல்லத்தைத் தூளாக்கிப் போட்டு ஓரிரு அரவையில் அள்ளிவிட வேண்டும். சூடு ஆறியதுமே எண்ணெயில் போட்டு எடுத்தால் ஏலமும், வெல்லமும் நாசியைத் துளைத்து ஊரைக்கூட்டும். மாவை நெடுநேரம் வெளியில் வைத்திருந்தால் புளிப்பு ஏறி எண்ணெயைக் குடிக்கும். உடனே ஊற்றி எடுக்கவேண்டும்.

காரைக்குடி கீழத்தெருவைச் சேர்ந்த மல்லிகா, 8 வருடமாக கந்தர்ப்பம் ஊற்றி கடைகளுக்கு வினியோகிக்கிறார். அவரும் கல்லூரி சாலையில் மல்லி என்ற உணவகம் நடத்தி வருகிறார். மல்லி ஹோட்டல் கந்தர்ப்பத்துக்கு என்றே கல்லூரிகளில் பெரும் ரசிகர் வட்டம் உண்டாம். கந்தர்ப்பம் செட்டிநாடு உணவுக் கலாச்சாரத்தின் சிறப்பை மிகுதியாக்கும் ஒரு அடையாளம் என்றால் மிகையில்லை.

ஆந்திரா

1
தொண்டக்காய பச்சடி

மரத்துக்கு மரம் கொடிசூழப் படர்ந்து கிடக்கும் கோவைக்காயின் மதிப்பு நம்மில் பலருக்குத் தெரியாது. அதை நம் கிராமங்களில் 'கொவ்வாக்காய்' என்பார்கள். குழந்தைகள், கோவை இலையைப் பறித்து சிலேட்டில் தேய்ப்பார்கள். கருப்பு படிந்து நன்றாக எழுதும். செக்கச்சிவந்து கிடக்கிற கோவைப்பழம் கிளிகளுக்குப் பிடித்தமான உணவு. கைக்கெட்டும் தூரத்தில் இருந்தால், அந்தப்பழத்தைப் பறித்து குழந்தைகள் சாப்பிடுவார்கள். இல்லாவிட்டால் விடுமுறை நாட்களில் கிளி பிடிக்கச் செல்லும்போது, கூண்டுக்கு நடுவில் ஒரு கோவைப்பழத்தை வைப்பார்கள். இவ்வளவு தான் நமக்கும், கோவைக்காய்க்குமான பந்தம்.

ஆனால் ஆந்திரமக்கள் கோவைக்காயின் முழு சூட்சுமங்களையும் புரிந்தவர்கள். உலகையே அச்சுறுத்திக் கொண்டிருக்கும் நீரிழிவு நோய், தோல் நோய்களுக்கான மருந்து கோவைக்காயின் உடம்புக்குள் இருப்பதை தெரிந்துகொண்டு அன்றாட உணவில் அதை ஒரு அங்கமாகவே ஆக்கிவிட்டார்கள். குழம்பு, பொறியல், கூட்டு என கோவைக்காய்க்கு அங்கே பல்வேறு அரிதாரங்கள் உண்டு. உரைப்பும், துவர்ப்புமாக ருசிக்கிறது. கோவைக்காயை நறுக்கிக் காயப்போட்டு, உப்பிட்ட மோரைத் தெளித்து, வற்றலாக்கி இருப்பு வைத்துக்கொண்டு தேவையானபோது பயன்படுத்துகிறார்கள் (கோவைக்காய்க்கு தெலுங்கில் தொண்டக்காய)

கோவைக்காய் உலகம் முழுவதும் பயன்பாட்டில் இருக்கிறது. ஆப்பிரிக்கா தான் இதன் தாயகம். தாய்லாந்து உள்ளிட்ட சில நாடுகளில் நீரிழிவு தாக்கம் அதிகமானதும் கோவைக்காய் ஜூஸை மார்க்கெட்டில் இறக்கிவிட்டார்கள். அமோகமாக விற்பனை ஆகிறது. கோவைச்செடியின் ஒவ்வொரு அங்கமும் மனிதகுலத்துக்கு பெரும் கொடை. காய், கனி, இலை, தண்டு, வேர் என எல்லாப்பகுதியும் மருத்துவ குணம் கொண்டது. கோவைப்பழத்தை மென்றால் நாக்கில் உள்ள புண்கள் மறைந்துபோகும். இலையும், தண்டும் கபத்தை வெளியேற்றும். வேர், பித்தம், ரத்தப்போக்கு, வாயு, மூல நோய்களுக்கு அருமருந்து.

வெள்ளரி, புடலை பயிரிடுவது போல ஆந்திராவில் கோவைக்காய் பயிரிடுகிறார்கள். அங்கிருந்து தமிழகத்துக்கு லோடு, லோடாக கோவைக்காய் வந்து குவிகிறது. விலையும் குறைவு தான். வாரத்துக்கு இரண்டு நாள் பயன்படுத்தினால் மருத்துவச்செலவு பாதியாக குறைந்துவிடும். ஆனாலும் சென்னை தாண்டி பலபேர் இதைச் சீண்டுவதில்லை.

ஆந்திராவின் கிராமப்புறங்களில் பல உணவுகள் மருந்துகளாகவே இருக்கின்றன. அவற்றில் ஒன்றுதான் தொண்டக்காய பச்சடி. சட்னியைப் போன்ற பதம். சப்பாத்தி, இட்லி, தோசைக்கு தொட்டுக் கொள்ள தருகிறார்கள். மதிய உணவில், நாம் நெய்-பருப்பு சாப்பிடுவதைப் போல, வெண்சோறில் லேசாக நெய்யை விரவிவிட்டு ஒரு கவளம் தொண்டக்காய பச்சடியை போடுகிறார்கள். பிசைந்து சாப்பிட்டால் உன்னதம்தான். சத்துடன் கூடிய சுவை.

நீங்களும் செய்யலாம்!

கோவைக்காய்	-	*கால்கிலோ*
காய்ந்த மிளகாய்	-	*5*
பச்சைமிளகாய்	-	*3*
பூண்டு	-	*6 பல்*
கடுகு	-	*1 டீஸ்பூன்*
உளுந்து	-	*2 டீஸ்பூன்*
கடலைப்பருப்பு	-	*1 டீஸ்பூன்*
சீரகம்	-	*1 டீஸ்பூன்*
புளி	-	*நெல்லிக்காய் அளவு*
வெல்லம்	-	*1 துண்டு*

மஞ்சள்தூள்	-	சிறிதளவு
கறிவேப்பிலை	-	1 கொத்து
பெருங்காயம்	-	சிறிதளவு
எண்ணெய்	-	தேவையான அளவு
உப்பு	-	தேவையான அளவு

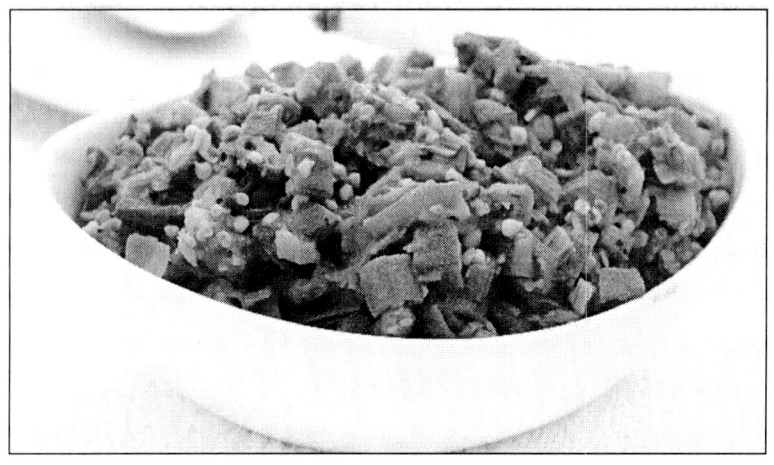

கோவைக்காயை நன்கு கழுவி வட்டவடிவில் சிறுதுண்டுகளாக வெட்டிக்கொள்ளுங்கள். வாணலியில் எண்ணெய் விட்டு, ஒரு டீஸ்பூன் உளுந்து, கடலைப்பருப்பு, சீரகம், 3 காய்ந்த மிளகாயைப் போட்டு வதக்குங்கள். பிறகு அதில் பூண்டு, பச்சைமிளகாய், மஞ்சள்தூளைச் சேர்த்து, கோவைக்காயைக் கொட்டி, கோவைக்காய் பொன்னிறமாகும் வரை வதக்குங்கள். வதங்கியதும் புளி, வெல்லம், உப்பு சேர்த்து மிக்ஷியில் அரைத்துக் கொள்ளுங்கள்.

வேறொரு வாணலியை அடுப்பில் வைத்து, எண்ணெய்விட்டு, கடுகு, உளுந்து, கறிவேப்பிலை, பெருங்காயம் மீதமிருக்கும் இரண்டு காய்ந்த மிளகாயைக் கிள்ளிப்போட்டு தாளித்து, அரைத்து வைத்துள்ள கலவையில் கொட்டி கிளறுங்கள். சுவையான தொண்டைக்காய பச்சடி ரெடி.

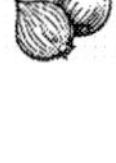

2
அலசந்த வடா

ரசாயனம் கலக்காத இயற்கை உணவுப்பொருட்கள் மீது மக்களின் ஆர்வம் திரும்பியிருப்பது ஒரு ஆரோக்கியமான செய்தி. சற்று விலை அதிகமாயினும் பூச்சிக்கொல்லி வாசமற்ற காய்கறிகள், உரங்களில் தோயாத தானியங்களின் சுவை மக்களை சிந்திக்க வைத்திருக்கிறது. சாப்ட்வேரில் லட்சங்களில் சம்பளம் வாங்கிய இளைஞர்கள் கூட அதை விட்டுவிட்டு இயற்கை வேளாண்மை செய்ய வயற்காடுகளில் இறங்குவது அதிகரித்திருக்கிறது. கணிசமான முதலீட்டில் இயற்கைப் பொருள் அங்காடிகளைத் திறக்கும் அளவுக்கு அது பெருவணிகமாக வளர்ந்திருக்கிறது. ரசாயனம் போடாமல் பொருட்களை விளைவித்து விட்டு விற்கும் வழி தெரியாமல் தவித்த விவசாயிகளுக்கு இது பொற்காலம். நல்ல விலைக்கு வீட்டுக்கே வந்து கொள்முதல் செய்கிறார்கள் அங்காடிக்காரர்கள்.

உளுந்தூர்பேட்டைக்குப் பக்கத்தில் இருக்கிற சாரதா ஆசிரமம், அப்பகுதியில் உள்ள விவசாயக் குடும்பத்தைச் சேர்ந்த 1500 பெண்களைத் தேர்வுசெய்து அவர்களுக்கு இயற்கை வழி விவசாயப் பயிற்சி அளித்து, ஆளுக்கு 2 கிலோ பாரம்பரிய நெல் விதைகளைக் கொடுத்திருக்கிறது. அந்த 2 கிலோவை வைத்து ஒற்றை நாற்று முறையில் 1 ஏக்கர் அளவுக்கு நட்டு 20 மூட்டைக்கும் மேலாக நெல் அறுவடை செய்து சாதித்திருக்கிறார்கள் அந்த பெண்கள். அதுவும் சாதாரண நெல் ரகங்கள் அல்ல. மாப்பிள்ளை சம்பா,

சேலத்துப் பொன்னி, பாசுமதி, வரம்புக் குழைந்தான் போன்ற நம் பாரம்பரிய ரகங்கள். சாதாரணமாக ஒரு மூட்டை நெல் 750 ரூபாய் என்றால் இந்த ரகங்களை 2000 ரூபாய்க்கு கொள்முதல் செய்ய வரிசைகட்டி நிற்கிறார்கள் வியாபாரிகள். அந்த அளவுக்கு தேவை விரிந்திருக்கிறது.

தண்ணீர் பற்றாக்குறை காரணமாக ஏற்பட்டு விவசாய நெருக்கடிக்குத் தீர்வாக இயற்கையான தானிய சாகுபடியை பரிந்துரைக்கிறார்கள் வேளாண் விஞ்ஞானிகள். நெல்லுக்குத் தேவையான தண்ணீரில் 10ல் 1 பங்கு போதும் தானிய உற்பத்திக்கு. விதைத்தலும், விளைந்ததை அறுத்தலும் மட்டுமே விவசாயிகளின் வேலை. தானிய சாகுபடிக்கு பராமரிப்பே தேவையில்லை.

வரகு, சாமை, திணை போன்ற தானியங்களில் நவீனம் ஏகப்பட்ட கலப்பு விதைகளை புகுத்தி வைத்திருக்கிறது. அதனால் தானிய சாகுபடியிலும் பல குழப்பங்கள். ஜவ்வாது மலையில் வசிக்கும் 'மலையாளி' சமூக பழங்குடி பெண்கள் ஒருங்கிணைந்து பாரம்பரிய தானிய விதை ரகங்களை சேகரித்து, பெருக்கி பல்கலைக்கழகங்கள் செய்ய வேண்டிய வேலையை செய்து வருகிறார்கள். அவர்களுக்கு 10 லட்ச ரூபாய் பரிசு வழங்கி உற்சாகப்படுத்தியிருக்கிறது மத்திய அரசு. இயற்கை வேளாண்மை, பாரம்பரிய வேளாண்மையை பெண்கள் கையில் எடுத்திருப்பது குறிப்பிடத்தகுந்த வரலாற்று மாற்றம். காய்ந்துபோன மரத்தில் நம்பிக்கை துளிர்க்கிறது.

ஆந்திரா, நவீனத்தை அளவோடு பயன்படுத்தப் பழகியிருக்கிறது.

அரிசி, தானிய உற்பத்தியில் இந்தியாவின் பிரதான உற்பத்தி மையமாக விளங்குகிறது அந்த மாநிலம். இந்தியாவில் இருந்து அதிக அரிசி ஏற்றுமதி செய்யும் மாநிலமும் ஆந்திரா தான். அரிசிக்கு இணையாக தானியமும் அங்கே விளைகிறது. குறிப்பாக காராமணி விளைச்சல் அங்கே அதிகம். பெரும்பாலும் ஊடுபயிராகவே காராமணியை சாகுபடி செய்கிறார்கள்.

காராமணியை தெலுங்கில் 'அலசந்த' என்கிறார்கள். மிகவும் சத்து நிறைந்த தானியங்களில் காரமணிக்கு நிகரானது வேறில்லை. தமிழகத்தின் ஒரு பகுதியில் காராமணியை தட்டைப்பயறு என்பார்கள். நார்ச்சத்து மிகுந்த இந்த தட்டைப்பயிறைச் சாப்பிடுவதால் தசைநோய், இதயநோய் உள்பட உயிர் வதைக்கும் எந்த நோயும் அண்டாது என்கிறார்கள் மருத்துவர்கள். ஆந்திர உணவுகளில் காராமணி பிரதான அங்கம் வகிக்கிறது. 'அலசந்த

வடை' பண்டிகைக் காலங்களில் தவறாமல் இடம் பெறும் பலகாரம். குறிப்பாக வரலட்சுமி நோன்பு காலத்தில் இந்த வடையை அம்மனுக்கு படைத்து வழிபடுகிறார்கள். பருப்பு வடைக்கும், உளுந்து வடைக்கும் இடைப்பட்ட பதத்தில் உள்ள இந்த வடைக்கு தகுந்த துணையுணவு தேங்காய் சட்னி. ஒருமுறை சாப்பிட்டால் சுவை நாக்கில் தங்கிவிடும்.

நீங்களும் செய்யலாம்!

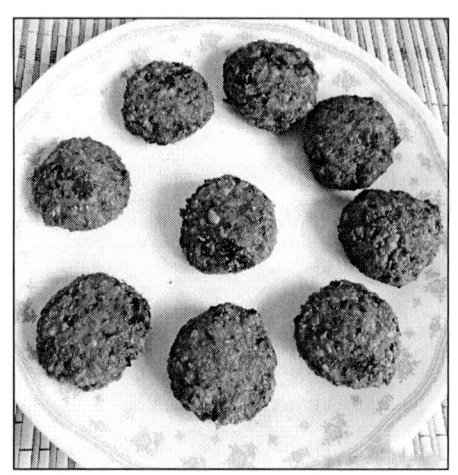

உடைத்த காராமணி	- 200 கிராம்
பெரிய வெங்காயம்	- 2
பச்சை மிளகாய்	- 3
பூண்டு	- 4 பல்
சோம்பு	- 1 டேபிள் ஸ்பூன்
இஞ்சி	- 1 துண்டு
உப்பு	- தேவையான அளவு
எண்ணெய்	- தேவையான அளவு
கறிவேப்பிலை	- 2 கொத்து

காராமணியை ஒரு மணிநேரம் ஊற வையுங்கள். வெங்காயத்தை பொடியாக நறுக்கிக் கொள்ளுங்கள். பச்சை மிளகாய், இஞ்சி, பூண்டு, சோம்பு நான்கையும் சேர்த்து விழுதாக அரைத்துக் கொள்ளுங்கள். கறிவேப்பிலையை பொடியாக நறுக்கிக் கொள்ளுங்கள்.

காராமணி ஊறியதும், அதை நன்றாக அலசி மேல்தோலை எடுத்துவிட்டு வடைமாவு பதத்துக்கு அரைத்துக் கொள்ளுங்கள். அரைத்த மாவில், உப்பு, மிளகாய் இஞ்சி கலவை, கறிவேப்பிலை, வெங்காயத்தைச் சேர்த்து நன்றாக பிசைந்து வைத்துக் கொள்ளுங்கள்.

வாணலியை அடுப்பில் வைத்து எண்ணெய் ஊற்றி பிசைந்து வைத்துள்ள மாவை உளுந்தவடை தட்டுவது போல தட்டிப்போட்டு வெந்து முறுகலாக வரும் பதத்தில் எடுத்துவிடுங்கள். சத்தான சுவையான ஆந்திர அலசந்த வடா ரெடி.

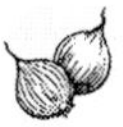

3
அல்லம்-பச்சி மிரப்பக்காய பச்சடி

அது ஒரு காலம். தமிழகத்தில் இருந்து எப்போது லாரி வரும் என்று வியாபாரிகள் எல்லாம் காத்திருப்பார்கள். வந்ததும் சூழ்ந்து கொள்வார்கள். இரண்டு நாள் லாரிவரத்து இல்லையென்றால், தென்னிந்தியாவே ஸ்தம்பித்து விடும். காய்கறிகளின் விலை உச்சத்தைத் தொட்டுவிடும். கடந்த 20 ஆண்டுகளுக்கு முன்புவரை தென்னிந்தியா முழுமைக்கும் தமிழகத்தில் இருந்துதான் காய்கறிகள் சப்ளை செய்யப்பட்டன. வட ஆற்காடு, மதுரை, தர்மபுரி, திருவள்ளூர், வேலூர், நீலகிரி, திண்டுக்கல், தேனி மாவட்டங்களில் முழுவதும் காய்கறி சாகுபடி தான். மேட்டுப்பாளையம் உருளைக்கிழங்கு, வத்தலக்குண்டு தக்காளி, திண்டுக்கல் அவரைக்காய், முருங்கைக்காய், கோத்தகிரி கேரட் என ஒவ்வொரு ஊருக்கும் ஒவ்வொரு பெருமை உண்டு.

இன்று எல்லாவற்றையும் பறிகொடுத்து விட்டது தமிழகம். தண்ணீர் பிரச்னை, தொழிலாளர் பிரச்னை, உரிய லாபமின்மை என பல்வேறு பிரச்னைகளின் அழுத்தத்தால் சிறு, குறு விவசாயிகள் காய்கறி விவசாயத்தை விட்டு வெளியேறி விட்டார்கள். தென்னிந்தியாவுக்கே காய்கறி சப்ளை செய்த காலம் மாறி, ஆந்திராவையும், கர்நாடகாவையும் எதிர்பார்த்து நிற்கும் நிலைக்கு வந்துவிட்டது தமிழகம். டில்லியில் இருந்தும், கான்பூரில் இருந்தும் வருகிறது உருளைக்கிழங்கு. கேரளாவில் இருந்து வருகிறது இஞ்சி.

கர்நாடகா, மகாராஷ்டிரா இல்லாவிட்டால் நமக்கு பெரிய வெங்காயம் இல்லை. பூண்டுக்கு மத்திய பிரதேசத்தையும், ராஜஸ்தானையும் எதிர்பார்த்து நிற்கிறோம். வெண்டைக்காய், கத்திரிக்காய் கூட ஆந்திராவில் இருந்துதான் வருகிறது.

முன்பு தமிழகம் இருந்த இடத்தில் இப்போது ஆந்திரா இருக்கிறது. அங்கிருந்து தென்னிந்தியா முழுமைக்கும் காய்கறிகள் அனுப்பப்படுகின்றன. காய்கறி விவசாயிகளை 'ஸ்பெஷல் கேட்டகிரி'யில் வைத்து பல்வேறு சலுகைகளை வழங்குகிறது ஆந்திர அரசு. தவிர, காய்கறிகளை பாதுகாத்து வைக்கும் கிட்டங்கிகளையும் ஊருக்கு ஊர் கட்டிக்கொடுத்திருக்கிறார்கள். நெல், பருத்தி சாகுபடி செய்த விவசாயிகள் கூட இப்போது காய்கறி சாகுபடியில் இறங்கியிருக்கிறார்கள். அதன் வளமை ஆந்திர உணவுகளில் எதிரொலிக்கிறது.

அல்லம் மிரப்பக்காய பச்சடி, ஆந்திராவின் பாரம்பரியங்களில் ஒன்றான பெசரெட்டுவின் உற்ற தோழன். நம் காரஅடைக்கு அவியல் எப்படியோ, அப்படி. ருசியும், வாசனையும் மனதை விட்டு அகலாது. அல்லம் என்றால் இஞ்சி. பச்சி மிரப்பக்காய என்றால் பச்சை மிளகாய். தோசை, இட்லி, சப்பாத்தி, உப்புமாவுக்கும் இதை சைடிஷாக தருகிறார்கள். காரமிளகாய், வெல்லம் சேர்த்தும் இந்த பச்சடியைச் செய்கிறார்கள். சுளீரென்று உச்சந்தலையை சிலிர்க்க வைக்கிறது.

நீங்களும் செய்யலாம்!

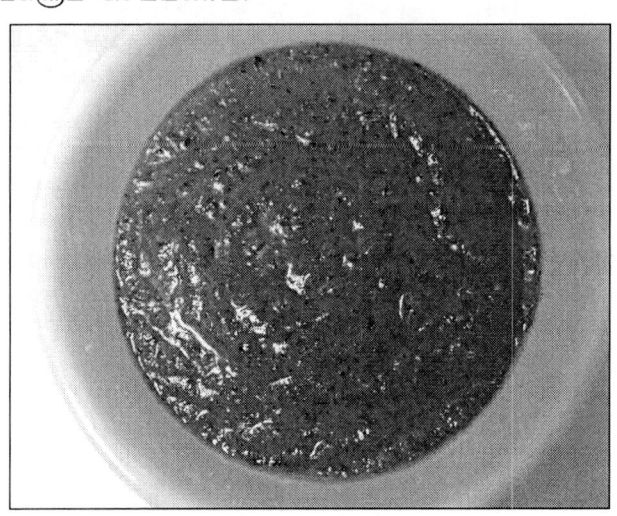

△ வெ. நீலகண்டன்

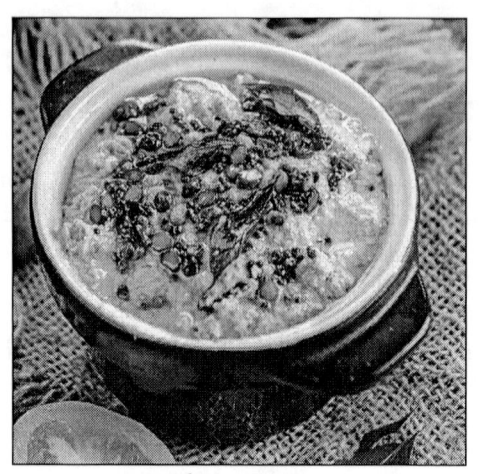

புளி	-	எழுமிச்சை அளவு
இஞ்சி	-	1 பெரிய துண்டு
பச்சைமிளகாய்	-	10
கறிவேப்பிலை	-	1 கொத்து
கடுகு	-	1 டீஸ்பூன்
உளுந்து	-	1 டீஸ்பூன்
வெந்தயம்	-	1 டீஸ்பூன்
மஞ்சள்தூள்	-	சிறிதளவு
உப்பு	-	தேவையான அளவு
எண்ணெய்	-	தேவையான அளவு

பச்சைமிளகாய், இஞ்சியை பொடியாக நறுக்கிக்கொள்ளுங்கள். கெட்டியாக கொஞ்சமும், தண்ணீராக கொஞ்சமும் புளியை இரண்டு தரத்தில் கரைத்துக் கொள்ளுங்கள். வாணலியை அடுப்பில் வைத்து, எண்ணெய் விட்டு கடுகு, உளுந்து, வெந்தயம், கறிவேப்பிலை போட்டுத் தாளித்து, முதலில் இஞ்சியையும், சிறிது இடைவெளி விட்டு மிளகாயையும் போட்டு வதக்குங்கள். பச்சைவாடை நீங்க வதங்கியதும், கெட்டியாக கரைத்த புளிக்கரைசலை ஊற்றி, மஞ்சள் தூள், உப்பு போட்டு கொதிக்க விடுங்கள். இரண்டு கொதிவந்ததும் இரண்டாம் தர புளிக்கரைசலை ஊற்றி நன்றாக சுண்ட வையுங்கள். அல்லம் பச்சி மிரப்பக்காய பச்சடி ரெடி.

4
ஆவக்காய் ஊறுகாய்

ஆந்திராவின் சுவையும், மணமும் மிக்க அடையாளங்களில் ஒன்று ஆவக்காய் ஊறுகாய். பருப்புப் பொடியும், ஆவக்காயும் இல்லாமல் ஆந்திர மக்களுக்கு சாப்பாடு இறங்காது. அந்த அளவுக்கு அவர்களின் நாவை ஆட்கொண்டிருக்கிறது ஆவக்காய். ஆவக்காய் என்றால் கோவக்காயைப் போல வித்தியாசமான காய் என்று நினைக்காதீர்கள். மாங்காய் தான் ஆவக்காய். ஆந்திராவில் எந்த மார்க்கெட்டுக்குள் நீங்கள் நுழைந்தாலும் ஆவக்காய் மாங்காயை குவித்து வைத்திருப்பார்கள். நம்மூர் 'நீலம்' மாங்காயைப் போல, தோல் தடினமான, ஓடு தடித்த, புளிப்பு மிகுந்த மாங்காய். நடுத்தர பதத்தில் பார்த்து வாங்க வேண்டும்.

ஆவக்காய் மாங்காயை வாகாக வெட்டுவது எளிதல்ல. நம்மூர் மார்க்கெட்டில் மீன் வெட்ட ஆளிருப்பதைப் போல ஆந்திர மார்க்கெட்டுகளில் ஆவக்காய் வெட்ட ஆளிருக்கிறார்கள். பாக்குவெட்டி போல ஒரு ஆயுதம் வைத்திருக்கிறார்கள். ஒரே அமுக்கில் மாங்காய் நான்கைந்து துண்டாகி விடுகிறது.

ஆவக்காய் ஊறுகாயின் ஸ்பெஷலே அதில் சேர்க்கப்படும் மசாலாப் பொருட்கள் தான். மசாலாப் பொருட்களை தயாரிப்பதிலும், சேர்ப்பதிலும் ஆந்திர மக்கள் தமக்கென தனிபாணி வைத்திருக்கிறார்கள். பெரும்பாலும், மசாலாப்

பொருட்களை அவர்கள் அம்மியில் அரைப்பதில்லை. வெயிலில் காயவைத்து திருகையில் திரிப்பார்கள். வெயில் படுவதாலும், திருகையால் அரைப்பதாலும் அதன் தன்மை மாறாமல் அப்படியே இருக்கும் என்கிறார்கள்.

நம்மைப் போல ஊறுகாயை அவர்கள் தொட்டுக்கையாக மட்டுமே பயன்படுத்துவதில்லை. சாதத்துக்கு தொக்கு போலவே பயன்படுத்துகிறார்கள். நெய் கலந்த வெண் சாதத்தில், லேசாக பருப்புப்பொடி தூவி, ஆவக்காய் ஊறுகாயை பிசைந்து சாப்பிடும் அனுபவம் நமக்குப் புதுமையானது.

ஆவக்காய் மாங்காய் கோடைசீசனில் மட்டுமே கிடைக்கக்கூடியது. அதனால், அந்நேரத்தில் வீட்டுக்கு வீடு ஊறுகாய் தயாரிப்பு பரபரப்பாக நடக்கும். அடுத்த ஒரு வருடத்துக்கான இருப்பு தயாராகிவிடும். ஒவ்வொரு சமூகமும் ஒவ்வொரு விதமாக இந்த ஊறுகாயை தயாரிக்கிறார்கள். பிராமண சமூகத்தைச் சேர்ந்தவர்கள் பூண்டு போடுவதில்லை. சில சமூகத்தினர் கொண்டைக்கடலையை நன்கு கழுவி காயவைத்து ஊறுகாயில் சேர்க்கிறார்கள். உப்பும், உரைப்பும் கலந்து வித்தியாசமாக ருசிக்கிறது. சிலர் பெருங்காயம் சேர்க்கிறார்கள். ஒவ்வொன்றிலும் சிறுசிறு வித்தியாசங்கள்.

சரியாக பராமரித்தால் ஆவக்காய் ஊறுகாய் ஓராண்டுக்குக் கெடாது. ஆந்திராவில் இருந்து வெளிநாடுகளுக்கும் இந்த ஊறுகாய் ஏற்றுமதி செய்யப்படுகிறது. தமிழகத்திலும் ஆங்காங்கே ஆவக்காய் ஊறுகாய் கிடைக்கிறது. அவற்றில், ஒரிஜினல் ஆந்திர சுவையில் கால்பாகம் கூட இல்லை.

நீங்களும் செய்யலாம்!

ஆவக்காய் மாங்காய்	- 10
கடுகு	- 300 கிராம்
வெந்தயம்	- 300 கிராம்
மிளகாய்த்தூள்	- 500 கிராம்
பூண்டு	- 300 கிராம்
நல்லெண்ணெய்	- 1 லிட்டர்
கல் உப்பு	- 250 கிராம்

மாங்காயை நன்றாக கழுவி, சுத்தமான துணியில் நன்றாக துடைத்து நிழலில் காயவைத்துக் கொள்ளுங்கள். துளியளவு கூட தண்ணீர்

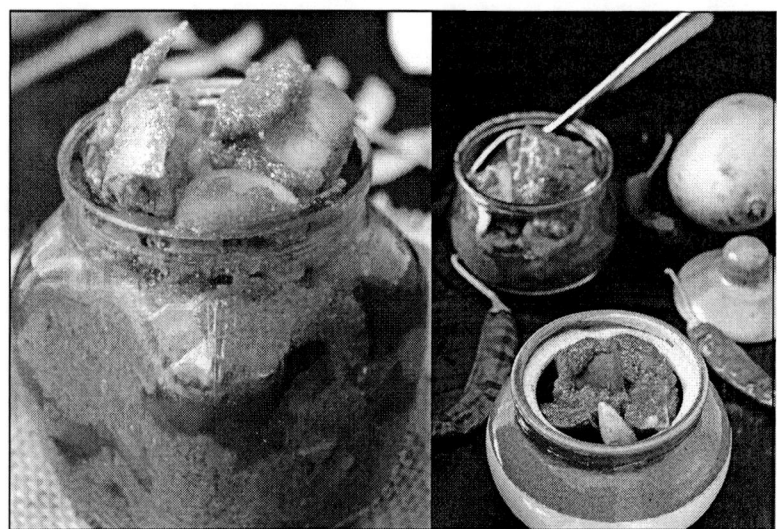

ஒட்டியிருக்கக்கூடாது. நன்கு உலர்ந்ததும் விதை ஓட்டோடு சேர்த்து நான்கு அல்லது ஐந்து துண்டுகளாக வெட்டிக் கொள்ளுங்கள். வெட்டிய பீஸ்களையும் துணியால் சுத்தமாகத் துடைத்து உலரவையுங்கள். உப்பை நிழலில் உலர்த்தி பொடித்துக் கொள்ளுங்கள். பூண்டுவை உரித்து வெயிலில் காயவையுங்கள். கடுகையும், வெந்தயத்தையும் வெயிலில் காயவைத்து தனித்தனியாக மிக்சியில் அரைத்துக்கொள்ளுங்கள். இந்த தூள்களோடு மிளகாய்த்தூள், உப்பு, பூண்டு சேர்த்து கரண்டியால் நன்றாக கலந்து கொள்ளுங்கள். வெட்டிய மாங்காய்த் துண்டுகளை நல்லெண்ணெயில் போட்டு சிறிது நேரம் ஊறவையுங்கள். வாயகன்ற ஒரு பீங்கான் ஜாடியில், ஊறிய மாங்காய் கொஞ்சம், எண்ணெய் கொஞ்சம், பிசைந்து வைத்துள்ள கலவை கொஞ்சம் என சிறிது, சிறிதாக கலந்து இறுக மூடி வைத்துவிடுங்கள். ஐந்துநாள் ஊறியபிறகு திறந்தால், எண்ணெய் ததும்பி நிற்கும் ஆந்திர ஆவக்காய் ஊறுகாய்.

5
கடப்பா காரதோசை

ராயலசீமாவின் நான்கு மாவட்டங்களில் ஒன்றான கடப்பா, ஹைதராபாத்தில் இருந்து 412 கி.மீ தொலைவில் இருக்கிறது. நல்லமலா, பாலகொண்டா மலைமுகடுகளுக்கு நடுவே, பெண்ணையாற்றின் கரையில் இருக்கும் இந்த நகரம் ஆன்மிக ரீதியிலும், சரித்திர ரீதியிலும் மிகுந்த முக்கியத்துவம் கொண்டது.

ஆங்கிலேயர் காலத்தில் ஒடிசாவின் கஞ்சம் தொடங்கி, சென்னை வரையிலான பகுதி 'கடப்பா பேசின்' என்றே அழைக்கப்பட்டது. கடப்பா பேசின் நிர்வாகியாக செயல்பட்ட ராபர்ட் ப்ரௌன், தெலுங்கு மொழியின் மீது மிகுந்த பற்றுகொண்டு பல இலக்கியங்களை கற்றுத்தேர்ந்து பதிப்பித்து வெளியிட்டார். பல அரிய இலக்கியங்களைச் சேகரித்து ஒரு நூலகமும் அமைத்தார். அந்த நூலகம் இப்போதும் கடப்பா நகரில் 'ப்ரௌன் நூலகம்' என்ற பெயரில் கம்பீரமாக வீற்றிருக்கிறது.

கடப்பா என்றால் 'வாசல்'. திருமலையில் குடியிருக்கும் ஏழுமலையானை தரிசிக்க வருபவர்கள் கடப்பா வழியாக வந்து, அங்கு குடியிருக்கும் 'தேவுனி கடப்பா'வை வணங்கிவிட்டே வரவேண்டும் என்பது மரபு.

கடப்பா என்றாலே 'ஆளை விடப்பா' என்பார்கள் ஆந்திர மக்கள். அந்த அளவுக்கு ரணகள பூமியாகவும் கடப்பா

இருக்கிறது. இன்றைக்கும் ஆலமரத்தடியில் அமர்ந்து உச்சநீதி, உயர்நீதி வழங்கும் நாட்டாமைகள் அங்கு நிறைந்திருக்கிறார்கள். அரசியல் ரீதியாகவும் கடப்பா மிகுந்த முக்கியத்துவம் பெற்று வருகிறது.

பெண்ணையாறு, கண்டி நதி என நகரைச்சுற்றி நதிகள் பாய்ந்தோடினாலும் வெயில் காலத்தில் வெம்மையில் தகிக்கிறது கடப்பா. நிலத்தடி நீர்மட்டமும் அருகிவிட்டதால் மக்களின் உணவில் அரிசியை விட ஆதி தானியங்களே முன்னிலை வகிக்கின்றன. வெளிமாநிலங்களுக்கு அனுப்பும் அளவுக்கு இம்மண்ணில் ராகி விளைகிறது.

ஆந்திராவுக்கு பெருமளவு அந்நியச் செலாவணி ஈட்டித்தரும் மாவட்டமாகவும் கடப்பா விளங்குகிறது. கடப்பாவின் மக்கள்தொகையில் 40சதவீதம் பேர், துபாய், குவைத் உள்ளிட்ட அரபு நாடுகளில் பணிபுரிகிறார்கள். ராஜசேகர ரெட்டி முதல்வரான பிறகு கடப்பாவின் மீது தனி கரிசனம் காட்டினார். அந்நகரின் முகம் பெருமளவு மாறியது. சிமெண்ட், பாலிதீன் என பல தொழிற்சாலைகள் கடப்பாவுக்கு வந்தன. வெளிநாட்டுக்குச் செல்வோரின் எண்ணிக்கை சற்று தணிந்தது. அதற்கு நன்றி தெரிவிக்கும் விதமாக அவரது மறைவுக்குப் பிறகு, கடப்பா மாவட்டத்தின் பெயரை 'ஒய்.எஸ்.ஆர். கடப்பா மாவட்டம்' என்று மாற்றினார்கள்.

கடப்பாவுக்கு இப்படி எண்ணற்ற அடையாளங்கள் இருந்தாலும், பெயரைச் சொன்னாலே, சுள்ளென்று உரைப்பு உள்ளிறங்கும் ஒரு காரமான அடையாளமும் இருக்கிறது. அதுதான் காரதோசை. நம்மூரில் பருப்பும், அரிசியும் கலந்த அடை பதத்தில் இருக்கும் தோசையை காரதோசை என்போம். ஆனால் கடப்பா காரதோசை, உண்மையிலேயே 'கார'தோசை. வழக்கமான தோசையை ஊற்றி, தகிக்கும் மிளகாய் பேஸ்ட்டை அதன்மேல் அள்ளிப்பூசி வேகவைக்கிறார்கள். போதைக்குறைக்கு சைடிஷாக தேங்காய் சட்னி வேறு. அதிலும் தேங்காய்க்கு இணையாக மிளகாய்.

இதமான வசந்தகாலத்தில், கடப்பாவுக்கு டூர் அடித்து, பெண்ணையாற்றுக் குளுமையை அனுபவித்தபடி காரதோசை சாப்பிடுவது சுகமான அனுபவம்.

நீங்களும் செய்யலாம்!

△ — வெ. நீலகண்டன்

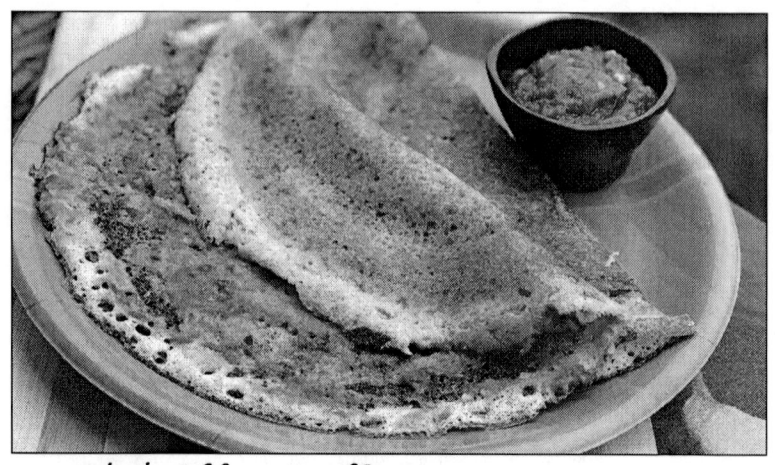

புழுங்கல் அரிசி	–	அரைகிலோ
உளுந்தம்பருப்பு	–	150 கிராம்
வெங்காயம்	–	3
தக்காளி	–	2
காய்ந்த மிளகாய்	–	6
உப்பு	–	தேவைக்கேற்ப
எண்ணெய்	–	1 டீஸ்பூன்

அரிசி, உளுந்தை சேர்த்து 2 மணிநேரம் ஊறவைத்து, முதல்நாள் இரவே அரைத்து, உப்புப்போட்டு கரைத்து வைத்துக் கொள்ளுங்கள். தோசைமாவு ரெடி.

வெங்காயம், தக்காளியை நறுக்கிக் கொள்ளுங்கள். வாணலியில் எண்ணெய் விட்டு, வெங்காயம், தக்காளி, மிளகாயைப் போட்டு வதக்கி, சிறிதளவு உப்பு சேர்த்து மிக்சியில் அரைத்துக் கொள்ளுங்கள். காரபேஸ்ட் ரெடி.

தோசைக்கல்லில் மாவை வார்த்து, அரைத்து வைத்துள்ள பேஸ்ட்டில் சிறிதளவு எடுத்து தோசை முழுவதும் தடவி வேகவிடுங்கள். சுவையான கடப்பா காரதோசை ரெடி.

6
காக்கராக்காய வேப்புடு

உலகிலேயே அதிக நீரிழிவு நோயாளிகள் வாழும் நாடு நம் இந்தியா தான். இந்த விஷயத்தில் ஐரோப்பியர்களை நாம் பின்னுக்குத் தள்ளியிருக்கிறோம். நீரிழிவு நோய்க்கான காரணங்களில் மரபியல் காரணம் முதன்மையானது. பெற்றோருக்கு நீரிழிவு இருந்தால் பிள்ளைக்கும் அந்நோய் வர 20 சதவீதம் வாய்ப்புண்டு என்கிறார்கள் மருத்துவர்கள். தவிர, உடல் உழைப்பு அற்ற வாழ்க்கை முறை, ஆரோக்கியத்துக்கு ஒவ்வாத உணவுப்பழக்கம் என பல காரணங்கள். ஒருகாலத்தில் 60-70 வயதில் தான் நீரிழிவு நோய் வரும். இன்றைக்கு குழந்தைகளைக் கூட நீரிழிவு தாக்குகிறது. 1 சதவீதம் இந்தியக் குழந்தைகளுக்கு நீரிழிவு இருப்பதாக சொல்கிறது உலக சுகாதார அமைப்பு.

ஒருவிதமான உடலியல் வளர்சிதை மாற்றக் கோளாறு காரணமாகவே நீரிழிவு ஏற்படுகிறது. இதை முழுமையாக குணப்படுத்த முடியாது. ஆனால் கட்டுப்பாட்டுக்குள் வைக்கலாம். நிறைந்த நடைப்பயிற்சி, உணவுக்கட்டுப்பாடு, இதமான மனநிலை... மூன்றும் இருந்தால் அது சாத்தியம். பணக்கார நாடுகள் உணவு விஷயத்தில் விழித்துக்கொண்டு விட்டன. மூன்றாம் உலக நாடுகள் விளைவிக்கும் ரசாயனம் கலக்காத தானிய உணவுகளை இறக்கத் தொடங்கி விட்டார்கள். இந்தியா போன்ற ஏழை நாடுகளில் இப்போது தான் மாற்றம்

வெ. நீலகண்டன்

தொடங்கியிருக்கிறது. தென்னிந்தியாவில் தமிழகத்தை விட ஆந்திர, கர்நாடக மாநிலங்களில் உணவுப்பழக்கம் மாறத் தொடங்கியுள்ளது. இந்தியாவின் பெரும் ஐ.டி காரிடரான பெங்களூருவில் நட்சத்திர உணவகங்களிலேயே ராஹி களியும், தினைத்தோசையும் கிடைக்கிறது. இளைஞர்கள் வரிசைகட்டி நின்று வாங்கிச் சாப்பிடுகிறார்கள். ஆந்திராவில் காய்கறிகளுக்கு முக்கியத்துவம் அளிக்கிறார்கள். பாகற்காய், கோவைக்காய் போன்ற நீரிழிவுத் தடுப்பான்கள் அங்கே அதிக புழக்கத்தில் இருக்கின்றன.

பாகற்காய் என்றாலே பலரின் முகம் கோணலாகும். காரணம், அதன் கசப்பு. ஆனால் ஒவ்வொரு பாகற்காய் துண்டும் ஒவ்வொரு மாத்திரைக்கு சமம். நீரிழிவு, கல்லீரல் கோளாறு, இரத்தக் கொதிப்பு, சிறுநீரகக் கோளாறு... அனைத்துக்கும் மருந்து பாகற்காயில் இருக்கிறது. வாரத்தில் ஒருநாள் உணவில் பாகற்காய் சேர்த்துக் கொண்டால் நோய் எதிர்ப்பு சக்தியும், ஞாபகசக்தியும் அதிகரிக்கும். எதற்கும் திருந்தாக் 'குடிமகன்'களை திருத்தும் சக்தி கூட பாகற்காய்க்கு உண்டு என்கிறார்கள்.

ஆந்திராவில் பாகற்காயை 'காக்கரக்காய' என்கிறார்கள். 'காக்கரக்காய வேப்புடு' ரசனையான சைடிஷ். முழு பாகற்காயையும் கையில் தந்து சாப்பிடச் சொல்கிறார்கள். மசாலா வாசனை ஈர்க்கிறது. துளியளவும் கசப்பில்லை. எண்ணெயில் தோய்ந்து வெந்த பாகற்காய் நம் நாவுக்கு அறிமுகமாகாத புதிய சுவையை அறிமுகப்படுத்துகிறது. பருப்பு சாதம், ரொட்டிக்கு சிறந்த சைடிஷ். ஆந்திராவின் பாரம்பரிய உணவுப் பட்டியலில் காக்கரக்காய வேப்புடு பிரதானமானது.

நீங்களும் செய்யலாம்!

மீடியம் சைஸ் பாகற்காய்	-	*5*
பெரிய வெங்காயம்	-	*1*
சீரகம்	-	*1 டீஸ்பூன்*
கடுகு	-	*அரை டீஸ்பூன்*
கறிவேப்பிலை	-	*1 கொத்து*
பூண்டு	-	*6 பல்*
மிளகாய்த்தூள்	-	*1 டீஸ்பூன்*
புளி	-	*சிறிய துண்டு*
கடலைமாவு	-	*2 டீஸ்பூன்*

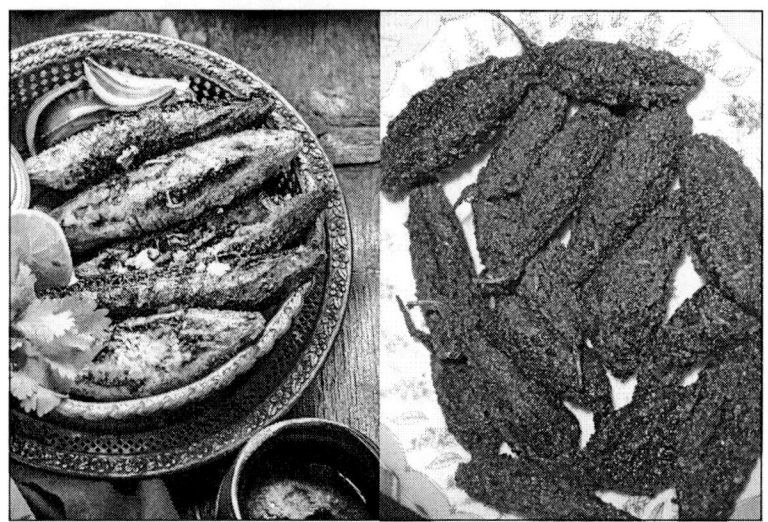

மஞ்சள்தூள்	-	கால் டீஸ்பூன்
எண்ணெய்	-	4 குழிக்கரண்டி
கொத்தமல்லி	-	தேவையான அளவு
உப்பு	-	தேவையான அளவு

பாகற்காயை நடுவில் வகுந்து விதைகளை அகற்றிவிடுங்கள். உள்பகுதியில் லேசாக உப்பு தடவி அரைமணி நேரம் கழித்து நன்றாக கழுவி சுத்தம் செய்யுங்கள். கசப்பு நீங்கிவிடும். வெங்காயத்தை சிறிதாக வெட்டிக் கொள்ளுங்கள்.

வாணலியை அடுப்பில் வைத்து 1 குழிக்கரண்டி எண்ணெய் விட்டு கடுகு, சீரகம், கறிவேப்பிலை, பூண்டு போட்டு தாளித்து வெங்காயம், மஞ்சள்தூள், உப்பு போட்டு வதக்குங்கள். வெங்காயம் பொன்னிறமானதும், புளியை தண்ணீரில் கரைத்து ஊற்றுங்கள். பின் கடலைமாவு, மிளகாய்த்தூளைப் போட்டு நன்றாக கிளறி, கொத்தமல்லித் தழையை போட்டு இறக்கி ஆறவைத்துக் கொள்ளுங்கள். இந்த கலவையை பாகற்காயின் உள்ளே வைத்து நூலால் தனித்தனியாக கட்டி விடுங்கள்.

வாணலியை மிதமான தீயில் வைத்து மீதமுள்ள எண்ணெயை ஊற்றி அதில் பாகற்காயை போட்டு வேகவையுங்கள். 15 நிமிடங்கள் வேகவேண்டும். 3 நிமிடத்துக்கு ஒருமுறை பாகற்காய்களை திருப்பி விடவேண்டும். பச்சைநிறம் மங்கி வெந்ததும் இறக்குங்கள். காக்கரக்காய வேப்புடு ரெடி.

7
கந்தகட்ட வேப்புடு

ஒருகாலத்தில் தென்னகத்தின் நெற்களஞ்சியம் என்றால் அது தமிழ்நாடு தான். காவிரியின் புண்ணியத்தில் நிலங்கள் எக்காலமும் முகிழ்ந்து தள்ளின. ஆந்திரா, கர்நாடகாவுக்கு லோடு, லோடாக நெல் போய்க்கொண்டே இருக்கும். இப்போது, ஆந்திரா இல்லாவிட்டால் நமக்கு சோறு இல்லை. அந்த அளவுக்கு ஆந்திர விவசாயத்தை சார்ந்ததாக நம் வாழ்க்கை மாறிப்போய்விட்டது. அங்கிருந்து லாரி, லாரியாக நெல்லும், அரிசியும் வந்து சேர்கிறது. கோதாவரி, கிருஷ்ணா நதிகளின் புண்ணியத்தில் கனஜோராக அங்கே விவசாயம் நடக்கிறது. விவசாயிகளின் வாழ்க்கையும் செழிப்பாகத்தான் இருக்கிறது. அதற்கு காரணம், விளைபொருட்களை விற்பனை செய்ய அரசு எடுக்கும் முனைப்பு.

புகையிலை விளையும் பகுதியா..? அதைப் பக்குவப்படுத்தி சீனாவுக்கு ஏற்றுமதி செய்கிறார்கள். நெல்லா..? அரிசியாக்கி வெளிமாநிலங்களுக்கு அனுப்புகிறார்கள். மிளகாயா..? இருப்பு வைத்து தட்டுப்பாட்டு காலத்தில் விற்பனை செய்ய கிடங்கு கட்டித்தருகிறார்கள். விளைபொருட்களை சேமிக்க, பாதுகாக்க ஏகப்பட்ட ஏற்பாடுகள் அங்கே செய்யப்பட்டுள்ளன. தவிர விவசாயிகளும், விளைபொருளை மதிப்பூட்டி விற்பனை செய்ய பழகியிருக்கிறார்கள்.

உதாரணத்துக்கு நூஜிவீடு கிராமத்து மக்களை எடுத்துக் கொள்ளலாம். மேற்கு கோதாவரி - கிருஷ்ணா மாவட்ட எல்லையில்

இருக்கிறது இந்த குட்டிகிராமம். இதன் பெயரைச் சொன்னாலே ஆந்திர மக்களின் நாவில் இனிப்பும், புளிப்பும் ஊறும். குண்டூர் ஆந்திராவின் மிளகாய் மண்டி என்றால் நூஜிவீடு ஆந்திராவின் மாங்காய் மண்டி. டன் கணக்கில் மாங்காய் விளைகிறது.

ஒருமுறை நூஜி வீட்டுக்குச் செல்பவர்கள் காலம் முழுவதும் அந்த கிராமத்தை மறக்கமாட்டார்கள். காரணம் மேங்கோ கேக். விளைச்சல் காலத்தில் தேவைபோக மிஞ்சும் மாங்காய்களை இம்மக்கள் ஜெல்லியாக்கி சேமித்து வைக்கிறார்கள். சீசன் முடிந்தபிறகு, மாங்காயை விட அதற்கு அதிகவிலை கிடைக்கிறது. அதைத்தான் மாங்கா கேக் என்கிறார்கள்.

செய்முறையைச் சொன்னால் அசந்துபோவீர்கள். எந்த செயற்கைப் பொருளும் கலப்பதில்லை. சீசனில் மிஞ்சுகிற மாம்பழங்களில் ஜூஸ் எடுத்து பனைஓலை பாயில் ஊற்றி வெயிலில் காய வைக்கிறார்கள். 4 நாள் காய்தலுக்குப்பிறகு மீண்டும் அதன்மேல் ஜூஸை ஊற்றுகிறார்கள். இப்படியே மேலே மேலே ஆறேழு முறை... காய்ந்து, காய்ந்து மைசூர் பாகு கனத்துக்கு வந்துவிடுகிறது ஜூஸ். அதை அப்படியே இருப்பு வைத்துக் கொள்கிறார்கள். வீட்டுக்கு வரும் விருந்தினர்களுக்கு ஒரு துண்டு கிள்ளிக் கொடுக்கிறார்கள். அள்ளிக் கொடுத்தாலும் ஆசை தீராது.

ஆந்திராவின் வளத்தை பார்க்க விரும்புபவர்கள் மேற்கு கோதாவரி மாவட்டத்துக்குச் செல்லவேண்டும். எங்கெங்கு நோக்கினும் பசுமை தான். ஒட்டுமொத்த ஆந்திரத்துக்குமான காய்கறிகள் அங்கேதான் விளைகின்றன. போதைக்குறைக்கு வீட்டுக்கு வீடு காய்கறித்தோட்டம் வைத்திருக்கிறார்கள். சுடச்சுட பறித்து சமைக்கிறார்கள்.

மேற்கு கோதாவரியில் கந்தகட்ட வேப்புடுவை ஆந்திர பாரம்பரியம் மணக்க ருசிக்கலாம். கந்தகட்ட என்றால் கருணைக்கிழங்கு. வேப்புடு என்றால் வேகவைத்தது. கருணை எல்லா வயதினருக்கும் ஏற்ற காய்கறி. மூலநோய்க்கு மருத்துவர்களே கருணையைத் தான் பரிந்துரைக்கிறார்கள். எலும்பு வளர்ச்சிக்கும் உகந்தது. கந்தகட்ட வேப்புடு குழந்தைகள் விரும்பக்கூடிய தொடுகறி. தயிர்சாதம், ரசசாதத்தோடு இணைத்து சாப்பிட, அமுதமென ருசிக்கும்.

நீங்களும் செய்யலாம்!

கருணைக்கிழங்கு	-	300 கிராம்
வெங்காயம்	-	1
மிளகு	-	அரை டீஸ்பூன்
சோம்பு	-	1 டீஸ்பூன்
கடுகு	-	அரை டீஸ்பூன்
தக்காளி	-	2
மல்லித்தூள்	-	1 டீஸ்பூன்
சீரகம்	-	அரை டீஸ்பூன்
பட்டை	-	சிறிதளவு
இஞ்சி	-	50கிராம்
பூண்டு	-	50கிராம்
மஞ்சள்தூள்	-	சிறிதளவு
உப்பு	-	தேவையான அளவு
மிளகாய்த்தூள்	-	2 டீஸ்பூன்
கறிவேப்பிலை	-	சிறிதளவு
கொத்தமல்லி	-	சிறிதளவு
எண்ணெய்	-	100 மில்லி

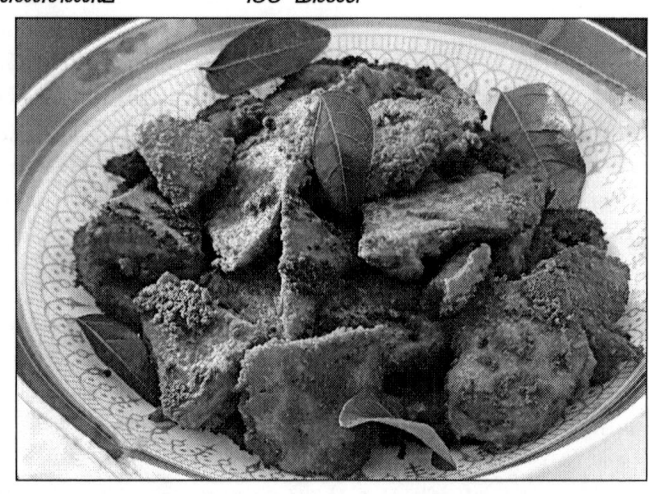

கருணைக்கிழங்கை நன்றாக கழுவி சதுரவடிவில் சிறிது, சிறிதாக வெட்டி, சிறிதளவு உப்பு, மஞ்சள்தூள் சேர்த்து பிசறி தோசைக்கல்லில் தனித்தனியாக வைத்து வேகவையுங்கள். வெங்காயம், தக்காளியை பொடியாக

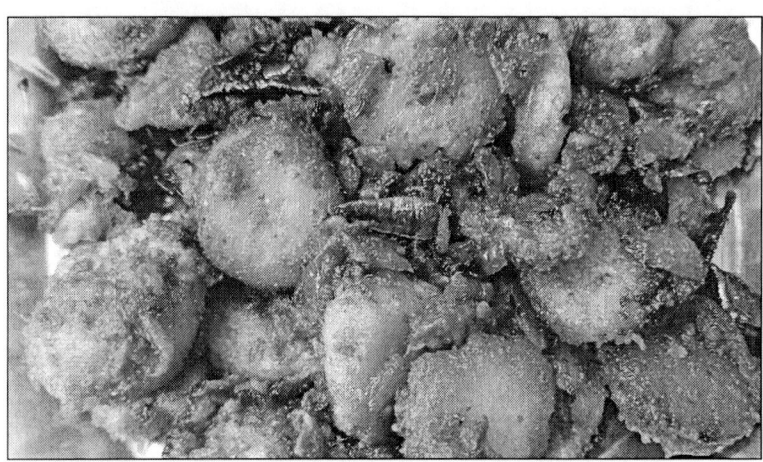

நறுக்குங்கள். இஞ்சி, பூண்டு, மிளகு, சீரகம், சோம்பு, பட்டை, லவங்கத்தை கரகரப்பாக அரைத்துக் கொள்ளுங்கள். வாணலியில் எண்ணெய்விட்டு, கடுகு போட்டு தாளித்து, வெங்காயம், தக்காளியைப் போட்டு வதக்குங்கள். வெங்காயம் பொன்னிற பதத்துக்கு வந்ததும், கருணைக்கிழங்கைப் போட்டு, மிளகாய்த்தூள், மல்லித்தூள், உப்பு, அரைத்து வைத்துள்ள பேஸ்ட்டைப் போட்டு சிறிதுநேரம் வேகவையுங்கள். தண்ணீர் ஊற்றக்கூடாது. தக்காளி நீர்ப்பதத்தில் வேகவேண்டும். கிளறும்போது, கருணைக்கிழங்கு உடையாமல் கிளறவேண்டும். வெந்து வாசம் பரவியதும், கறிவேப்பிலை, கொத்தமல்லியைப் போட்டு இறக்குங்கள். கந்தகட்ட வேப்புடு ரெடி.

வெ. நீலகண்டன்

8
கோங்கூரா தொக்கு

இந்தியாவில் ஒவ்வோராண்டும் 5 வயதுக்குட்பட்ட ஏராளமான குழந்தைகள் வைட்டமின் 'ஏ' குறைபாட்டால் பார்வை இழப்பை எதிர்கொள்கிறார்கள். இதற்கு மக்களின் உணவுமுறையும் ஒரு காரணம் என்கிறது உலக சுகாதார நிறுவனம். கீரைகள் வடிவில் கிராமத்து தெருக்களிலும், வயற்காடுகளிலும் ஏராளமாக விளைந்து கிடக்கிறது வைட்டமின் 'ஏ'. அவற்றை உணவில் சேர்த்துக்கொண்டாலே பார்வை இழப்பு, ரத்தசோகை உள்ளிட்ட பல நோய்களைத் தடுத்துவிட முடியும். ஆனால், சமைக்க வேறெதுவும் இல்லாத நிலையில்தான் பெண்களின் கவனம் கீரையின் பக்கம் திரும்புகிறது. பெண்கள் தினமும் 100 கிராம் அளவுக்கு கீரை சாப்பிட வேண்டும் என்கிற உலக சுகாதார நிறுவனம், ஆண்கள் 40 கிராமும், 5 வயதுக்கு மேற்பட்ட குழந்தைகள் 50 கிராமும் சாப்பிட வேண்டும் என்று வலியுறுத்துகிறது.

நம்மூரில் குழந்தைகளுக்கு கீரை கொடுத்தால் வயிற்றுப்போக்கு ஏற்படும் என்று ஒரு எண்ணம் உண்டு. அதனால் பல தாய்மார்கள் கீரையைத் தவிர்க்கிறார்கள். உண்மையில் கீரையில் ஒட்டியிருக்கும் பாக்டீரியாக்கள், மாசுப்பொருட்கள், சிறு பூச்சிகளே வயிற்றுப்போக்கை ஏற்படுத்துகின்றன. கீரையை நன்கு கழுவி, சுத்தம் செய்துவிட்டால் இந்தப் பிரச்னை வராது. நன்கு சமைத்து, மசித்து குழந்தைகளுக்குக் கொடுக்கலாம்.

ஆந்திரமக்கள் கீரைகளை ஆராதிப்பவர்கள். அதிலும் புளிச்சக்கீரை அவர்களின் வாழ்க்கையில் இரண்டறக் கலந்தது. புளிச்சக்கீரையின் அருமை நம் மக்களுக்குப் புரிவதில்லை. கிராமப்புறங்களில் கூட அக்கீரையை நம்மவர்கள் சீண்டமாட்டார்கள். ஆனால் ஆந்திரக்காரர்களின் உணவாதாரமே அதுதான். அங்கே அதை 'கோங்கூரா' என்பார்கள். நம்மூரில் எள், உளுந்து விதைப்பதைப் போல புளிச்சக்கீரை விதைத்து அறுவடை செய்கிறார்கள். தவிர வரப்புகளில் ஊடுபயிராகவும் விளைவிக்கிறார்கள்.

'கீரைகளின் ராஜா' என்று சொல்லலாம் புளிச்சக்கீரையை. அந்த அளவுக்கு சத்துமிகுந்த கீரை. இலை, மலர், விதை, தண்டு என எல்லாப்பகுதியுமே மருத்துவ குணம் கொண்டவை. உடல் சூட்டை சமப்படுத்துவதோடு, வாயு தொடர்பான அனைத்து பிரச்னைகளுக்கும் புளிச்சக்கீரையில் தீர்வு இருக்கிறது. வாரம் ஒருமுறை இந்தக் கீரையை சாப்பிட்டால் மரத்த நாக்கும் சுவையுணரும். ரத்தத்தை சுத்திகரிக்கும். காசநோயைக் குணமாக்கும். நோஞ்சான் குழந்தைகளுக்கு வாரம் இருமுறை இந்த கீரையைக் கொடுத்தால் புஷ்டியாகி விடுவார்கள். இப்படி புளிச்சக்கீரையை பற்றி சித்த, ஆயுர்வேத, இயற்கை மருத்துவ நூல்கள் புகழ்பாடுகின்றன.

ஆந்திர மக்கள் தினந்தோறும் புளிச்சக்கீரையை பயன்படுத்துகிறார்கள். சைவம், அசைவம்... இரண்டிலுமே புளிச்சக்கீரை கலந்திருக்கும். குறிப்பாக மீன்வகைகள். கீரையோடு நிறைய சிறிய வெங்காயத்தைச் சேர்த்து எண்ணெய்க்கீரையாக கடைந்து, வவ்வாள் மீனைப் போட்டு வாட்டி எடுத்தால் மீனை விட்டுவிட்டு கீரையை மட்டுமே வழித்துச் சாப்பிடலாம். கோங்கூரா சட்னி, கோங்கூரா பொறியல், கோங்கூரா பப்பு... இப்படி வகைவகையான கோங்கூரா ஐட்டங்கள் அங்குண்டு. இந்த வரிசையில் கோங்கூரா தொக்குவும் அடங்கும்.

பெரும்பாலும் ஆவக்காய் ஊறுகாயைப் போல எல்லா வீடுகளிலுமே கோங்கூரா தொக்கு வைத்திருப்பார்கள். 'சமைக்க நேரமில்லை, அவசரம்' என்றால் வெறும் வெண்சோறு பொங்கி, தொக்கைப் போட்டு பிசைந்து கலவை சாதம் தயாரித்து விடுவார்கள். பெரிய வெங்காயத்தை பொடிப்பொடியாக நறுக்கி வைத்துக்கொண்டு சாதம் ஒருவாய், வெங்காயம் ஒருவாய்... சாப்பிட்டுப் பார்த்தால் தெரியும் அதன் அருமை.

ஊறுகாயைப் போல தயிர் சாதத்துக்கு தொட்டுக்கையாகவும் இதைப் பயன்படுத்தலாம். கை, தண்ணீர் படாமல் முறையாக

உபயோகித்தால் நீண்டநாட்கள் வைத்து உபயோகிக்கலாம். புளிப்பு, உரைப்பு, துவர்ப்பு கலந்த, சுவையுணர்வைத் தூண்டும் தொக்கு இது. உடலுக்கும், குடலுக்கும் உகந்தது. ஏழை, பணக்காரர் பாகுபாடு அற்ற, ஆந்திராவின் அடிப்படையான, அடையாள உணவு வகைகளில் கோங்கூரா தொக்கு முதன்மையானது.

நீங்களும் செய்யலாம்!

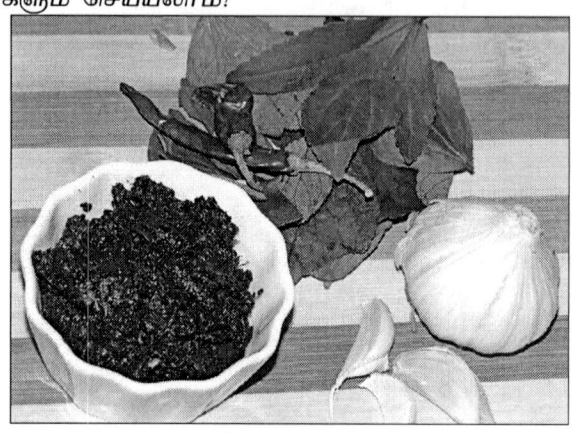

புளிச்சக்கீரை	–	1 கட்டு
மிளகாய்த்தூள்	–	4 டீஸ்பூன்
உப்பு	–	தேவையான அளவு
வெந்தயம்	–	அரை டீஸ்பூன்
நல்லெண்ணெய்	–	100 மில்லி
கடுகு	–	தாளிக்கும் அளவுக்கு
பெருங்காயம்	–	கால் டீஸ்பூன்

புளிச்சக்கீரையை நன்றாக அலசி, தண்ணீர் காயும்வரை நிழலில் உலர்த்தி பொடிப்பொடியாக நறுக்கிக்கொள்ளுங்கள். வாணலியை அடுப்பில் வைத்து எண்ணெய் விட்டு, கடுகு போட்டுத் தாளியுங்கள். கடுகு வெடிக்கும் தருணத்தில், புளிச்சக்கீரையைக் கொட்டி கிளறுங்கள். கீரை சுருண்டு வரும்போது, மிளகாய்த்தூள், வெந்தயத்தூள், உப்பு, பெருங்காயத்தூள் போட்டு நன்றாக கிளறுங்கள். எண்ணெய் பிரிந்து, தொக்கு பதத்துக்கு வந்ததும் இறக்குங்கள். கோங்கூரா தொக்கு ரெடி. நல்ல பாத்திரத்தில் போட்டு மூடிவைத்து விட்டால் வைத்து பயன்படுத்தலாம்.

9
குத்தி வொங்காய் கூரா

ஆந்திராவில் பகுதிக்கொரு சிறப்பு உணவும், பதார்த்தங்களும் உண்டு. ஒட்டுமொத்த ஆந்திராவுக்கும் பொதுவான பாரம்பரிய உணவுகளும் நிறைய உண்டு. அவற்றில் ஒன்றுதான் குத்தி வொங்காய் கூரா. வொங்காய் என்றால் கத்தரிக்காய். கூரா என்றால் குழம்பு. 'சாதாரண கத்தரிக்காய் குழம்புக்கா இவ்.... வளவூ பில்டப்பு' என்று நீங்கள் கேட்கலாம்.

சுடச்சுட சாதம், அதன்மேல் கொஞ்சம் நெய், கொஞ்சம் குத்தி வொங்காய் கூரா. இது போதுமப்பா இந்த ஜென்மத்துக்கு... கூராவில் பிசைந்த சாதம் ஒரு வாய், மசாலா பொதிந்த வொங்காய் ஒரு வாய்.. சாப்பிட்டால் தான் தெரியும், இதன் உன்னதம். நாவும், வயிறும் நம்மை பெயர் சொல்லி அழைத்து வாழ்த்தும்.

சென்னையில் உள்ள ஆந்திர பவன்களில் குத்தி வொங்காய் கூரா கிடைக்கிறது. ஆனால், ஆந்திராவின் ஒரு குக்கிராமத்தில், நெய் சாதத்துக்கு தொடுகறியாக எண்ணெய் ததும்ப, ததும்ப இதை ருசிக்கும்போது கிடைக்கிற அனுபவம் இங்கே மிஸ்ஸிங்.

ஆந்திர மக்களின் வளமான வாழ்க்கைக்கு அடையாளம் தான் இந்த குத்தி வொங்காய் கூரா .

நீங்களும் செய்யலாம்!

சிறிய நாட்டுக் கத்தரிக்காய்-10 (பூச்சி இல்லாத பிஞ்சுக் கத்தரிக்காயாகப் பார்த்து வாங்கவேண்டும்)

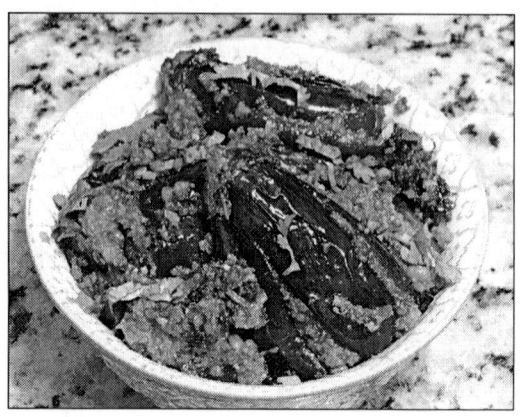

கடலைப்பருப்பு	- 100 கிராம்
தனியா	- 2 டீஸ்பூன்
காய்ந்த மிளகாய்	- 20
தேங்காய்	- அரை மூடி
சீரகம்	- 2 டீஸ்பூன்
மிளகு	- 2 டீஸ்பூன்
நிலக்கடலை	- 100 கிராம்
பெரிய வெங்காயம்	- 2
கடுகு	- 1 டீஸ்பூன்
தக்காளி	- 4
புளி	- நெல்லிக்காய் அளவு (பழைய புளியாக இருந்தால் நல்லது)
வெந்தயம்	- அரை டீஸ்பூன்
மஞ்சள்தூள்	- சிறிதளவு
உப்பு	- தேவையான அளவு
எண்ணெய்	- தேவையான அளவு
இஞ்சி	- சிறிய துண்டு
பூண்டு	- 4 பல்
கறிவேப்பிலை	- தேவையான அளவு

கத்திரிக்காயின் காம்பை நறுக்கிவிட்டு, நான்கு பீஸாக வகுந்து கொள்ளுங்கள். துண்டாக்கி விடக்கூடாது. இதை எண்ணை ஊற்றி நன்றாக ஃப்ரை செய்து கொள்ளுங்கள். கடலைப்பருப்பு, தனியா, மிளகாய், தேங்காய், மிளகு, நிலக்கடலை, அனைத்தையும் வறுத்து லேசாக தண்ணீர் விட்டு சட்னி பதத்துக்கு அரைத்துக் கொள்ளுங்கள். இதில் பாதியை தனியாக எடுத்து வைத்துக் கொள்ளுங்கள். குழம்புக்குத் தேவைப்படும். பாதியை வறுத்த கத்தரிக்காய்களுக்கு உள்ளே வைத்து கொளுக்கட்டை பிடிப்பது போல பிடித்து வைத்துக் கொள்ளுங்கள்.

வெங்காயத்தை நறுக்கிக் கொள்ளுங்கள். புளியை இளஞ்சூடான நீரில் கரைத்துக் கொள்ளுங்கள். இஞ்சி, பூண்டு, தக்காளியை தனித்தனியாக அரைத்து பேஸ்டாக்கி கொள்ளுங்கள். வாணலியில் எண்ணெய் விட்டு, கடுகு, வெந்தயம், கறிவேப்பிலை, சீரகத்தோடு வெங்காயத்தையும் போட்டு வதக்குங்கள். வெங்காயம் பொன்னிறமானதும், இஞ்சி, பூண்டு, தக்காளி பேஸ்ட், மஞ்சள்தூள், உப்பு போட்டு கரைத்து வைத்துள்ள புளித்தண்ணீரை ஊற்றுங்கள். கொதிவந்ததும், அரைத்து வைத்திருக்கும் பருப்புக் கலவையைப் போட்டு மேலும் சிறிதுநேரம் கொதிக்கவிடுங்கள். பின்னர் தீயை மிதமாக்கி கத்தரிக்காய்களை எடுத்துப்போட்டு 2 கொதி வந்ததும் இறக்குங்கள். ஆந்திராவின் பாரம்பரிய குத்தி வொங்காய் குரா ரெடி.

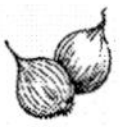

10
மாமடிக்காய அன்னம்

பழமொழிகள் மக்களின் பண்பாட்டையும், பழக்க வழக்கத்தையும் கண்ணாடி போல பிரதிபலிக்கின்றன. உணவுப் பண்பாடு, மருத்துவக் குறிப்புகள், விருந்தோம்பல் என பழமொழிகளில் பல்வேறு வாழ்வியல் கூறுகள் பொதிந்து கிடக்கின்றன. ‘இளைத்தவனுக்கு எள்ளைக்கொடு, கொளுத்தவனுக்கு கொள்ளைக் கொடு’ என்றொரு பழமொழி. ‘மெலிந்தவர்கள் உணவில் எள்ளைச் சேர்த்துக் கொண்டால் உடல் பெருக்கும். குண்டானவர்கள் கொள்ளைச் சேர்த்துக்கொண்டால் இளைப்பார்கள்’ என்கிற மருத்துவம் அந்த பழமொழிக்குள் இருக்கிறது. ‘ஆற்றுநீர் வாதம் போக்கும், அருவி நீர் பித்தம் போக்கும், சோற்று நீர் இரண்டையும் போக்கும்’ என்றொரு பழமொழி. சித்தமருத்துவம் மனிதர்களுக்கு ஏற்படக்கூடிய நோய்களை 4448 ஆகப் பிரிக்கிறது. இந்த நோய்கள் வருவதற்கான காரணங்கள் வாதம், பித்தம், கபம் என மூன்றுக்குள் அடங்கிவிடுகின்றன. ஆற்றுநீரில் தாதுக்கள் நிரம்பியிருப்பதால் அது வாதம் தொடர்பான எல்லா நோய்களையும் போக்கும். அருவி நீரில் மூலிகைகள் கலந்திருப்பதால் அது கபம் தொடர்பான நோய்கள் அனைத்தையும் போக்கும். சோற்றுநீருக்கு இது இரண்டையும் போக்கும் சக்தி இருக்கிறது என்கிறது இந்தப்பழமொழி.

‘அழுதபிள்ளை சிரித்ததாம், கழுதைப்பாலை குடித்ததாம்’, என்று ஒரு பழமொழி சொல்வார்கள். கிராமப்புறங்களில் செவ்வாப்பு

என்ற நோயுடன் குழந்தைகள் பிறப்பதுண்டு. கை, கால்கள் எல்லாம் நீலம்பூத்துவிடும். அந்த நோய்க்கு கழுதைப்பாலை மருந்தாகக் கொடுப்பார்கள். கழுதைப்பால் உள்ளே போனால் அழுத பிள்ளைகூட சிரித்துவிடும் என்பதைச் சொல்கிறது அந்தப் பழமொழி.

'வேலம்பட்டை பித்தத்தைப் போக்கும், ஆலம்பட்டை மேகத்தைப் போக்கும்', 'ஒருவேளை உண்பவன் யோகி இருவேளை உண்பவன் போகி மூவேளை உண்பவன் ரோகி', 'இருப்பவன் இரும்பைத் தின்பான், போறவன் பொன்னைத் தின்பான்', 'ஆயிரம் வேரைக் கொன்றவன் அரை வைத்தியன்', 'ஆலும் வேலும் பல்லுக்கு உறுதி நாலும் இரண்டும் சொல்லுக்குறுதி', 'பத்து மிளகு கையில் இருந்தால் பகைவன் வீட்டில் உண்ணலாம்', 'ஆவாரை பூத்திருக்க சாவாரைக் கண்டதுண்டோ', 'விருந்தும் மருந்தும் மூன்று நாள்...' இப்படி நம் மூத்தோர்கள் வைத்திய ரகசியங்களை எல்லாம் போகிற போக்கில் பழமொழிகளாக சொல்லி வைத்துப் போயிருக்கிறார்கள்.

'மாதா ஊட்டாத சோறை மாங்காய் ஊட்டும்', மாவில் இருக்கும் மணம் கூழில் இருக்கும் குணம், மா பழுத்தால் கிளிக்காம் வேம்பு பழுத்தால் காக்கைக்காம்... - இப்படி பல பழமொழிகள் மாங்காயைப் போற்றுகின்றன. மாங்காய் காய்க்கும் விதத்தைக் கூட நம்மவர்கள் பழமொழியாக சொல்லி வைத்திருக்கிறார்கள். 'பொங்கினால் புளி, மங்கினால் மாங்காய்...' வானம் பொங்கி அதிகமாக மழை பொழிந்தால் புளி அதிகம் காய்க்கும். மழை மங்கி வெயில் அதிகமானால் மாங்காய் அதிகம் காய்க்கும்.

தென்னிந்திய உணவுப்பண்பாட்டில் மாங்காய் பெரும் ஆதிக்கம் செலுத்துகிறது. குறிப்பாக ஆந்திராவில். கறுத்தக் கொளும்பான், வெள்ளைக் கொளும்பான், திருகுணி, விளாட்டு, மத்தளக் காச்சி, களகட்டி, கொடிமா என்று ஆந்திராவில் மட்டும் 15க்கும் மேற்பட்ட மாவகைகள் விளைகின்றன. புளிப்பு மிகுந்த மத்தளக்காச்சி மாங்காயில் செய்யப்படுவது தான் மாமடிக்காய அன்னம். அதாவது மாங்காய் சாதம். யுகாதி பண்டிகை அன்று ஆந்திரா முழுவதும் மாமடிக்காய அன்னம் செய்யப்படுகிறது. நாம் வெளியூர் பயணங்களுக்கு புளியோதரை கொண்டு செல்வதுபோல ஆந்திர மக்கள் 'மாமடிக்காய அன்னம்' கொண்டு செல்கிறார்கள். சைடிஷ் தேவைப்படாத வயிற்றுக்கு இதமான உணவு.

நீங்களும் செய்யலாம்!

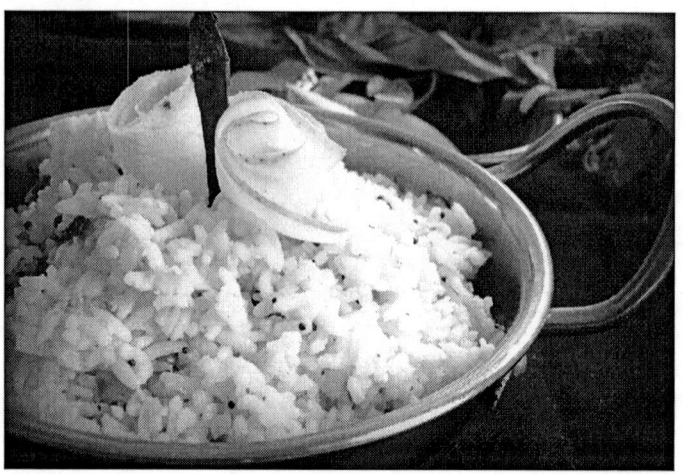

அரிசி	- கால்கிலோ
மாங்காய்	- கால் கிலோ
மஞ்சள்தூள்	- அரை டீஸ்பூன்
உளுந்து	- ஒன்றரை டீஸ்பூன்
கடுகு	- ஒன்றரை டீஸ்பூன்
கடலைப்பருப்பு	- ஒன்றரை டீஸ்பூன்
இஞ்சி	- 1 துண்டு
தனியா	- 1டீஸ்பூன்
காய்ந்த மிளகாய்	- 4
பச்சைமிளகாய்	- 4
முந்திரி பருப்பு	- தேவையான அளவு
கறிவேப்பிலை, கொத்தமல்லி	- சிறிதளவு
பெருங்காயம்	- 1 சிட்டிகை
உப்பு	- தேவையான அளவு
நல்லெண்ணெய்	- தேவையான அளவு

மாங்காயை 'கேரட் சீவி' மூலம் துருவிக்கொள்ளுங்கள். பச்சை மிளகாயை இரண்டாக வகுந்து கொள்ளுங்கள். அரிசியை குழையாமல் சாதமாக்கிக் கொள்ளுங்கள். உளுந்தம்பருப்பு, கடலைப்பருப்பு, தனியா,

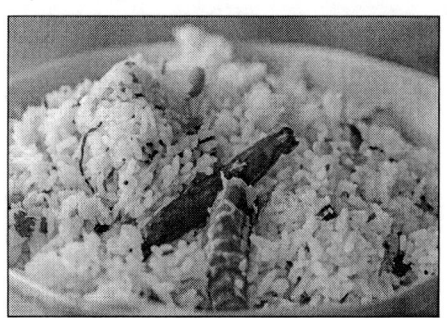

2 காய்ந்த மிளகாய் ஆகியவற்றை வறுத்து அரைத்துக் கொள்ளுங்கள். இஞ்சியை சிறிது, சிறிதாக வெட்டிக்கொள்ளுங்கள்.

வாணலியை அடுப்பில் வைத்து எண்ணெய் விட்டு கடுகு, கறிவேப்பிலை, மீதமிருக்கும் காய்ந்த மிளகாயை கிள்ளிப்போட்டு தாளியுங்கள். இதில், துருவி வைத்துள்ள மாங்காய், இஞ்சி, பச்சைமிளகாய், பெருங்காயத்தைப் போட்டு வதக்குங்கள். நன்கு வதங்கியதும் மஞ்சள் தூள், லேசாக உப்பு சேர்த்து கிளறி இறக்கி ஆற வையுங்கள்.

நன்கு ஆறியதும், இந்தக் கலவையில் சாதத்தை சிறிது, சிறிதாக சேர்த்து, அரைத்து வைத்துள்ள பருப்பு கலவை, தேவையான அளவு உப்பு, நல்லெண்ணெய் சேர்த்து கிளறி கொத்தமல்லி, முந்திரிப்பருப்பை தூவுங்கள். ஆந்திர பாரம்பரியம் மணக்கும் மாமடிக்காய அன்னம் தயார்.

11
மாமடிக்காய பப்பு

சிவப்பும், மஞ்சளுமாக அழகுற அடுக்கி வைக்கப்பட்டுள்ள மாம்பழங்களைப் பார்த்தாலே நாவில் நீர்சுரக்கிறது. ஆனால் அந்த அழகில் மயங்கிவிடாதே என்று மூளை எச்சரிக்கிறது. மார்க்கெட்டுக்கு வரும் பெரும்பாலான மாம்பழங்கள், கால்சியம் கார்பைடு என்ற கற்களைக் கொண்டு பழுக்க வைக்கப்படுகின்றன என்கிறார்கள் அதிகாரிகள். இந்தக்கல் மிகவும் நச்சுத்தன்மை உடையது.

மாங்காயை குவித்துவைத்து, துளைகள் இட்ட பிளாஸ்டிக் கவர்களில் கால்சியம் கார்பைடு கற்களைப் போட்டு வைத்துவிடுவார்கள். அந்த கல்லில் இருந்து வெளிவரும் ‘அசிட்டிலின்’ வாயு, காய்களின்மீது பரவி பழுத்தது போன்ற தோற்றத்தை உருவாக்கும். ஆனால் உள்ளே பழுத்திருக்காது.

கால்சியம் கார்பைடு கற்கள் வெல்டிங் செய்யப் பயன்படுத்துவது. மிகவும் அபாயகரமானது. இதிலிருந்து வரும் அசிட்டிலின் வாயுவை சுவாசித்தால் இதயநோய், புற்றுநோய் கூட வரும் என்கிறார்கள் மருத்துவர்கள். கருவே கலைந்துவிடுமாம். அந்த வாயுவில் ஊறித்திளைத்த பழத்தைத் தின்றால்..? நினைக்கவே அச்சமாக இருக்கிறது. மாம்பழம் மட்டுமல்ல... வாழை, பப்பாளி, சப்போட்டா, சீத்தாக்காய்களைக் கூட கார்பைடு மூலம் கனியாக்குகிறார்கள் சில வியாபாரிகள். மதுரைப்பக்கம்

எத்தனாலைத் தெளித்து பழுக்க வைப்பதாகச் சொல்கிறார்கள். அது இதைவிடவும் கொடுமையானது.

காய் பழமாவது இயற்கையான நிகழ்வு..? இதற்கெதற்கு கார்பைடு..?

எல்லாம் லாப வேட்கைதான். அந்தக்காலத்தில் வேப்பிலை, மாவிலைகளை பரப்பி அதற்குள் மாங்காய்களை வைத்து இறுக்கமாக மூடிவிடுவார்கள். ஒருவாரத்தில் லேசாக பழவாசனை நாசியைத் தீண்டும். எடுத்து ருசித்தால் தித்திக்கும். இப்போது, யாருக்கும் பொறுமையில்லை. இன்று காயானால் நாளையே கனியாக வேண்டும். காற்றுள்ளபோதே தூற்றிக்கொள்ள வேண்டுமே..?

கார்பைடு வைத்து பழுக்க வைக்கப்பட்ட பழத்தை எப்படி அடையாளம் காண்பது..?

பழத்தின் மேல்தோல் பளபளப்பாக இருக்கிறதா..? சிறிய கரும் புள்ளிகள் இருக்கின்றனவா..? நுகர்ந்தால் பழவாசனை வரவில்லையா..? சந்தேகமில்லை. அது கார்பைடு பழம் தான்.

உலகத்தில் அதிக மக்கள் உண்ணும் கனி, மாங்கனி தான். மாங்காயின் பூர்வீகம் இந்தியா. இதில் 35 இனங்கள் உண்டு. மாவை நம் வேதங்கள் கடவுளின் உணவாக குறிப்பிடுகின்றன. சங்க இலக்கியங்கள் முக்கனிகளில் ஒன்றாக மாங்கனியைப் போற்றுகின்றன. போர்ச்சுகீசியரும், ஆங்கிலேயருமே இந்தியாவில் இருந்து மாங்காயை எடுத்துச்சென்று உலகுக்கு அறிமுகம் செய்தார்கள்.

மாங்காய் உற்பத்தியில் தென்னிந்திய அளவில் ஆந்திரமே ஆதிக்கம் செலுத்துகிறது. சீசன் காலத்தில் ஆந்திராவுக்கு செல்பவர்கள், விதவிதமான மாங்காய் உணவுகளை ருசிக்கலாம். பெரும்பாலும் இரண்டு வெரைட்டி கட்டாயம் இருக்கும். ஒன்று மாமடிக்காய சாதம். இன்னொன்று, மாமடிக்காய பப்பு. (மாங்காய்க்கு தெலுங்கில் மாமடிக்காய)

மாமடிக்காய பப்புவை சாதத்தில் பிசைந்து சாப்பிட்டால், அதன் உன்னத சுவையை உணரலாம்.

மாங்காயின் புளிப்பையும், மிளகாயின் காரத்தையும் பருப்பு சமன் செய்துவிடுகிறது.

நீங்களும் செய்யலாம்!

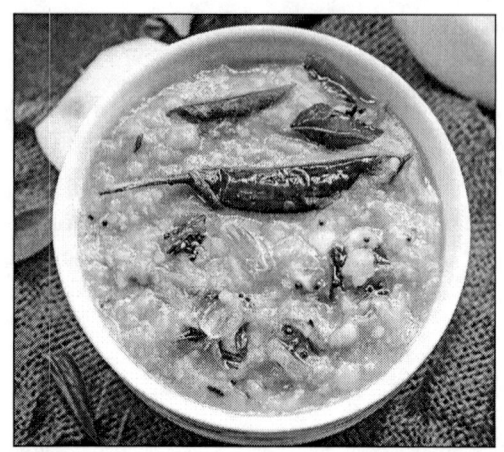

பயத்தம் பருப்பு	-	கால் கிலோ
புளிப்பான மாங்காய் (பெரியது)	-	1
கடுகு, உளுந்தம்பருப்பு	-	1 டீஸ்பூன்
காய்ந்தமிளகாய்	-	4
பச்சைமிளகாய்	-	2
கறிவேப்பிலை	-	1 கொத்து
மஞ்சள்தூள்	-	1 டீஸ்பூன்
இஞ்சி	-	1 துண்டு
பூண்டு	-	5பல்
உப்பு	-	தேவையான அளவு
எண்ணெய்	-	தேவையான அளவு

மாங்காயை தோல்சீவி சிறு துண்டுகளாக வெட்டிக்கொள்ளுங்கள். இஞ்சியை சிறு துண்டுகளாக வெட்டிக்கொள்ளுங்கள். பச்சைமிளகாயை நடுவில் வகுந்து கொள்ளுங்கள். பயத்தம்பருப்பை அலசி, அதில் மாங்காய், பூண்டு, மஞ்சள்தூள், உப்பு சேர்த்து வேகவையுங்கள். நன்கு வெந்ததும், கரண்டியால் அந்த கலவையை மசித்துக் கொள்ளுங்கள்.

வாணலியை அடுப்பில் வைத்து, எண்ணெய் விட்டு, கடுகு, உளுந்து போட்டு தாளித்து, பச்சை மிளகாய், காய்ந்தமிளகாய், கறிவேப்பிலை, இஞ்சியைப் போட்டு வதக்குங்கள். பச்சைவாடை போக வதங்கியதும், வேகவைத்த கலவையைக் கொட்டி கிளறி சிறிதுநேரம் வேகவிட்டு இறங்குங்கள். ஆந்திராவின் பாரம்பரியம் மணக்கும் மாமடிக்காய பப்பு ரெடி.

12
மிரப்பக்காய் சாதம்

யுகாதி என்றால் யுகத்தின் ஆதி. பிரம்மன் உலகத்தைப் படைத்த நாள். இந்த நாளை ஆந்திர மக்கள் புனிதமான நாளாக கொண்டாடுகிறார்கள். இன்று தொடங்கும் எல்லா செயல்களும் நல்லவனாக முடியும் என்பது நம்பிக்கை. அதனால் அந்நாளில் பார்த்து, பார்த்து வாழ்கிறார்கள்.

அதிகாலை எழுந்து வாசலில் வண்ணக்கோலம் இட்டு, எண்ணெய் தேய்த்துக் குளித்து, 'யுகாதி பச்சடி' செய்வார்கள். கூடவே பலகாரங்களும். 'யுகாதி பச்சடி' என்பது வெறும் பதார்த்தமல்ல.. வாழ்க்கையில் தத்துவத்தையே உள்ளடக்கிய ஒரு உன்னதப் பட்சணம். இளம் தலைமுறைக்கு அத்தத்துவத்தைப் போதிக்கவும், பெரியவர்கள் மறக்காமல் இருக்கவும் இந்த யுகாதி பச்சடியை ஒவ்வோர் ஆண்டும் செய்து இறைவனுக்குப் படைக்கிறார்கள் ஆந்திரமக்கள்.

வாழ்க்கை என்பது நல்லன மட்டுமே நிறைந்ததல்ல. சோகம், துக்கம், தோல்வி, அவமானம் எல்லாவற்றையும் உள்ளடக்கியது என்பதே யுகாதி பச்சடி படிமமாக போதிக்கிற தத்துவம். இனிப்பு, புளிப்பு, கசப்பு, கார்ப்பு, உப்பு, துவர்ப்பு என நாவறிந்த அறுசுவையும் கலந்தது. மாங்காய், வெல்லம், வேப்பம்பூ, புளிக்கரைசல், உப்பு சேர்த்து பேஸ்ட்டை போல செய்வார்கள். செய்த பட்சணங்களை வைத்து இறைவனுக்கு படையலிட்டு

வெ. நீலகண்டன்

வழிபாடு செய்தபிறகு, யுகாதி பச்சடியை ஆளுக்கொரு வாய் சாப்பிடுவார்கள். அதன்பிறகே அன்றைய பண்டிகை சாப்பாடு.

ஆந்திர மக்களின் பண்பாட்டோடு அவர்களின் உணவுகள் நெருக்கமான தொடர்பு கொண்டுள்ளன. பெரும்பாலும் கிராமப்புறங்களை உள்ளடக்கி இருப்பதால், பாரம்பரியமான உணவுகள் இன்றளவும் அங்கே சாதாரணமாக புழங்குகின்றன. குறிப்பாக அவர்களின் வாழ்க்கையை ஆக்கிரமித்துள்ள உணவுப்பொருட்கள் இரண்டு. ஒன்று, மிளகாய், இன்னொன்று கோங்கூரா எனப்படும் புளிச்சக்கீரை.

வீட்டைச்சுற்றி புல் மண்டியிருப்பதைப் போல புளிச்சக்கீரை மண்டிக்கிடக்கிறது அங்கு. அதைவைத்து ஏகப்பட்ட உணவுகள், சைடிஷ்கள் அங்கே உண்டு. காரசார விரும்பிகளான ஆந்திர மக்களின் விருப்பத்துக்குரிய உணவுகளில் ஒன்று மிரப்பக்காய் சாதம். மிரப்பக்காய் என்றால் மிளகாய். எழுமிச்சை சாதம், தக்காளி சாதம் போல இதுவும் கலவை சாதம் தான். மிளகாய் கலவை.

இன்று நேற்றல்ல... சுமார் 6ஆயிரம் ஆண்டுகளுக்கு முன்பே மிளகாய் மனிதர்களின் உணவில் கலந்துவிட்டது. அண்மையில் ஈக்வடார் நாட்டில் நடந்த தொல்பொருள் ஆய்வில் மிகப்பழமையான மிளகாயின் படிமங்களை கண்டு பிடித்திருக்கிறார்கள். ஆனாலும் தென்னகத்துக்கு மிளகாய் வந்தது சில நூற்றாண்டுகளுக்கு முன்புதான். தொடக்கத்தில் காரத்துக்கு நம் மக்கள் பயன்படுத்தியது குறுமிளகைத்தான். ஐரோப்பிய ஆக்கிரமிப்புக்குப் பிறகே மிளகாயை நாம் தொட்டோம். மிளகாயில் 17 வகைகள் உண்டு. இந்தியாவில் இப்போது தான் நாலைந்து வகைகள் அறிமுகமாகி உள்ளன. ரோஜாப்பூ விவசாயத்தில் பல்வேறு சித்துவேலைகள் செய்து கலர்கலராக உற்பத்தி செய்வது போல மிளகாயிலும் செய்கிறார்கள். ஊதா மிளகாய், கருப்பு மிளகாய் எல்லாம் கூட புழக்கத்திற்கு வந்துவிட்டன. கத்தரிக்காயைப் போல காய்க்கிற மிளகாயைக் கூட கண்டு பிடித்திருக்கிறார்கள்.

மிளகாயை நாம் தொட்டுப் பார்த்தோம் என்றால் ஆந்திரம் சுவீகரித்தே விட்டது. அம்மண்ணுக்கும், வாழ்க்கைச்சூழலுக்கும், தட்பவெப்பத்துக்கும் உகந்ததாக இருக்கிறது மிளகாய். நம்மூரில் எழுமிச்சை சாதம், தக்காளி சாதம் செய்வது போல ஆந்திராவில் மிளகாய்சாதம் செய்கிறார்கள். இந்த சாதத்தின் வாசனையே நம் கண்களில் நீரை கிளறிவிடுகிறது. ருசித்தால் மறக்க முடியாது. அவ்வளவு உக்கிரம்.

நீங்களும் செய்யலாம்

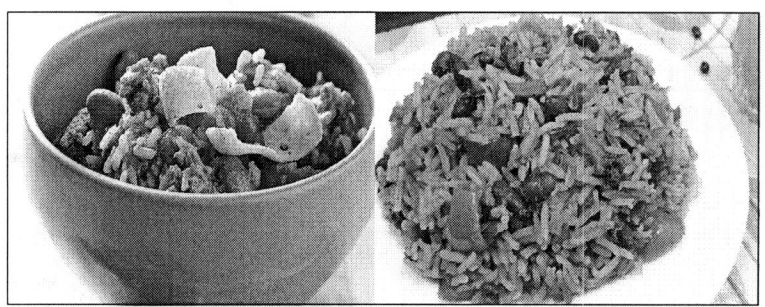

பச்சை அரிசி	-	250கிராம்
பச்சைமிளகாய்	-	100கிராம்
தயிர்	-	50 மில்லி
எண்ணெய்	-	தேவையான அளவு
கடுகு	-	ஒரு டீஸ்பூன்
சீரகம்	-	அரை டீஸ்பூன்
சிறிய வெங்காயம்	-	5
பூண்டு	-	3 பல்
தக்காளி	-	1
உப்பு	-	தேவையான அளவு

அரிசியை களைந்து வைத்துக் கொள்ளுங்கள். மிளகாயை இரண்டாக வகுந்து, லேசாக எண்ணெய் ஊற்றி வதக்குங்கள். அதை தயிரோடு சேர்த்து அரைத்துக் கொள்ளுங்கள். வெங்காயம், தக்காளியை சிறிதாக வெட்டிக் கொள்ளுங்கள். வாணலியை மிதமான தீயில் வைத்து எண்ணெய் ஊற்றி கடுகு, சீரகம், பூண்டு, வெங்காயம், தக்காளி போட்டு வதக்குங்கள். நன்றாக வதங்கியதும், அரைத்து வைத்துள்ள மசாலாவைப் போட்டு சிறிதளவு தண்ணீர் ஊற்றி அரிசியைப் போட்டு கிளறி மூடிவிடுங்கள். 15 நிமிடத்தில் மிரப்பக்காய் சாதம் ரெடி.

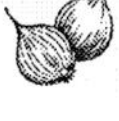

வெ. நீலகண்டன்

13
முக்கல சொரைக்காய புளுசு

ஆண்டுக்காண்டு வெயிலின் தீவிரமும், வீரியமும் அதிகரித்துக்கொண்டே போகிறது. எங்கே போய் முடியும் என்று தெரியவில்லை. குளோபல் வார்மிங், ஓசோன் ஓட்டை என்று விஞ்ஞானிகள் ஏதேதோ காரணம் சொல்கிறார்கள். பூமியின் வெப்பநிலை உயர்ந்து கொண்டே வருகிறதாம். அதனால் நம் நீராதாரத்தின் ஜீவ ஊற்றாக இருக்கிற பனிமலைகள் அனைத்தும் வழக்கத்தை விட வேகமாக உருகிக்கொண்டே இருக்கிறதாம். இன்னும் 25 ஆண்டுகளில் 'வற்றா நதிகள்' என்று நாம் பெருமை பேசிக்கொண்டிருக்கிற கங்கை போன்ற நதிகள் கூட காய்ந்துவிடும் என்கிறார்கள். போதாக்குறைக்கு, பனிமலைகள் உருகி கடல்நீர் மட்டம் உயர்ந்து சென்னை மாதிரி கடலோர நகரங்கள் எல்லாம் கடலுக்குள் போய்விடுமாம்.

பல ஆண்டுகளாக இதைப்பற்றி பேசி வருகிறார்கள் விஞ்ஞானிகள். நம் காதில்தான் விழவில்லை. இப்போது தலையில் அடித்து உரக்கச் சொல்கிறது வெயில்.

ஆனாலும் இயற்கைக்கு விரோதமான வாழ்க்கை முறையை மனிதசமூகம் மாற்றிக்கொள்ளத் தயாராக இல்லை. வெயிலைப் பற்றிப் பேசிக்கொண்டிருக்கக்கூடிய இந்த வினாடியில் கூட பலநூறு வயதுள்ள ஒருமரம் எங்கோ வெட்டிச் சாய்க்கப்படும் சத்தம் கேட்கிறது. சாலையின் பெயரால், குடியிருப்பின் பெயரால்,

பாலத்தின் பெயரால்... என்னென்ன பெயராலோ மரங்கள் கொத்திக் குதறப்படுகின்றன. திண்டிவனம்- திருவண்ணாமலை சாலையில், பலநூறு வயதுள்ள நூற்றுக்கணக்கான மரங்களை சாலை விரிவாக்கம் என்ற பெயரில் வெட்டி வீழ்த்திக் கொண்டிருக்கிறார்கள். கம்பீரம் குலையாமல் கொலையுண்டு கிடக்கிற அந்த மரங்களைப் பார்க்கிறபோது, மனது வலிக்கிறது. அடுத்தடுத்த கோடைகளை நினைத்தால் உச்சந்தலை எரிகிறது.

சென்னையில், இந்தாண்டு அதிகப்பட்சமாக 113 டிகிரி வெயில். இதற்கே மூச்சுத்திணறி, முகம் வெளிறிப் போனவர்களை ஆந்திராவில் கொண்டுபோய் விட்டால் என்ன செய்வார்களோ..? ஆந்திராவில் அடித்த அதிகப்பட்ச வெயில் 121 டிகிரி.

ஆனால் ஆந்திர மக்கள் இதற்கெல்லாம் அங்கலாய்த்துக் கொண்டிருக்கவில்லை. அவர்கள் ஏகப்பட்ட தற்காப்பு சாகசங்களை கையில் வைத்திருக்கிறார்கள். முதல் தற்காப்பு, உணவு. தட்பவெப்பத்துக்கு தகுந்த உணவு. சுரைக்காய், பூசணிக்காய், வாழைத்தண்டு... இந்த தட்பவெப்பத்தில் ஆந்திராவில் எந்த உணவகத்துக்குச் சென்றாலும் மதிய சாப்பாட்டில் முக்கல சொரக்காய புளுசுவை ருசிக்கமுடியும்.

சுரைக்காயைப் போல ஒரு சூடுவிரட்டி வேறெதுவும் இல்லை. தமிழகத்தைப் போலவே ஆந்திரத்திலும், தை அமாவாசை பருவத்தில் பூசணி, சுரைக்காயை வீட்டோரத் தோட்டத்தில் நட்டு விடுகிறார்கள். சித்திரை, வைகாசிகளில் முகிழ்ந்து தள்ளிவிடுகின்றன செடிகள். ஒரு துண்டு சுரைக்காயைச் சாப்பிட்டால் ஒரு டம்ளர் தண்ணீர் குடித்த உணர்வு.

நம்மூரில் தட்பவெப்ப உணவுகள் பற்றிய விழிப்புணர்வு குறைவு. என்ன வெயிலடித்தாலும் பர்கர், பீட்சா கடைகளில் கூட்டம் அலைமோதத்தான் செய்கிறது. பரோட்டா சாப்பிடாவிட்டால் பலருக்கு பசியடங்க மறுக்கிறது.

முக்கல சொரக்காய புளுசு ஆந்திராவின் பாரம்பரிய உணவின் அங்கம். இதன் மரபுச் சுவையறிய பிராமணர் வீடுகளில் சாப்பிடவேண்டும். பூண்டு, வெங்காயம் போடாமல், பூசணியும், சுரைக்காயும் கலந்து மணக்க, மணக்க செய்கிறார்கள். லேசாக நெய் விசிறப்பட்ட சாதத்தில் ரெண்டு கரண்டி புளுசுவை விரவிவிட்டு பிசைந்தால் வாசனையே பசியைத் தூண்டி விடுகிறது. பசியை மட்டுமின்றி சூட்டையும் விரட்டும் வல்லமை கொண்டது.

நீங்களும் செய்யலாம்!

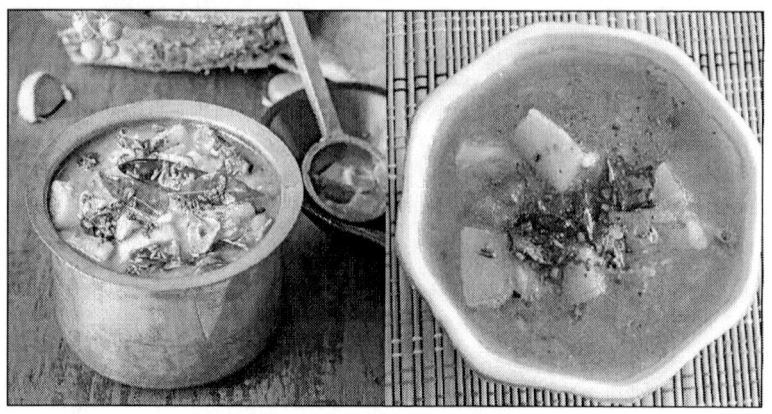

சுரைக்காய்	-	150 கிராம்
பூசணிக்காய்	-	150 கிராம்
புளி	-	எழுமிச்சை அளவு
பச்சைமிளகாய்	-	2
தக்காளி	-	2
மிளகாய்த்தூள்	-	ஒன்றரை டீஸ்பூன்
உப்பு	-	தேவையான அளவு
கறிவேப்பிலை, கொத்தமல்லி	-	தேவையான அளவு

அரைக்க

மிளகு	-	ஒன்றரை டீஸ்பூன்
சீரகம்	-	கால் டீஸ்பூன்
தனியா	-	முக்கால் டீஸ்பூன்
இஞ்சி	-	1 சிறிய துண்டு
தேங்காய்	-	2 துண்டு

தாளிக்க

கடுகு, உளுந்தம்பருப்பு	-	1 டீஸ்பூன்
பெருங்காயம்	-	1 சிட்டிகை
எண்ணெய்	-	150 மில்லி

சுரைக்காய், பூசணிக்காயை விதையெடுத்து, தோல்சீவி சிறு, சிறு துண்டுகளாக வெட்டி நடுத்தர பதத்தில் வேக வைத்து எடுத்துக்

கொள்ளுங்கள்(குக்கரில் வைத்தால் 1 விசில் போதும்). அரைக்க வேண்டிய பொருட்களை எண்ணெய் விடாமல், பச்சைவாசனை போக வறுத்து பேஸ்டாக அரைத்துக் கொள்ளுங்கள். தக்காளியை துண்டாக்கி, அதையும் மிக்சியில் அரைத்து பேஸ்டாக்கிக் கொள்ளுங்கள். புளியை தண்ணீர் ஊற்றிக் கரைத்துக் கொள்ளுங்கள்.

வாணலியை அடுப்பில் வைத்து, பாதியளவு எண்ணெய்விட்டு கடுகு, உளுந்து, பெருங்காயம், பச்சை மிளகாயை கீறிப்போட்டு தாளியுங்கள். அதில், அரைத்து வைத்துள்ள மசாலாப் பொருட்கள் மற்றும் தக்காளி பேஸ்ட்டைப் போடுங்கள். தக்காளியின் பச்சை வாசனை மங்கி, வதங்கி எண்ணெய் மேலே வந்ததும், தீயை மிதமாக்கி, மிளகாய்த்தூளையும் உப்பையும் போட்டு, வேகவைத்த காய்களை கொட்டி மீதமிருக்கும் எண்ணெயை ஊற்றி கிளறுங்கள். பின் புளியை ஊற்றி, தேவைக்கேற்ப தண்ணீர் ஊற்றி 15 நிமிடம் வேகவையுங்கள். வெந்ததும், கொத்தமல்லி, கறிவேப்பிலை போட்டு இறக்குங்கள். கமகம, முக்கல சொரக்காய புலுசு ரெடி.

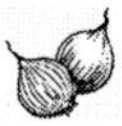

14
பரமன்னம்

இன்றைக்கு இந்தியா உள்ளிட்ட 50 சதவீத நாடுகளில் அரிசி தான் பிரதான உணவு. அரிசியில் ஹார்போஹைட்ரேட் அதிகம் இருப்பதால் அதை அதிகம் பயன்படுத்தக்கூடாது என்றும் ஒரு பிரசாரம் நடக்கிறது. நீரிழிவு, இதய நோய்களுக்கு எல்லாம் அரிசி உணவே காரணம் என்றும் சில மருத்துவ ஆய்வுகள் சொல்கின்றன. இருந்தாலும் தென்னிந்தியர்கள் அரிசியை விட்டுக்கொடுக்க தயாராக இல்லை.

அரிசியை உணவாக உட்கொள்ளும் பழக்கம் 4500 ஆண்டுகளுக்கு முன்பே தோன்றிவிட்டதாக விஞ்ஞானிகள் சொல்கிறார்கள். முதலில் தோன்றியது, ஆசிய நெல்லா, ஆப்பிரிக்க நெல்லா என்ற கேள்விக்கு இதுவரை விடை கிடைக்கவில்லை. இன்றளவும் நெல்லின் பூர்வீகம் பற்றிய ஆய்வுகள் நடந்து கொண்டுதான் இருக்கின்றன. ஜப்பானும், சீனாவும் கூட நெல்லின் பூர்வீக உரிமைக்கு சொந்தம் கொண்டாடுகின்றன.

நெல் பற்றிய சரித்திரங்களை ஆராய்கிறபோது, அதன் மேனியெங்கும் ரத்தத்துளிகள் உறைந்து கிடப்பதை பார்க்கமுடிகிறது. மனிதனை மனிதனே அடிமை செய்யும் கொடுமை நெல்விவசாயத்தின் பொருட்டே அதிகளவில் நடந்திருக்கிறது. முன்னோடி சமூகங்களில் ஒன்றாக கருதப்படும் ஆப்பிரிக்கர்களை கொத்துக்கொத்தாக கடத்திவந்து, அடிமைகளாக்கி அவர்களின் வியர்வையிலும்,

ரத்தத்திலும் நெல்சாகுபடி செய்து தங்கள் வளத்தைப் பெருக்கிக் கொண்டார்கள் அமெரிக்கர்கள். 20ம் நூற்றாண்டின் தொடக்கம் வரைக்கும் இந்த அவலம் நிகழ்ந்து கொண்டுதான் இருந்தது.

நெல் சாகுபடியில், மிக உயர்ந்த தொழில்நுட்பங்களைப் புகுத்தியதில் முதன்மையானது தமிழ்ச்சமூகம். இயற்கையைக் குலைக்காமல், மருந்தையே அரிசியாக விளைவித்தவர்கள் தமிழர்கள். இங்குமட்டும் 10ஆயிரத்துக்கும் மேற்பட்ட நெல் ரகங்கள் இருந்ததாக ஆதிநூல்கள் வரிசைப்படுத்துகின்றன. மேலும் ஒவ்வொரு நெல்ரகமும் ஒவ்வொரு நோய்க்கு மருந்தாக இருந்துள்ளது. கார் அரிசியைச் சாப்பிட்டால் உடல் உறுதிபெறும். குண்டு சம்பா அரிசி நாவறட்சியைப் போக்கும். குண்டுமணி சம்பா வாதக்குறைப்பாட்டை நீக்கும். சீரகச்சம்பா பசியைத் தூண்டும். கோடைச்சம்பா, வாத, பித்த, சிலேத்தும நோய்களை குணப்படுத்தும். ஈர்க்கு சம்பா கண்களுக்கு நல்லது என்றெல்லாம் இயற்கை வேளாண் அறிஞர்கள் ஆராய்ந்து சொல்கிறார்கள்.

இன்றுபோல அன்றைக்கு விவசாயி வயற்காட்டிலேயே வாழ்க்கையைத் தொலைக்கவில்லை. விதைத்துவிட்டு வீட்டுக்குச் செல்பவர் அறுக்கமட்டுமே வயலுக்கு வருவார். 'வயலுக்கு தேவை தண்ணீரல்ல... ஈரம் மட்டும் தான்' என்ற நுட்பத்தை அவர்கள் உணர்ந்து வைத்திருந்தார்கள். நிலமே உரத்தை முகிழ்ந்தது. கெட்டபூச்சியைக் கொல்ல நல்ல பூச்சிகள் இருந்தன. வானம் வறண்டாலும் பயிரின் தாகத்தை நிலம் தீர்த்தது. இன்றைக்கு எல்லாம் மாறிவிட்டது.

ஆந்திராவுக்கும் இப்படி தொன்மையான விவசாயப் பாரம்பரியம் உண்டு. அங்கும் நவீன நுட்பங்கள் புகுந்துவிட்டன. ஆனால், நவீனத்தை முறையாகப் பயன்படுத்த அங்குள்ள விவசாயிகள் பழகியிருக்கிறார்கள். அதனால் தான் இந்தியாவில் அதிக விவசாயப் பொருட்கள் ஏற்றுமதி செய்யும் மாநிலமாக ஆந்திரா ஜொலிக்கிறது. அங்குள்ள வேளாண் பல்கலைக்கழகம் வழக்கொழிந்த மரபு நெல்ரகங்களை மீட்டு மீண்டும் விவசாயிகளுக்கு வழங்கி சாகுபடி செய்ய உற்சாகப்படுத்துகிறது. தன்னிறைவு பெற்று, தமிழகத்துக்கும், கேரளாவுக்கும் அனுப்பி வைக்கும் அளவுக்கு அங்கே நெல்சாகுபடி செழிப்பாக நடக்கிறது.

பரமன்னம், ஆந்திராவின் வளத்தை உணர்த்தும் ஒரு இனிப்பு. அரிசிப் பாயாசத்தின் இன்னொரு வடிவம். ஆந்திராவின் பாரம்பரிய உணவில் இது ஒரு அங்கம். இதை வட்டாரத்துக்கு

வெ. நீலகண்டன்

ஒருவிதமாகச் செய்கிறார்கள். சில பகுதிகளில் சர்க்கரை, சில பகுதிகளில் வெல்லம் பயன்படுத்துகிறார்கள். ஒரு சில பகுதிகளில் அரிசியை அரைக்காமல், பாலில் வேகவைத்து சர்க்கரையை சேர்த்து செய்கிறார்கள். செய்முறை எப்படியிருந்தாலும் சுவை சொக்கவைக்கிறது. தெலுங்கு வருடப்பிறப்பு, அனந்த விரதம் பண்டிகைகளில் இது தவறாமல் இடம்பெறுகிறது. உணவகங்களில் மதிய உணவோடும் தருகிறார்கள். சுவையும், மணமும் மிகுந்த பரமன்னம் ஆந்திராவின் மீதே மரியாதையை உருவாக்குகிறது.

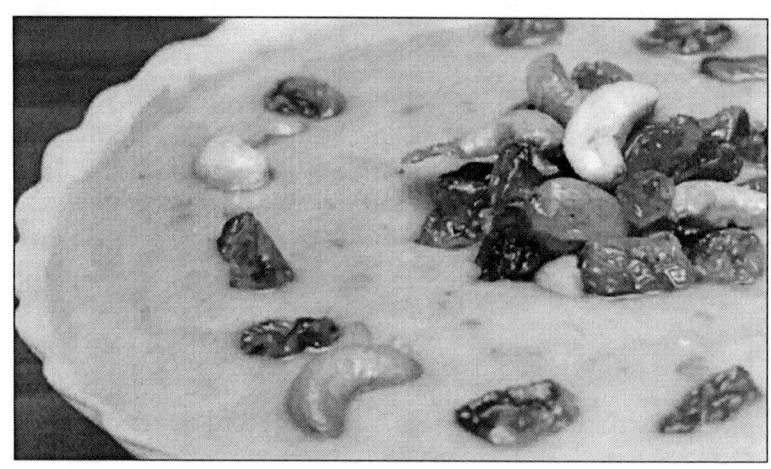

நீங்களும் செய்யலாம்!

பச்சரிசி	-	அரை கப்
பால்	-	200 மில்லி
கசகசா	-	2 டேபிள்ஸ்பூன்
தேங்காய்	-	அரைமூடி
வெல்லம்	-	300 கிராம்
ஏலக்காய்த்தூள்	-	சிறிதளவு
முந்திரி	-	தேவையான அளவு
நெய்	-	100 கிராம்

தேங்காயைத் துருவிக் கொள்ளுங்கள். வெறும் வாணலியில் பச்சரிசியையும், கசகசாவையும் தனித்தனியாக கொட்டி லேசாக வறுத்து, அரைமணி நேரம் ஊறவையுங்கள். ஊறியபின், தேங்காய்ப்பூவைச்

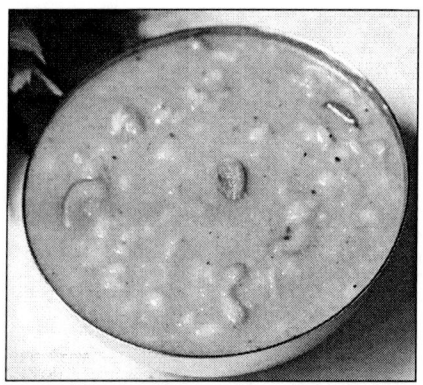

சேர்த்து மூன்றையும் அரைத்துக் கொள்ளுங்கள். லேசாக நெய்விட்டு முந்திரியை வறுத்துக் கொள்ளுங்கள்.

வெல்லத்தில் மூழ்கும் அளவுக்கு தண்ணீர் விட்டு பாகு காய்ச்சுங்கள். தீயை மிதமாக வைத்து, பாகின் அடியில் தங்கும் கழிவை அகற்றிவிட்டு, அரைத்த விழுதைப் போட்டு, சிறிது, சிறிதாக நெய்விட்டு கட்டி பிடிக்காமல் கிளறுங்கள். லேசாக கொதி வந்ததும், பாலை ஊற்றி, ஏலக்காய்த் தூள், முந்திரியைப் போட்டு இறக்குங்கள். சுவையான பரமன்னம் ரெடி.

15
பருப்பு அல்வா

தென்னிந்திய உணவுகளில் ஆந்திர உணவுக்கு பல்வேறு தனித்தன்மைகள் உண்டு. உறைப்பும், உப்பும், புளிப்பும் முன்நின்று நாக்கின் நரம்புகளைச் சீண்டும். வெஜ்ஜோ, நான்-வெஜ்ஜோ எதுவாக இருந்தாலும் சுள்ளென்று உறைப்பு உச்சந்தலையை சிலிர்க்கச் செய்யும். ஆனால் அந்த உறைப்பையும் தாண்டி ஆட்கொண்டு விடுகிற வசியம் ஆந்திர உணவுகளில் இருக்கிறது. பழமைமாறாத சமையல் சாதனங்கள், கச்சிதமான சேர்மானப் பொருட்களோடு சமைக்கும் நுட்பத்திலும் ஆந்திர மக்கள் தங்கள் பாரம்பரியங்களை இன்றுவரையிலும் கைவிடவில்லை. சென்னையின் மேன்சன்களில் வசிக்கும் பேச்சிலர்களைக் கேட்டால் சொல்வார்கள், ஆந்திர உணவின் அருமையை. திருவல்லிக்கேணி, பிராட்வே பகுதிகளில் இருக்கும் ஐம்பதுக்கும் மேற்பட்ட ஆந்திர உணவகங்களுக்கு ஆயிரக்கணக்கான பேச்சிலர்கள் ரெகுலர் கஸ்டமர்களாக இருக்கிறார்கள்.

ஒருமுறை ஆந்திர உணவை ருசிபார்த்தவர்கள் ஆயுள் முழுவதும் அந்த அனுபவத்தை மறக்க மாட்டார்கள். கண்களை கலங்கச் செய்தாலும் வயிறுகளை வதைப்பதில்லை ஆந்திர உணவுகள். தேவையற்ற ரசாயனங்கள் எதையும் அவர்கள் சேர்ப்பதில்லை.

ஆந்திராவில் வட்டாரத்துக்கு ஒருவகையான உணவு உண்டு. குண்டூர், விஜயவாடா, விசாகப்பட்டினம் பகுதிகளில்

பக்கா ஆந்திரா வெரைட்டிகளை ருசிக்கலாம். ஹைதராபாத் பக்கம் மொகல் வாசனை சற்று கூடுதலாக இருக்கும். ஆனால் எல்லாவற்றுக்குமான பொதுத்தன்மை ஒன்று உண்டென்றால் அது காரம்.. காரம்.. காரம் தான்.

ஆந்திர மக்களின் முதன்மைத் தொழில் விவசாயம். தென்னிந்தியா பயன்படுத்துகிற 90 சதவீத மிளகாய் ஆந்திர மண்ணில் தான் விளைகிறது. நம்மைப் போல பச்சைமிளகாயை அவர்கள் பயன்படுத்துவதில்லை. காய்ந்த மிளகாய் தான். 'சுள்'ளென்ற காரத்துக்கு அதுவும் ஒரு காரணம்.

ஆந்திர சாப்பாடு விஸ்தாரமானது. கேரள 'ஸத்ய'வைப் போலவோ, தமிழக தாட்டெலைச் சாப்பாட்டைப் போலவோ பிரமாண்டம் இல்லையென்றாலும், நிறைவு இருக்கும். ஆந்திரத்துக்கே உரிய சில சைடிஷ்கள் உண்டு. அவற்றில் முதன்மையானது பச்சடி. தொண்டைக்காய், முட்டைக்கோஸ், வெள்ளரி, வெண்டை என எல்லாக் காய்களிலும் பச்சடி செய்கிறார்கள். பச்சடியில் காரத்துக்கு இணையாக புளிப்பும் இருக்கிறது. தொண்டாக்காய் பச்சடி ஆந்திர ஸ்பெஷல். நம்மூரில் கொடிகளில் படர்ந்து கிடக்கும் கோவக்காயைத் தான் அங்கே தொண்டைக்காய் என்கிறார்கள். கோவப்பழம் கிளிகளின் விருப்பத்துக்குரியது. நம்மூர் சிறுவர்கள் வேலிகளில் படர்ந்து கிடக்கும் கோவயிலையைப் பறித்து சிலேட்டில் தேய்ப்பார்கள். கருமை கூடி நன்றாக எழுத வரும். மற்றபடி நம்மூரில் கோவக்காய்க்கும் நமக்கும் எந்த பந்தமும் இல்லை. ஆனால் ஆந்திர மக்கள் கோவக்காயின் அருமையை அறிந்து வைத்திருக்கிறார்கள். புடலை, பரங்கி சாகுபடி செய்வது போல வயலில் கோவக்காய் சாகுபடி செய்கிறார்கள். வாரத்தில் இரண்டுநாள் கோவக்காய் சாப்பிட்டால் சர்க்கரை வியாதி, வாய்ப்புண்ணெல்லாம் ஓடி ஒழிந்து விடுமாம். இப்போது சென்னைவாசிகள் விழித்துக் கொண்டுவிட்டார்கள். ஆந்திராவில் இருந்து கூடை, கூடையாக கோயம்பேட்டுக்கு வந்து இறங்குகிறது தொண்டைக்காய்.

ஆந்திர உணவின் அடையாளங்களில் ஒன்று ஊறுகாய். ஆந்திர ஆவக்காய் ஊறுகாய் என்றால் சிளீரென உள்நாக்கு ஊறும். ஆவக்காய் என்றால் பாகற்காய் போல புதுவிதமான ஒரு காய் என்று நினைக்காதீர்கள். ஒட்டு, காஸாலட்டு, பங்கனப்பள்ளி போல ஆவக்காய் என்பதும் ஒரு மாங்காய் வெரைட்டி. குண்டூர், விஜயவாடா பகுதிகளில் விளைகிறது. பழுக்கும் பருவத்தில்

இருக்கும் மாங்காயில் போடப்படும் ஊறுகாய், அப்படியொரு டேஸ்ட். வேறெந்த மாங்காயை வைத்து போட்டாலும் அது ஆவக்காய் ஆகாது. வெல்லம் சேர்த்தும், பூண்டு சேர்த்தும் இரண்டு வெரைட்டிகளை செய்கிறார்கள். ஆனால் இனிப்பையும் தாண்டி சீண்டுகிறது உறைப்பு.

ஆந்திராவின் இனிப்புகள், பலகாரங்களைப் பொறுத்தவரை அதிலும் ஏகப்பட்ட தனித்துவங்கள் உண்டு. அதிக எண்ணெய் பயன்பாடற்ற, நாவில் நின்று ருசிக்கிற கிராமியம் மணக்கிற பலகாரங்கள் ஏராளம். அவற்றில் ஒன்றுதான் பருப்பு அல்வா. மைதா, கோதுமை அல்வாக்களைப் போல இல்லாமல் நாக்கில் பட்டதும் கரைந்து நரம்புகளில் பரவி உள்ளம் வரைக்கும் இனிக்கிறது. தெலுங்கு வருடப்பிறப்பான யுகாதி அன்று 'யுகாதி பச்சடி'யோடு சேர்த்து பருப்பு அல்வாவும் செய்து பண்டிகையை இனிக்கச் செய்வார்கள்.

நீங்களும் செய்யலாம்!

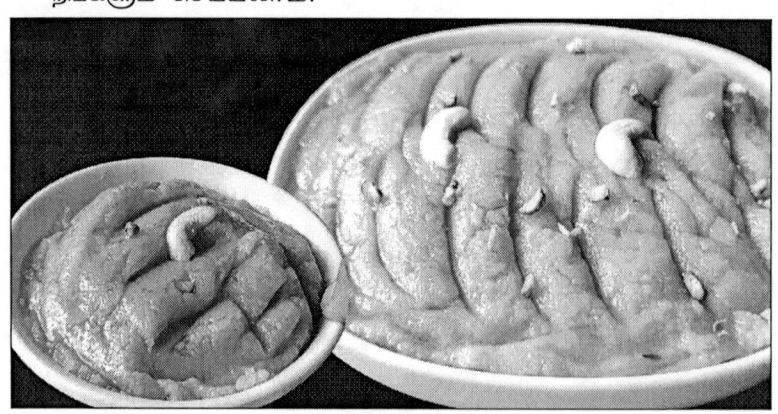

பாசிப்பருப்பு	-	200 கிராம்
சர்க்கரை	-	200 கிராம்
நெய்	-	50கிராம்
முந்திரி	-	10
திராட்சை	-	10
குங்குமப்பூ	-	சிறிதளவு
பால்	-	100 மில்லி

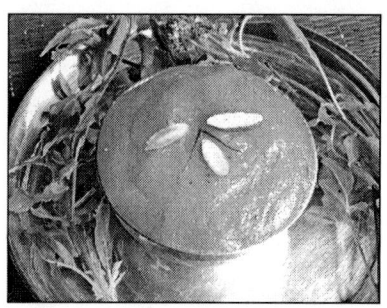

பாசிப்பருப்பை மேலோட்டமாக வறுத்து, ஒருமணிநேரம் ஊற வையுங்கள். முந்திரி, திராட்சை இரண்டையும் சிறு சிறு துண்டுகளாக்கி நெய்விட்டு வறுத்துக் கொள்ளுங்கள். ஊறிய பாசிப்பருப்பில் தண்ணீரை வடித்துவிட்டு, பால், குங்குமப்பூ சேர்த்து மிக்சியில் வெண்ணெய் பதத்துக்கு அரைத்துக் கொள்ளுங்கள்.

சர்க்கரையில் மூழ்கும் அளவுக்கு தண்ணீர் ஊற்றி பாகு காய்ச்சுங்கள். பாகு கம்பி பதத்துக்கு வந்ததும் பாசிப்பருப்பு விழுதைப் போட்டு, சிறிது சிறிதாக நெய்விட்டு அடிப்பிடிக்காமல் கிளறுங்கள். கரண்டியில் ஒட்டாத பதத்துக்கு வந்ததும், முந்திரி, திராட்சையைச் சேர்த்து இறக்குங்கள். மணமும், சுவையும் நிறைந்த ஆந்திர ஸ்பெஷல் பருப்பு அல்வா ரெடி.

வெ. நீலகண்டன்

16
பீயம் உசிலி

உலக அளவில் அதிகம் பேசப்படும் மொழிகளில் தெலுங்கு 13வது இடத்தில் இருக்கிறது. இந்தியாவில் இந்தியை அடுத்து தெலுங்கைத் தான் அதிக மக்கள் உச்சரிக்கிறார்கள். சுமார் 10கோடி பேர் தெலுங்கு பேசுவதாக மக்கள்தொகை கணக்கெடுப்பு தெரிவிக்கிறது. ஆந்திரத்தில் மட்டுமின்றி தெலுங்கின் வேர் இந்தியா முழுவதிலும் பரந்து விரிந்து பரவிக்கிடக்கிறது.

தமிழக சபாக்களில் ஒலிக்கும் கர்நாடக இசையில் பெரும்பாலான கீர்த்தனைகள் தெலுங்கில் இயற்றப்பட்டவை தான். தஞ்சை சரஸ்வதி மஹால் நூலகத்தில், தமிழ் வரலாறு, தமிழ் மருத்துவ வரலாறுகள் அடங்கிய ஏராளமான தெலுங்குச் சுவடிகள் குவிந்து கிடக்கின்றன. பாண்டிச்சேரிக்குள் இருக்கிற ஏனாம் பகுதியில் தெலுங்கு தான் செயல்மொழி.

நெல்லைத்தமிழ், கொங்குத்தமிழ், சென்னைத்தமிழ் என நம்மூர் வட்டார வழக்குகள் போல, தெலுங்கில், பேரத், தசரி, தொம்மரம், கொலரி, கமதி, கொண்டாவ், கொண்டரெட்டி, சலேவரி, தெலங்காணம், வடகம், ஸ்ரீகாகுளம், விசாகபட்டினம், கிழக்கு கோதாவரி, மேற்கு கோதாவரி, ராயலசீமா, நெல்லூர், குண்டூர், வடரி மற்றும் ஏனாடு என ஏகப்பட்ட வட்டார வழக்குகள் உண்டு.

தெலுங்கின் சிறப்புக்கு காரணமே, அது பிறமொழிகளின் சொற்களை எளிதாக ஏற்றுக்கொள்ளும். ஆங்கிலேயர்களுக்கு தெலுங்கின் மேல் தீவிரக்காதல் உண்டு. 'கிழக்கின் இத்தாலிய மொழி' என்று தெலுங்கை கொண்டாடினார்கள். தமிழைப்போலவே தெலுங்கிலும் இலக்கிய வளம் நிரம்பிக்கிடக்கிறது. நய்யனர், திக்கண்ணா, எர்ரண்ணா, ஸ்ரீநாதர், போதனா, ஜக்கன்னா, கௌரானா என ஏராளமான மூத்த படைப்பாளிகள் தெலுங்கு சமய, வாழ்வியல் இலக்கியங்களை படைத்துள்ளார்கள். அண்மைக்காலம் வரையிலும் அந்தப்பாரம்பரியம் நீண்டு கொண்டுதான் இருக்கிறது. ஷிவரெட்டி, குடிபதி, சங்கவேணி ரவீந்திரா, கேது விஸ்வநாத ரெட்டி, நாகமாலேஸ்வர ராவ் என்று நவீன தெலுங்கு படைப்பாளிகளின் தாக்கம் இந்தியா முழுவதும் எதிரொலிக்கிறது. தமிழைப் போலவே தெலுங்கையும் மத்திய அரசு செம்மொழியாக அறிவித்துள்ளது.

பீயம் என்றால் தெலுங்கில் அரிசி. நம்மூரில் அரிசி உப்புமா செய்வது போல, ஆந்திராவில் அரிசியில் உசிலி செய்கிறார்கள். வெண்பொங்கல் போல இருந்தாலும், சுவையில் இதற்கு தனித்தன்மை இருக்கிறது. சர்க்கரை, தேங்காய் சட்னி சைடிஷாக தருகிறார்கள்.

தென்னிந்தியாவின் நெற்களஞ்சியம் என்றால் இன்றைக்கு ஆந்திரா தான். கடந்த 5 ஆண்டுகளில் ஆந்திராவின் நெல் உற்பத்தி 6.8 சதவீதத்தில் இருந்து 8.9 சதவீதமாக அதிகரித்திருக்கிறது. அதேநேரம் விவசாயத்தில் தனியார் துறையின் பங்களிப்பு அதிகரித்திருக்கிறது. பாரம்பரிய விவசாயிகள் விவசாயத்தை விட்டு நகரத் தொடங்கிவிட்டார்கள். கார்பரேட் நிறுவனங்கள் விவசாயத்தை ஆட்கொள்ளத் தொடங்கியுள்ளன.

நாற்று நடுதல், உழவு செய்தல், களை எடுத்தல் போன்ற பணிகளுக்கு எல்லாம் இப்போது யாரும் ஆட்களைத் தேடுவதில்லை. தனியார் நிறுவனங்கள் பலகோடிகளைக் கொட்டி அதிநவீன விவசாயக் கருவிகளை கொண்டு வந்து இறக்கி வைத்திருக்கிறார்கள். விவசாயிகள் அவர்களை நாடினால், இயந்திரத்தோடு வயலுக்குள் இறங்கிவிடுவார்கள். 1 ஏக்கர் நட்டுத்தர 4500 ரூபாய் கட்டணம்.

விவசாயத்தை தொழிலாகவும், வாழ்க்கையாகவும் கொண்டவர்கள் 100நாள் வேலைவாய்ப்புத் திட்டத்திற்கு செல்கிறார்கள். சரி, நாம் உசிலியைப் பற்றிப் பேசுவோம்.

பீயம் உசிலி ஆந்திராவில் பெரும்பாலான பகுதிகளில் புழக்கத்தில் இருக்கிறது. உணவகங்களிலும் ருசிக்கலாம். நாவுக்குச் சுவையான, வயிறுக்கு இதமான சிற்றுண்டி.

நீங்களும் செய்யலாம்!

வெ. நீலகண்டன்

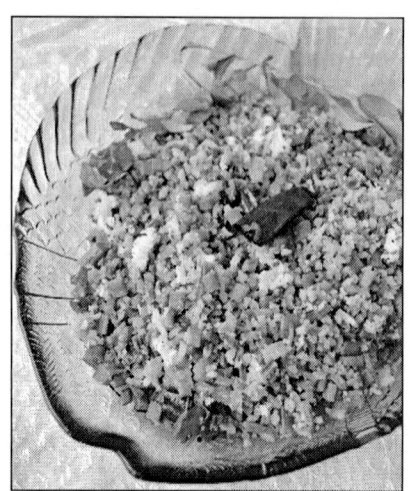

பச்சரிசி	-	250 கிராம்
பயத்தம் பருப்பு	-	200 கிராம்
கடுகு	-	1 டீஸ்பூன்
உளுந்து	-	1 டீஸ்பூன்
கடலைப்பருப்பு	-	1 டீஸ்பூன்
காய்ந்தமிளகாய்	-	4
மிளகு	-	1 டேபிள் ஸ்பூன்
தேங்காய்	-	1 மூடி
பெருங்காயம்	-	1 சிட்டிகை
கறிவேப்பிலை	-	தேவையான அளவு
எண்ணெய்	-	1 குழிக்கரண்டி
உப்பு	-	தேவையான அளவு

பச்சரிசி, பயத்தம் பருப்பை வறுத்து தனியாக வைத்துக் கொள்ளுங்கள். தேங்காயை துருவிக் கொள்ளுங்கள். மிளகை ஒன்றிரண்டாக உடைத்துக் கொள்ளுங்கள். வாணலியில் எண்ணெய் விட்டு, கடுகு, உளுந்து போட்டுத் தாளித்து, கடலைப்பருப்பு, பெருங்காயம், கறிவேப்பிலையைப் போட்டு கிளறுங்கள். அதில் மிளகாயை பிய்த்துப் போடுங்கள். பின் நான்கு டம்ளர் தண்ணீர் ஊற்றி உப்பு, அரிசி, பயத்தம்பருப்பு, மிளகு, தேங்காய்ப்பூவைப் போட்டு வேக விடுங்கள். (குக்கராக இருந்தால் 2 விசிலில் இறக்கி விடலாம்) சாதம் பதம் பார்த்து இறக்குங்கள். கமகமவென நாசியை ஈர்க்கும் பீயம் உசிலி ரெடி.

17
பெசரட்டு

ஆந்திராவின் பாரம்பரியமான சிற்றுண்டி பெசரட்டு. பெருநகரம் தொடங்கி, குக்கிராமம் வரை எங்கு சென்றாலும் பெசரட்டை ருசிக்கலாம். ஆந்திரத்தின் செழுமையை உணர்த்தும் உன்னதமான உணவு.

அதென்ன பெசரட்டு..? பெசர் என்றால் பச்சைப்பயறு. அட்டு என்றால் தோசை. வெறும் பச்சைப்பயிறு தோசைக்குத் தான் இவ்வளவு பில்டப்பா என்று நினைத்தால் நீங்கள் ஏமாந்து போவார்கள். உண்மையில், மிகவும் சுவையான, சத்தான, சுவாரஸ்யமான சிற்றுண்டி இது.

ஆந்திரா இந்தியாவின் அதிக நெல் உற்பத்தி மண்டலமாக வளர்ந்திருக்கிறது. இதற்கு முன்பு பெருமளவு தானிய சாகுபடி நடந்த மண் அது. பணப்பயிர் கலாச்சாரம் ஊடுருவிய பிறகு தானிய உற்பத்தி சற்று பின்னடைந்திருக்கிறது. இருந்தாலும் உள்ளூர் தேவைபோக வெளியூருக்கு அனுப்பும் அளவுக்கு இப்போதும் உளுந்து, பயறு, காய்கறிகள் அங்கே விளையவே செய்கின்றன.

ஆந்திராவில் தின உணவுகளில் பயறுப்பயன்பாடு அதிகம். பெசரட்டும் அப்படியான ஒரு பயறு பட்சணம் தான். பெசரட்டில் பலவகை உண்டு. சாதா பெசரட்டின் மேலே வெங்காயம், பச்சைமிளகாயைத் தூவி வேகவைத்தால் மசாலா பெசரட்டு.

எம்எல்ஏ பெசரட்டு என்றும் ஒன்று உண்டு. பெசரட்டோடு இஞ்சி துவையலும், ஒரு கப் ரவா உப்புமாவும் வைத்துத் தருவார்கள். எம்எல்ஏவுக்கும் பெசரட்டுவுக்கும் என்ன சம்பந்தம் என்று ஹைதராபாத்தில் ரெஸ்டாரண்ட் நடத்துகிற வரதராஜூலுவிடம் கேட்டேன்.

“இருபத்தஞ்சு வருஷத்துக்கு முன்னாடி இங்குள்ள எம்எல்ஏ ஹாஸ்டல் ரெஸ்டாரெண்டுல, ஒரு மூத்த எம்எல்ஏ, ‘என்னய்யா எப்பப் பாத்தாலும் ஒரேமாதிரி பெசரட்டா சுட்டு வைக்கிறீங்க... ஏதாவது வித்தியாசமா செஞ்சு கொடுங்கய்யா’ என்று கேட்டாராம். அங்குவேலை செய்த குண்டப்பா என்று சீனியர் சமையல்காரர், பெசரட்டின் மேல் கொஞ்சம் வெங்காயத்தையும், மிளகாயையும் தூவி, நெய்யை சற்று கூடுதலாக ஒட்டி வேகவைத்து, அதன்மேல் அரைத்து வைத்திருந்த இஞ்சி துவையலை தேய்த்து, மீந்திருந்த ரவா உப்புமா கொஞ்சத்தை வைத்து மடித்து கொண்டுபோய் கொடுத்தாராம். மூன்றையும் ஒருசேர ருசித்த மேற்படி எம்எல்ஏ அசந்துபோனாராம். அதன் அருமை, பெருமையை பிற எம்எல்ஏக்களுக்கும் சொல்லப்போக, எல்லோரும் அந்த ஸ்பெஷல் பெசரட்டையே கேட்டு வாங்கி ருசித்திருக்கிறார்கள். அப்படித்தான் ‘எம்எல்ஏ பெசரட்டு’ உருவானது...” என்கிறார் வரதராஜூலு.

கடலோர ஆந்திரா, குண்டூர், கிருஷ்ணா, கிழக்கு கோதாவரி மாவட்டங்களில் ‘எம்எல்ஏ பெசரட்டு’ பேமஸ். பிற பகுதிகளில் பெசரட்டுக்கு அல்லம் பச்சடி சைடிஷ்ஷாக தருகிறார்கள். அல்லம் என்றால் இஞ்சி. வழக்கம் போலவே உச்சஞ்தலையை சீண்டுகிறது உரைப்பு. ஆனாலும் பெசரட்டோடு சேர்த்து சாப்பிடும்போது உன்னதம் தான். அல்லம் பச்சடி செய்வது மிகவும் எளிய வேலை. 100 கிராம் இஞ்சி, 4 பச்சைமிளகாய், 4 காய்ந்த மிளகாய், சிறிதளவு புளி, 1 துண்டு வெல்லம்... இஞ்சியை தோல்நீக்கி சிறிதாக கட்பண்ணிக்கொள்ள வேண்டும். லேசாக எண்ணெய் ஊற்றி பச்சைமிளகாய், காய்ந்த மிளகாய், புளியை போட்டு வதக்கி, ஆறியதும் எல்லாவற்றையும் ஒன்றாக்கி உப்பு சேர்த்து அரைத்து, கடுகு போட்டுத் தாளித்துக் கொட்டினால் கம கம, சுறுசுறு அல்லம் பச்சடி ரெடி.

பெசரட்டின் வாசனை நம்மூர் அடையை நினைவூட்டுகிறது. ஆனால் சுவையில் அசல் ஆந்திரம். சென்னையில் உள்ள சில ஆந்திர மெஸ்களில் மாலைநேரத்தில் ஒரிஜினல் எம்எல்ஏ பெசரட்டு கிடைக்கிறது. முயற்சியுங்கள்.

நீங்களும் செய்யலாம்!

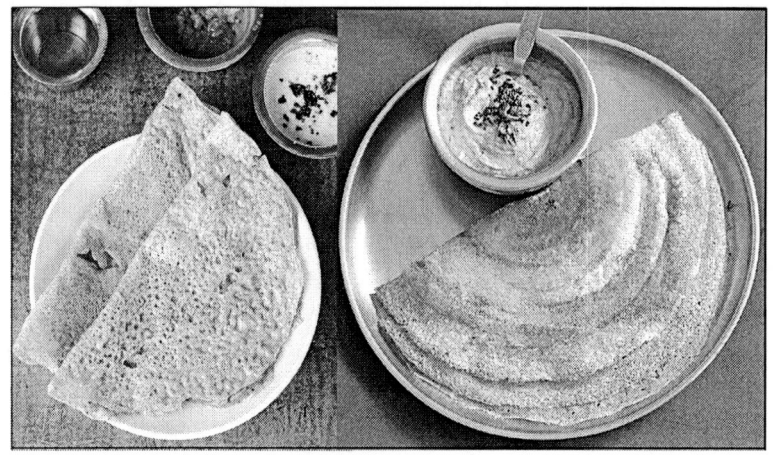

பச்சைப் பயறு	- 2 கப்
பச்சரிசி	- சிறிதளவு
பெரிய வெங்காயம்	- 2
பச்சைமிளகாய்	- 3
இஞ்சி	- சிறு துண்டு
சீரகம்	- 1 டீஸ்பூன்
உப்பு	- தேவையான அளவு
பெருங்காயம்	- சிறிதளவு
கறிவேப்பிலை	- சிறிதளவு
எண்ணெய்	- சிறிதளவு

பச்சைப்பயறையும், அரிசியையும் நன்கு கழுவி 6 மணிநேரம் ஊறவையுங்கள். இரண்டையும் ஒன்றாக்கி 1 பச்சைமிளகாய், இஞ்சி, ஒரு வெங்காயம், பெருங்காயம் சேர்த்து அரைத்துக் கொள்ளுங்கள். அரைத்த மாவில் உப்பு சேர்த்து கரைத்துக் கொள்ளுங்கள். இன்னொரு வெங்காயத்தையும், மீதமுள்ள பச்சைமிளகாயையும் பொடியாக நறுக்கிக் கொள்ளுங்கள். வாணலியில் எண்ணெய்விட்டு சீரகம், வெங்காயம், கறிவேப்பிலை போட்டு வதக்கி அதையும் மாவில் கலந்து கொள்ளுங்கள். தோசைக்கல்லில் லேசாக எண்ணெய் தேய்த்து மாவை ஊற்றி மெலிதாக பரப்பி வேகவையுங்கள். கமகமக்கும் ஆந்திர ஸ்பெஷல் பெசரட்டு ரெடி. வதக்கிய ஐட்டங்களை மாவில் சேர்க்காமல் தோசைமேல் தூவியும் வேகவைக்கலாம். அலங்காரத்துக்கு அலங்காரமும் ஆயிற்று. கூடுதல் ருசியும் ஆயிற்று.

18
கியுபானி கா மித்தா

பெயரைப் படித்தால் நாக்கு சுளுக்கிக் கொள்ளும். ஆனால் சாப்பிட்டால் நாக்கு மட்டுமல்ல, உள்ளமே இனிக்கும். அப்படியான பெருமிதம் மிகுந்த இனிப்பு. ஹைதராபாத் நிஜாம்களின் உணவுக்கூடத்தை அலங்கரித்த இதை இப்போதும் ஹைதராபாத் தெருக்களில் உள்ள காஸ்ட்லி கஃபேக்களில் ருசிக்க முடிகிறது. பார்க்க, குலோப் ஜாமுன் மாதிரி இருக்கிறது. மிதக்கிற ஜீராவில், பத்து உருண்டைகளைப் போட்டு மேலே கிரீம்களை அப்பித் தருகிறார்கள். பார்த்தவுடனே நாவில் நீர் சுரக்கிறது. ஒரு உருண்டையை வாயில் எடுத்துப் போட்டால், மேலிருக்கும் ஜாமூன் அப்படியே இளகியோடுகிறது. முடிவில், குழைந்த ஒரு ஆப்ரிகாட் பழம் மிஞ்சுகிறது. இன்னொரு உருண்டையில் செர்ரி... இன்னொன்றில் பேரிச்சை... இதுதான் கியுபானி கா மித்தா. மொகலாய மொழியில் 'கியு' என்றால் உலர்ந்த பழங்கள். 'பானி கா' என்றால் சர்க்கரைப் பாகு. மித்தா என்றால் மிட்டாய். சர்க்கரைப் பாகில் ஊறவைக்கப்பட்ட உலர்ந்த பழங்கள்.

ஹைதராபாத் சமஸ்தானத்தை ஆண்ட நிஜாம்களைப் பற்றி சொல்ல நிறைய சுவாரஸ்யங்கள் இருக்கின்றன. இந்திய வரலாற்றிலேயே மிகப்பெரிய பணக்காரர் யார் என்றால் நீங்கள் டாடாவையோ, பிர்லாவையோ சொல்வீர்கள். உண்மையில் ஹைதராபாத்தை ஆண்ட கடைசி நிஜாமான உஸ்மான் அலிகான்

தான் அந்தப் பணக்காரர். இன்றைய விலைவாசி அடிப்படையில், சொத்துக்களை மதிப்பிட்டு செலிபிரிட்டி நெட்வொர்த் என்ற நிறுவனம் உலகின் 25 கோடீஸ்வரர்கள் பட்டியலைத் தயாரித்தது. அதில் முதலிடம் பிடித்திருக்கிறார் நம் நிஜாம். அவரது சொத்து மதிப்பு 12 லட்சத்து 50 ஆயிரத்து 800 கோடி.

'ராஜாக்கள் என்றாலே ஊதாரித்தனமாக இருப்பார்கள் என்ற கற்பிதத்துக்கு நேர் எதிரானவர் உஸ்மான். எதில் எவ்வளவு லாபம் என்று தான் பார்ப்பாராம். ஒரு தடவை அவருடைய கைத்தடி உடைந்துவிட்டது. புதிய கைத்தடி வாங்கவில்லை. உடைந்ததையே ஒட்டுப் போட்டுப் பயன்படுத்தினார். அவரைச் சந்திக்க வந்த பிரிட்டிஷ் வைஸ்ராய், அலிகானின் உடைந்த கைத்தடியைப் பார்த்து பரிதாபப்பட்டு புது கைத்தடி ஒன்றை பரிசளித்தார். இன்முகத்தோடு அதை வாங்கிக் கொண்டார் அலிகான். ஒருமுறை அவரின் சால்வை கிழிந்துவிட்டது. உதவியாளர் புதிய சால்வை வாங்கலாமே என்றார். 'புதிய சால்வை 20 ரூபாய்... ஆனால் அதற்காக நான் 16 ரூபாய் தானே ஒதுக்கியிருக்கிறேன்" என்றாராம் அலிகான்.

ஒரு முறை இந்தியாவின் உள்துறைச் செயலாளராக இருந்த வி.பி.மேனன் அவரைச் சந்தித்தார். அப்பொழுது இருவரும் புகைப் பிடிக்கத் தொடங்கினர். நம் நிஜாம் ஊரிலேயே மிக மலிவான சார்மினார் சிகரட்டை பிடித்துக் கொண்டிருந்தார். மேனனோ காஸ்ட்லியான சிகரெட். மேனன் ஒரு மரியாதைக்காக நிஜாமிடம் தன்னுடைய சிகரெட் பெட்டியை நீட்டினார். நம் நிஜாமும் மறுக்காமல் அதிலிருந்து நான்கைந்து சிகரெட்டுகளை எடுத்து தன்னுடைய சிகரெட் பெட்டியில் வைத்துக் கொண்டார். அவரிடம் 50க்கும் மேற்பட்ட விலை உயர்ந்த கார்கள் இருந்தன. ஆனால் அவர் தன் வாழ்நாள் முழுவதும் பயன்படுத்தியது ஒரு ஓட்டை காரைத்தான்.

விருந்தோம்பலிலும் அலிகான் வித்தியாசமானவர். விருந்து வைபங்களில் சிலருக்கு இவரே கைப்பட பறிமாறுவாராம். அவர்கள் உள்ளம் குளிர்ந்து போய்விடுவார்களாம். ஆனால் அவர்கள் வெளியே வரும்போது, உதவியாளர் ஒரு ரசீதோடு நிற்பாராம். அந்த அளவுக்கு கட்டுச்செட்டாக வாழ்ந்ததால் தான், உலகின் மாபெரும் பணக்காரர் என்ற விளக்கத்தோடு, அலிகானின் படம் புகழ்பெற்ற டைம் பத்திரிகையின் அட்டையில் வெளிவந்தது. (அகம் புறம் அந்தப்புரம் - முகில்)

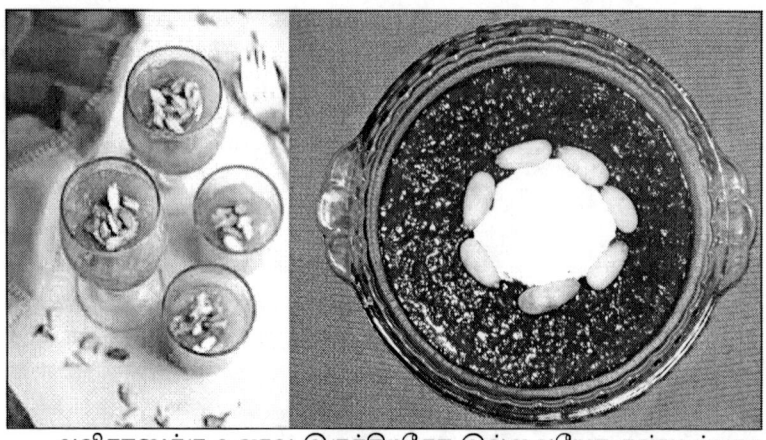

அலிகானுக்கு உணவு இருக்கிறதோ இல்லையோ கண்டிப்பாக கியுபானி கா மித்தா இருக்க வேண்டும். அவருக்காகவே வெளிநாடுகளில் இருந்து 'ஸ்பெஷல்' பழங்களை தருவித்து 'மித்தா' செய்வார்களாம். ஆப்ரிகாட் பழ மித்தாவையே விரும்பிச் சாப்பிடுவாராம்.

ஆப்ரிகாட் அனைத்துச் சத்துகளும் பொதிந்த ஒரு அதியசப் பழம். ஒருவித புளிப்பு சுவை கொண்ட இப்பழம் ஆஸ்துமா, மார்புச்சளி, காசநோய், இரத்த சோகை போன்ற பல நோய்களை குணப்படுத்த வல்லது. அதோடு சேர்த்து உடம்புக்கு 'சக்தி' ஊட்டக்கூடிய பாதாம், பிஸ்தா, ஏலக்காய், கிரீம், சர்க்கரை கலந்து செய்யப்படும் இந்த இனிப்பு ஹைதராபாத்தின் பழமைக்கும், வளமைக்கும் சான்று. கடைகாரர்களிடம் இதன் வரலாறைக் கேட்டால் இனிக்க இனிக்க உஸ்மான் அலிகானைப் பற்றிப் பேசுகிறார்கள். இரட்டிப்பு சுவை.

(இதை வீடுகளில் செய்வது சாத்தியமில்லை. அதனால் நோ ரெசிபி)

19
சாகு பியம் கிச்சடி

பூந்தமல்லி 'பூனமல்லி' ஆனது போல, தூத்துக்குடி 'டுட்டிகோரின்' ஆனது போல, வத்திராயிருப்பு 'வட்ராப்' ஆனதுபோல பல உணவுப் பொருட்களின் பெயர்களும் மருவி அதன் ஆதி தொடர்பே தெரியாத வண்ணம் பொருள்மாறிப் போனதுண்டு. ஜாவா அரிசி, அரிக்கன் மாவு பற்றி பலருக்குத் தெரியாது. ஆனால் இந்தியாவில் இந்தப் பொருட்கள் இல்லாத சமையலறைகளே இல்லை.

ஜவ்வரிசியின் மூலப்பெயர் தான் ஜாவா அரிசி. அக்காலத்தில் ஜாவா நாட்டில் இருந்து இறக்குமதியானதால் அதற்கு அந்தப்பெயர். சமையல் மட்டுமின்றி ஜவுளி உள்ளிட்ட பல்வேறு தொழில்களில் ஜவ்வரிசியின் ஆதிக்கம் பரவியிருக்கிறது. இன்றுபோல அக்காலத்தில் ஜவ்வரிசி மரவள்ளிக் கிழங்கில் தயாரிக்கப்படவில்லை. ஒரிஜினல் ஜாவா அரிசி, தெற்காசிய சதுப்பு நிலங்களில் வளரும் ஒருவித பனையின் கள்ளைக் காய்ச்சி மாவாக்கி, அதை சிறுசிறு உருண்டைகளாக உருட்டி தயாரித்து இந்தியாவுக்கு அனுப்பினார்கள். அக்காலத்தில் ஜாவா அரிசியை அதிகம் நுகர்வு செய்தது இந்தியா தான். காரணம், மேற்கு வங்கம், மகாராஷ்டிரா உள்ளிட்ட வடமாநில மக்கள் அதன் சுவையில் மயங்கிப்போய் விட்டார்கள்.

அக்காலத்தில் அரிக்கன் மாவு என்று அழைக்கப்பட்ட பொருளின் இக்கால பெயர் மைதா. அமெரிக்காவில் இருந்து இறக்குமதியானதால் அமெரிக்கன் மாவாக இருந்து அரிக்கன்

மாவாகி விட்டது. அதையும் இன்று மைதாவாக்கி விட்டார்கள். ஜாவா அரிசி வடமாநிலத்தை மயக்கியதென்றால், அரிக்கன் மாவு தமிழகத்தில் நீங்கா இடத்தைப் பிடித்துவிட்டது. தென்மாவட்டங்களில் அரிக்கன் மாவை கருப்பட்டியோடு சேர்த்து பல பலகாரங்கள் செய்வார்கள். தொடக்கத்தில் கோதுமையில் இருந்துதான் மைதா தயாரிக்கப்பட்டது.

இரண்டாம் உலகப் போர் நடந்தபோது, ஆயுதத்தளவாட இறக்குமதியே பிரதானமாக இருந்ததால் ஜாவா அரிசிக்கும், அரிக்கன் மாவுக்கும் கடும் தட்டுப்பாடு ஏற்பட்டது. அச்சூழலில் சில 'முற்போக்கு' வணிகர்கள் மரவள்ளிக்கிழங்கு மாவை அரிக்கன் மாவு என்று கூறி விற்பனை செய்தார்கள். அதுவும் அரிக்கன் மாவின் சுவைக்கு இணையாக இருந்ததால் வரவேற்பு பலமாக இருந்தது.

மரவள்ளிக்கிழங்கு மாவை ஈரத்துணியில் கொட்டி குருணையாக மாற்றி, அதை மிதமாக வறுக்க ஜாவா அரிசியின் வடிவம் கிடைத்தது. சுவையும் அதற்கு இணையாக வர, ஜவ்வரிசி உதயமானது. ஒரிஜினல் ஜாவா அரிசி பொன்னிறத்தில் இருக்கும். இப்போது மார்க்கெட்டில் கிடைக்கிறதா என்று தெரியவில்லை.

தென்னிந்தியாவில், தமிழகத்தை விட ஆந்திரம், கர்நாடகத்தில் ஜவ்வரிசி பயன்பாடு அதிகம். தமிழகத்தில் பெரும்பாலும் பாயசத்தில் மட்டும் ஜவ்வரிசி பயன்படுகிறது. ஆந்திரத்தில், பல சிற்றுண்டிகள் செய்யப்படுகின்றன. கர்நாடகாவில் ஜவ்வரிசி வடை ஃபேமஸ்.

சாகு பியம் என்றால் ஜவ்வரிசி. சாகு பியம் கிச்சடி ஆந்திராவில் புகழ்பெற்ற சிற்றுண்டி. உருளைக்கிழங்கு, நிலக்கடலை, மசாலா சகிதம் சாப்பிடுவதே ஒரு புதிய அனுபவமாக இருக்கிறது. தேங்காய் சட்னி இதற்கு இதமான சைடிஷ். மகாராஷ்டிராவிலும் இது பிரபலமான சிற்றுண்டி. அங்கு சாபுதானா கிச்சடி என்கிறார்கள்.

நீங்களும் செய்யலாம்!

ஜவ்வரிசி	–	*2 கப்*
உருளைக்கிழங்கு	–	*3 பெரியது*
நல்லெண்ணெய்	–	*3 குழிக்கரண்டி*
பெருங்காயத்தூள்	–	*சிறிதளவு*
வெந்தயம்	–	*1 டேபிள்ஸ்பூன்*
சீரகம்	–	*1 டேபிள்ஸ்பூன்*

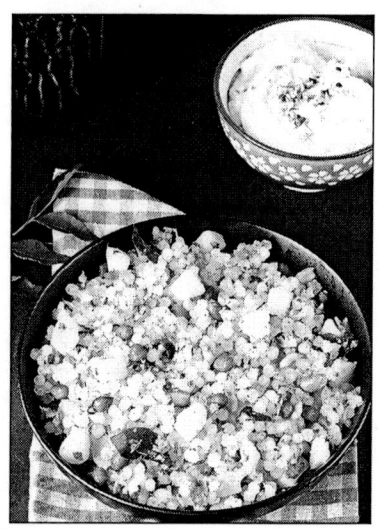

வறுத்த நிலக்கடலை	-	*ஒரு கைபிடி அளவு*
எலுமிச்சம்பழம்	-	*1*
சர்க்கரை	-	*ஒன்றரை டீஸ்பூன்*
பச்சைமிளகாய்	-	*3*
இஞ்சி	-	*ஒரு துண்டு*
கருவேப்பிலை	-	*தேவையான அளவு*
உப்பு	-	*தேவையான அளவு*

ஜவ்வரிசியை நன்கு அலசி உப்பு சேர்த்து 3 மணி நேரம் ஊறவையுங்கள். உருளைக்கிழங்கை சிறிது உப்புப் போட்டு வேகவைத்து சிறுசிறு துண்டுகளாக வெட்டிக் கொள்ளுங்கள். வறுத்த நிலக்கடலையோடு இஞ்சி, பச்சைமிளகாய் சேர்த்து மிக்சியில் பொடித்துக் கொள்ளுங்கள். (நிலக்கடலை முழுவதும் பொடியாகாமல் பாதியளவுக்கு உடைந்தால் போதும்).

வாணலியில் எண்ணெய் விட்டு சீரகம், வெந்தயம், பெருங்காயத்தூள், கறிவேப்பிலை போட்டு தாளித்து வதக்கிய பின் அரைத்து வைத்த நிலக்கடலை கலவையைப் போடுங்கள். பின் உருளைக்கிழங்கு துண்டுகள் மற்றும் சர்க்கரையைச் சேர்த்து நன்கு பிரட்டி வதக்குங்கள். வதங்கி வந்ததும், தீயை மிதமாக்கி ஜவ்வரிசி, உப்பு சேர்த்து மெல்ல கிளறுங்கள். வேகமாகக் கிளறினால் ஜவ்வரிசி பசை போல் ஆகி வாணலியில் ஒட்டிக் கொள்ளும். ஆகவே, குறைவான சூட்டில் சில நிமிடங்கள் கிளறி, எலுமிச்சைப் பழத்தைப் பிழிந்து இறக்கிவிடுங்கள். ஆந்திராவை மயக்கும் சாபுதானா கிச்சடி ரெடி.

20
தமலப்பாகு பஜ்ஜி

வெற்றிலைக்கும் மனிதர்களுக்குமான பந்தம் பல்லாயிரம் ஆண்டுகளுக்கு முன்பே தொடங்கி விட்டதாகச் சொல்கிறார்கள் உணவு ஆராய்ச்சியாளர்கள். தெற்காசியாவில் மிகப்பரவலாக புழக்கத்தில் இருக்கிறது வெற்றிலை. வெற்றிலை பற்றி ராமாயணத்தோடு தொடர்புடைய கதை ஒன்று உண்டு. 'போரின்போது இந்திரஜித் விட்ட அம்பு, லெட்சுமணன் உடலில் பாய்ந்து விடுகிறது. உயிருக்கு போராடிய லெட்சுமணனைக் காப்பாற்ற, 'பூ பூக்காத, பிஞ்சு விடாத, காய் காய்க்காத, பழம் பழுக்காத கொடியில இருந்து ஒரு இலையை பறித்துக்கொண்டு வா.' என்று ஆஞ்சநேயருக்கு உத்தரவு போடுகிறார் ராமர். ராமர் சொன்ன இலையை அடையாளம் கண்டுபிடிக்கத் தெரியாத ஆஞ்சநேயர் சஞ்சீவி மலையை அப்படியே பெயர்த்து தூக்கிக்கொண்டு வந்து விடுகிறார். அதில் இருந்து ஒரு இலையை பறித்து லெட்சுமணுக்கு கொடுக்க, அடுத்த ஐந்து நிமிடத்தில் கண் விழித்து விடுகிறார் லெட்சுமண். அங்கிருந்த எல்லாரும் ராமரிடம் 'இது என்ன இலை' என்று கேட்டார்கள். 'பூ இல்லை, பிஞ்சு இல்லை, காய் இல்லை, கனி இல்லை.. இது ஒரு வெற்று இலை' என்கிறார் ராமர். அதுதான் வெற்றிலை.'

பண்டிகைகள், கோவில் திருவிழாக்கள் தொடங்கி, வீடுகளில் நடக்கும் நல்லது கெட்டதுகள் வரை எல்லாவற்றிலும் வெற்றிலை பிரதானமாக இருக்கிறது. சாப்பாடு இருக்கிறதோ இல்லையோ

பலருக்கு வாய்க்கு வெற்றிலை வேண்டும். குறிப்பாக, ஒருங்கிணைந்த தஞ்சை. உதட்டுச்சிவப்பை வைத்தே அப்பகுதி மக்களை அடையாளம் காணமுடியும். ஆவூர் கொழுந்து வெற்றிலை, கல்யாணபுரம் கிளிஞ்சல் சுண்ணாம்பு, குடவாசல் கொட்டைப்பாக்கு, கும்பகோணம் நெய்ச்சீவல்... இப்படி தாம்பூலத்தின் ஒவ்வொரு அங்கத்துக்கும் அங்கே ஒவ்வொரு ஊர்ச்சிறப்பு இருக்கிறது.

கோவில் திருவிழாக்களில் உரிமைக்காரர்களுக்கு 'காளாஞ்சி' கொடுக்க வேண்டும். ஒரு தேங்காய்மூடியில் இரண்டு வெற்றிலை, ஒரு பாக்கு சேர்த்து கொடுப்பதுதான் காளாஞ்சி. இதைக் கொடுக்கவில்லை என்றால் ஊருக்குள் பிரச்னை வந்துவிடும். சுபகாரியங்களுக்கு தட்டில் தாம்பூலம் வைத்தே உறவுக்காரர்களை அழைக்க வேண்டும். இல்லாவிட்டால் 'எங்களை மதிக்கலை' என்று சொல்லி வராமல் தவிர்த்துவிடுவார்கள். சுப, துக்க காரியங்களுக்கு வரும்போது மாமன் மச்சான் உறவுகளுக்கு, வாசலில் நின்று தாம்பூலம் கொடுத்து வரவேற்க வேண்டும். இல்லாவிட்டால், 'ஜனக்கட்டு இல்லாத பய' என்று கேலி பேசத் தொடங்கிவிடுவார்கள். அதேபோல், திருமணம் நிச்சயம் செய்யும்போதும் தாம்பூலம் மாற்றிக்கொள்வது வழக்கம்.

தாம்பூலம் பற்றி சங்க இலக்கியங்களிலும் குறிப்புகள் உண்டு. 'காதலை மேம்படுத்தும் பொருளாக'ச் சுட்டுகின்றன இலக்கியங்கள். அக்காலத்தில், அரசர்களுக்கு தாம்பூலம் மடித்துக் தருவதற்கென்றே அடைப்பக்காரன் என்றொரு பணியாள் இருப்பாராம். அரசர்கள் போடும் தாம்பூலத்தில் பல ஸ்பெஷல் அயிட்டங்களும் இருக்குமாம். ஒரு கொழுந்து வெற்றிலை; சிறிய பாக்கு; ஒரு மிளகு; ஒரு கிராம்பு; சில கற்கண்டு துண்டுகள்; இரண்டு சீரகம்.. இவற்றை வைத்து, இலை முழுதும் கிளிஞ்சல் சுண்ணாம்பு தடவி நான்காக மடக்கித் தருவாராம். மென்றால் சுகந்தமான வாசனை பரவுமாம். தாம்பத்யமும் மேம்படுமாம்.

வெற்றிலை ஒரு தெய்வீக மூலிகை. இதை கொதிக்கும் நீரில் போட்டு வடிகட்டி அதில் இரண்டு மிளகைத் தட்டிப்போட்டுக் குடித்தால் தொண்டை கட்டு விலகிப்போகும். நெடுநாள் கோழை வடிந்து விடும். இரவு உறங்கச் செல்லும் முன் வெற்றிலைச் சாறுடன் ஓமம் சேர்த்துக் குடித்தால் முடக்குவாதம், மூட்டுவலி குணமாகும். வெற்றிலையோடு சுண்ணாம்பு சேரும்போது அதுவும் மருந்தாகி விடுகிறது. எலும்புகள், பற்களுக்கு நல்லது.

ஆந்திர மக்களின் பண்பாடு, சடங்குகளிலும் வெற்றிலை பிரதான அங்கம் வகிக்கிறது. பல கோவில்களில் வெற்றிலை

மாலை சாத்தும் வழக்கம் இருக்கிறது. பிரசாதமாகவும் வெற்றிலை தருகிறார்கள். நம்மைப் போல அவர்கள் வெற்றிலையை உணவுக்குப் பிறகு பயன்படுத்துவதில்லை. உணவாகவே பயன்படுத்துகிறார்கள். நம்மூரில் வீதிக்கு வீதி போண்டா, வடை கடை இருப்பது போல ராஜமுந்திரி, விஜயவாடா பகுதிகளில் 'தமலப்பாகு பஜ்ஜிக் கடைகள் இருக்கின்றன. (வெற்றிலையை தெலுங்கில் தமலப்பாகு என்கிறார்கள்) வெற்றிலையின் மெல்லிய காரமும், பெருங்காய வாசனையும் ஈர்ப்பை உருவாக்குகின்றன. சைடிஷாக சாம்பார் தருகிறார்கள். வாழைக்காய், உருளைக்கிழங்கு பஜ்ஜிக்கு பழகிய நம் நாக்கு வெற்றிலை பஜ்ஜியை வருகவென வரவேற்கிறது. சூடாக சாப்பிடுவது சுகம்.

நீங்களும் செய்யலாம்!

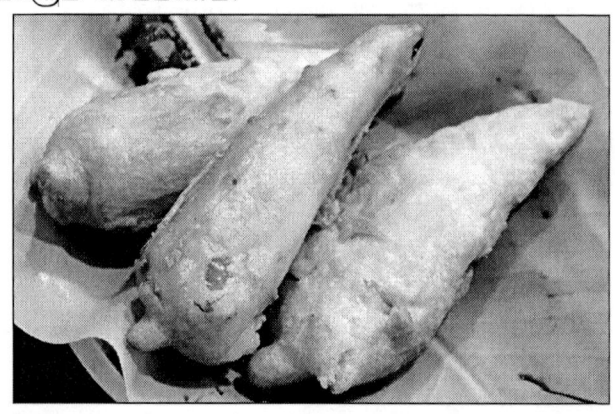

கடலை மாவு	- 150 கிராம்
பெரிய துளிர் வெற்றிலை	- 15
பெருங்காயம்	- கால் டேபிள்ஸ்பூன்
பூண்டு	- 5 பல்
குறுமிளகு	- கால் டீஸ்பூன்
உப்பு	- தேவையான அளவு
எண்ணெய்	- தேவையான அளவு

வெற்றிலையை நன்றாக கழுவிக் கொள்ளுங்கள். பூண்டு, குறுமிளகை அரைத்துக் கடலைமாவில் கலந்து, பெருங்காயம் உப்பு சேர்த்து பஜ்ஜி மாவு பதத்துக்கு கரைத்துக்கொள்ளுங்கள். இந்தமாவில் வெற்றிலையை இருபுறமும் நனைத்து எண்ணெயில் வேகவைத்து எடுங்கள். சுவையான தமலப்பாகு பஜ்ஜி ரெடி.

21
தெலுங்கானா பிரியாணி

பிரியாணியின் பிறப்பிடம் பாரசீகம். பயணிகள் மூலமாக தெற்காசியாவுக்கு வந்தது. பிரியாணி என்றாலே அசைவம் தான். இந்தியர்கள் தான் 'வெஜ் பிரியாணி'யை கண்டுபிடித்தார்கள். ஹைதராபாத் நிஜாம்களின் மூதாதையான ஆசப் ஷா மிகப்பெரும் பிரியாணி விரும்பியாம். அவரின் சமையலறையில், மீன், காடை, இறால், மான், முயல், 49 வகை பிரியாணிகள் சமைக்கப்படுவதுண்டாம். நிஜாமின் விருந்தினர்கள் மூலம் உலகெங்கும் ஹைதராபாத் பிரியாணியின் புகழ் பரவியது.

கோழி, ஆடு, மாட்டிறைச்சி கலந்த பிரியாணிகளே பிரதானமான மக்களைக் கவர்ந்திருக்கிறது. அந்த பிரியாணிகளுக்கு சற்றும் குறைவில்லா சுவை கொண்டது வெஜ் பிரியாணி. சைவமோ, அசைவமோ சுவைக்கு இணைசொல்ல ஏதுமில்லை. அதற்குக்காரணம், அரிசியும், செய்முறையும் மட்டுமல்ல, தண்ணீரும் தான். இந்தியாவில் எல்லா நகரத்திலும் தெலுங்கானா பிரியாணி கிடைக்கிறது. ஆனால் தெலுங்கானா சுவையை துளியளவும் தொடமுடியாது.

நீங்களும் செய்யலாம்!

பாசுமதி அரிசி	- 2 கப்
பீன்ஸ்	- 100கிராம்
கேரட்	- 2

வெ. நீலகண்டன்

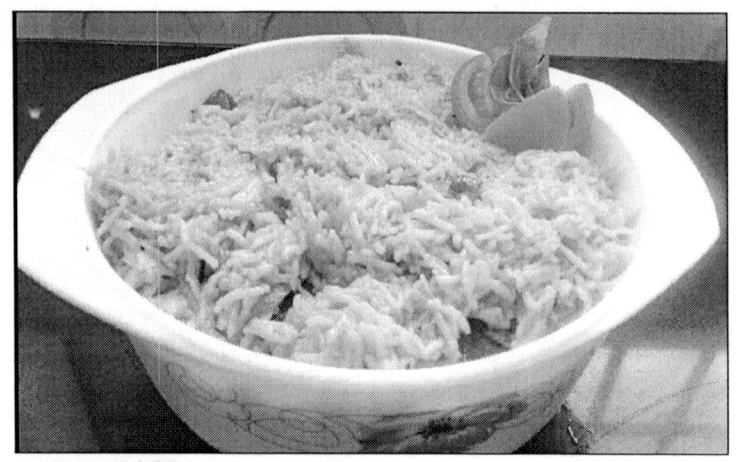

உருளைக்கிழங்கு	- 2
பெரிய வெங்காயம்	- 2
தக்காளி	- 3
எண்ணைய்	- தேவையான அளவு
உப்பு	- தேவையான அளவு
இஞ்சிபூண்டு விழுது	- 1 டேபிள்ஸ்பூன்
மஞ்சள்தூள்	- 1 டீஸ்பூன்
மல்லித்தூள்	- 1 டேபிள்ஸ்பூன்
மிளகாய்த்தூள்	- 2 டேபிள்ஸ்பூன்
தயிர்	- கால் கப்

தாளிக்க:

கிராம்பு	- 4
ஏலக்காய்	- 2
சோம்பு	- 1 டேபிள்ஸ்பூன்
பட்டை	- 1 துண்டு
பிரியாணி இலை	- 1
கசகசா	- 1 டேபிள்ஸ்பூன்

அரிசியை களைந்து 45 நிமிடம் ஊறவையுங்கள். பீன்ஸ், காரட், உருளைக்கிழங்கு, வெங்காயத்தை பொடியாக நறுக்கிக் கொள்ளுங்கள். தக்காளியை நறுக்கி, லேசாக எண்ணைய் விட்டு வதக்கி பேஸ்டு போல செய்துகொள்ளுங்கள். வாணலியில் எண்ணைய் விட்டு தாளிக்க வேண்டிய

பொருட்களை தாளித்து, வெங்காயத்தைப் போட்டு பொன்னிறமாக வதக்குங்கள். வதங்கியதும், நறுக்கி வைத்துள்ள காய்கறிகள், தக்காளி பேஸ்ட், இஞ்சி பூண்டு விழுதைப் போட்டு, மஞ்சள்தூள், மல்லித்தூள், மிளகாய்த்தூள், உப்பைச் சேர்த்து கிளறுங்கள். காய்கறிகள் முக்கால் பதம் வதங்கியதும் தயிரை கலந்து இறக்குங்கள். ஊறவைத்த அரிசியில் இந்த காய்கறிக் கலவையை சேர்த்து வேக வையுங்கள். அரிசியும், காய்கறிக் கலவையும் சம அளவில் இருக்கவேண்டும். அதிகம் தண்ணீர் சேர்க்காதீர்கள். சாதம் வெந்ததும் பதம் பார்த்து இறக்குங்கள். குழையக்கூடாது. தம் கூட்டுவதற்கு எளிதான ஒருவழி. தோசைக்கல்லை மிதமான தீயில் வைத்து, அகண்ட பாத்திரத்தில் தண்ணீர் ஊற்றி அதன்மேல் வையுங்கள். அந்த தண்ணீரில் பிரியாணி பாத்திரத்தை 10 நிமிடம் வைத்தால் போதும். பிரியாணி பொல பொல என்று உதிரியாகிவிடும்.

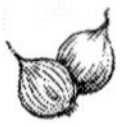

22
உளவள சாறு

ஆந்திராவில் தட்பவெப்பத்தின் அடிப்படையில் ஒவ்வொரு மண்டலத்திற்கும் ஒவ்வொரு விதமான உணவு பண்பாடு நிலவுகிறது.

குண்டூர் ஆந்திராவின் பெரிய நகரங்களில் ஒன்று. குண்டூர் தான் ஆந்திராவின் மிளகாய் மண்டி. வற்றாத ஜீவநதியாகிய கிருஷ்ணா குண்டூரை வளம் குன்றாமல் வைத்திருக்கிறது. மிளகாய் மட்டுமின்றி, புகையிலையும், பருத்தியும் பெருமளவு விளைகிறது. 50க்கும் மேற்பட்ட புகையிலை பதப்படுத்தும் கம்பெனிகள் செயல்படுகின்றன. குண்டூர் புகையிலைக்கு சீனாவில் ஏகப்பட்ட வரவேற்பு. தம் மொக்கைத் தயாரிப்புகளை இந்தியாவுக்கு அனுப்பி காசுபார்க்கிற சீனா, நம்நாட்டு புகையிலைக்கு அடிமையாக இருப்பதற்காக நாம் திருப்திப் பட்டுக்கொள்ளலாம்.

ஆந்திராவில் பிறபகுதிகளை விட குண்டூர் வட்டார உணவுகளில் தான் காரம் தூக்கலாக இருக்கிறது.

தெலுங்கானா மண்டலத்தில் 10 மாவட்டங்கள் உண்டு. அவற்றில் வட தெலுங்கானாவில் உள்ள நான்கு மாவட்டங்கள் மிகவும் பின்தங்கிய நிலையில் உள்ளன. நீதாராமும் குறைவு. சோளம் தான் இப்பகுதியின் முதன்மை உணவுப்பொருள்.

ராயலசீமா மண்டலத்தில் உள்ள கர்நூல், அனந்தப்பூர் மாவட்டங்களில் துங்கபத்ரா நதி பாய்கிறது. அதனால் அப்பகுதிகளில்

எக்காலமும் பச்சைபூத்துக் கிடக்கிறது. இங்கு நெல்சாகுபடி அதிகம். கர்நாடக எல்லையை ஒட்டி இருப்பதால் உணவில் ஒரு பொதுத்தன்மை நிலவுகிறது. ஆந்திரத்துக்கு என்றே தனித்துவமான ஒரு பதார்த்தமும் இங்கே கிடைக்கிறது. பெயர் முக்காணி. அரிசியை பொறித்து, மிளகாய் பஜ்ஜியோடு சேர்த்து சில ஜிமிக்ஸ் வேலைகள் செய்து தருகிறார்கள். வித்தியாசமாகத்தான் இருக்கிறது.

கடலோர ஆந்திர மண்டலத்தில் உள்ள கிருஷ்ணா மாவட்டத்தில் மசூலிப்பட்டினம் அருகே பந்தர் என்ற சிறு கிராமம் இருக்கிறது. இங்கு குடிசைத்தொழில் போல லட்டு தயார் செய்கிறார்கள். லட்டு என்றால் சாதாரணமில்லை. திருப்பதிக்கே சவால்விடுகிற லட்டு. ‘பந்தர் லட்டு’ என்ற பெயரில் ஆந்திரா முழுவதும் கிடைக்கிறது.

மேற்கு கோதாவரி பகுதியும் வளம் நிறைந்தது. அங்கு கிடைக்கும் ‘பூத்த ரேக்குலு’ என்ற பதார்த்தம் மிகவும் சுவையானது. அடுப்பில்லாமல் செய்கிற பதார்த்தம். பச்சரிசியை அரைத்து வெல்லம் கலந்த தண்ணீரில் கரைத்து, மண்பானையில் எண்ணெய் பூசி மாவை லேயராக அப்பி சூரிய ஒளியில் காய வைக்கிறார்கள். சிலமணி நேரங்களில் துணியைப் போல உரிந்து வருகிறது. சாப்பிட வித்தியாசமாக இருக்கிறது.

ராயலசீமா மண்டலத்தில் உள்ள கடப்பா, சித்தூர் பகுதிகளில் நீராதாரம் குறைவு என்பதால் மானாவாரி பயிர்களே சாகுபடி செய்யப்படுகின்றன. குறிப்பாக ராகி, கேழ்வரகு, கொள்ளு. இந்த பகுதிகளில் ராகி மொத்தே பிரபலமான உணவு. ராகி மாவில் சுடுநீர் விட்டு பிசைந்து, நெய் சேர்த்து பெரிய உருண்டைகளாக உருட்டித் தருகிறார்கள். சைடிஷ், கோங்கூரா துவையல். உளவளச் சாறும் இப்பகுதியின் பாரம்பரிய உணவுகளில் ஒன்று தான். மதிய உணவில் மட்டுமின்றி, மாலை நேர பானமாகவும் இதை உபயோகிக்கிறார்கள்.

உளவள என்றால் கொள்ளு. கொள்ளு ரசத்தைத்தான் தான் உளவளச் சாறு என்கிறார்கள். கொள்ளு, வெறும் தானியமல்ல.. மருந்து. ‘இளைத்தவனுக்கு எள்ளு, கொளுத்தவனுக்கு கொள்ளு’ என்பது பழமொழி. உடல் பருமனைக் கரைக்க மிகவும் உகந்த இந்த உளவள சாறு, ஆந்திரந்துக்கே உரிய தூக்கலான காரத்தோடு ‘சுள்’ளென்று உள்ளிறங்குகிறது.

நீங்களும் செய்யலாம்

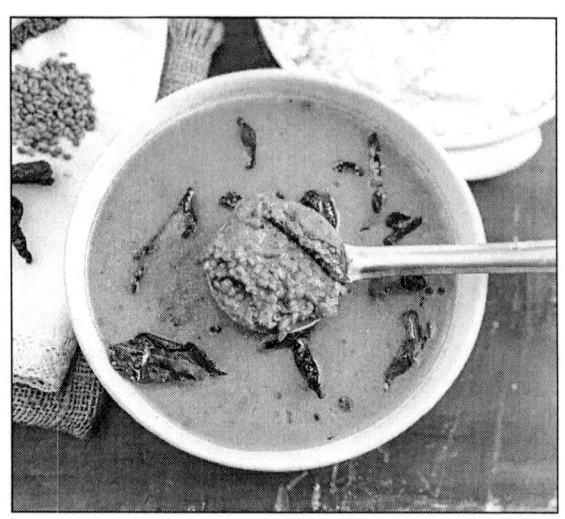

கொள்ளு	-	100 கிராம்
மிளகு	-	1 டேபிள்ஸ்பூன்
சீரகம்	-	1 டேபிள் ஸ்பூன்
கடுகு	-	1 டீஸ்பூன்
பெருங்காயம்	-	1 டீஸ்பூன்
பூண்டு	-	2 பல்
புளி	-	நெல்லிக்காய் அளவு
உப்பு	-	தேவையான அளவு
எண்ணெய்	-	சிறிதளவு
காய்ந்த மிளகாய்	-	2
கறிவேப்பிலை	-	சிறிதளவு

கொள்ளை வறுத்து, குழைய வேகவையுங்கள். வெந்தபிறகு தண்ணீரை வடிகட்டி எடுத்துக் கொள்ளுங்கள். அந்த தண்ணீரில் உப்பு, புளியைக் கரைத்து, பூண்டு, மிளகு, பெருங்காயம், சீரகத்தை தட்டிப்போடுங்கள். வாணலியில் எண்ணெய் விட்டு கடுகு, காய்ந்த மிளகாய், கறிவேப்பிலை போட்டுத் தாளியுங்கள். அதில், கரைத்து வைத்துள்ள தண்ணீரை ஊற்றி கொதி வருவதற்கு முன் இறக்குங்கள். ஆந்திர உளவள சாறு ரெடி.

23
வம்காய அன்னம்

'வரகரிசிச் சோறும், வழுதுணங்காய் வாட்டும்' என்று அவ்வைப்பாட்டி பாடியதை படித்தாலே நாவில் தேனூறுகிறது. குழைந்த வரகுச் சாதத்தில், வாட்டிய கத்திரிக்காயைக் கொண்டு செய்யப்படும் (எண்ணெய் கத்திரிக்காய்) குழம்பை சேர்த்து சாப்பிடும் சுவைக்கு இணை எவுமில்லை. கத்தரியை கூட்டு, பொறியல், வதக்கல், பிரட்டல், மசியல் என எப்படி வேண்டுமானாலும் சமைக்கலாம். அதனால்தான் 'காய்கறிகளின் அரசன்' என்கிறார்கள் கத்தரிக்காயை. கோஸ்மல்லி, கொத்சு, சம்பல், கடப்பா என தமிழகத்தில் பெயர்போன கத்தரிக்காய் டிஷ்கள் ஏராளம் இருக்கின்றன.

கத்தரிககாய் 'அக்மார்க்' தென்னிந்தி। காய்கறி. வரலாற்றுக்கு முந்தைய காலத்தில் இருந்தே தமிழகத்தில் கத்தரி பயிரிடப்பட்டதாக அறிஞர்கள் எழுதுகிறார்கள். 16ம் நூற்றாண்டில் ஆங்கிலேயர்களும், ஐரோப்பியர்களும் கத்தரியை தங்கள் நாட்டிற்கு கொண்டு சேர்த்தார்கள். அமெரிக்கா, சீனா, ஜப்பான், மத்தியத் தரைக்கடல் நாடுகளில் இன்று பெரும் ஆதிக்கம் செலுத்துகிறது கத்தரிக்காய்.

கத்தரிக்காயின் மகத்துவம் பலருக்குப் புரிவதில்லை. ரத்தத்தில் உள்ள கொழுப்பின் அளவைக் குறைப்பதில் கத்தரிக்கு இணையாக வேறு மருந்தில்லை. ஏராளமான உயிர்ச்சத்துகளும், நார்ச்சத்தும் இருக்கின்றன. வாதம், பித்தம், கபம் மூன்றுக்கும் கத்தரி நிவாரணி.

கத்தரிக்காயை வைத்து சர்வதேச அளவில் ஒரு அரசியல் நடக்கிறது. இப்போதெல்லாம், ஊதா நிறத்தில் வரும் நாட்டுக் கத்தரிக்காய் காணாமல் போய்விட்டது. பொய்யூர் கத்தரிக்காய், பூனைத்தலை கத்தரிக்காய், முள்ளு கத்தரிக்காய், தூக்காணம்பாளையம் கத்தரிக்காய், சுக்காம்பார் கத்தரிக்காய், அய்யம்பாளையம் கத்தரிக்காய், வெள்ளைக் கத்தரிக்காய் என ஏகப்பட்ட நாட்டு ரகங்கள் இங்கே இருந்தன. நவீன விவசாயம் அறிமுகப்படுத்திய ஹைபிரிட் ரகங்கள் எல்லா நாட்டு ரகங்களையும் அழித்து விட்டன. உலகின் பொதுமைகளில் ஒன்றாகி விட்டதால் கத்தரிக்காயை சர்வதேச விவசாய கம்பெனிகள் தங்கள் ஆளுமைக்குள் கொண்டு செல்லத் துடிக்கின்றன. அதன் தொடக்க முயற்சியாகத்தான் மரபணு மாற்றப்பட்ட கத்தரிக்காய்களை அறிமுகம் செய்கிறார்கள்.

ஒரு காய்கறியை பூச்சி அரிப்பது இயல்பு. புழு தின்று, பூச்சி தின்று, பறவை தின்று, பசு தின்று, காளை தின்று மிஞ்சுவது தான் விவசாயியின் வீட்டுக்கு வரும். பூச்சிகளால் முதலுக்கே மோசம் என்றால் வேப்பந்தலையையும், நொச்சி இலையையும் அரைத்து தெளிப்பார்கள். பூச்சி மட்டுப்படும். காய்கறியும் மருந்தாகும். பூச்சி மருந்துகளை நமக்கு அறிமுகப்படுத்திய விஞ்ஞானிகள் இப்போது அடுத்த கட்டத்துக்கு நகர்ந்திருக்கிறார்கள். பூச்சியை அழிக்க ஏனப்பா தனியாக ஒரு மருந்து..? ஒரு கத்தரியை பூச்சி கடிக்கிறது என்றால் அந்த கத்தரியே விஷத்தை சுரந்து பூச்சியை கொன்றுவிட்டால்..? இதுதான் மரபணு மாற்ற யுத்தி. விதைக்குள் ஒரு கிருமியை புகுத்தி விடுவது. ஒரு கிருமி இன்னொரு பலம் மிகுந்த ஜீனை அண்டவிடாது.

மரபணு கத்தரியை இந்தியாவில் சோதித்துப் பார்க்க பலம் பொருந்திய பன்னாட்டு நிறுவனங்கள் வரிசை கட்டி நிற்கின்றன. கர்நாடகம் சுதாரித்துக் கொண்டது. தமிழகத்திலும் எதிர்ப்பு. ஆந்திரம் மட்டும் சிக்கிக்கொண்டது. மரபணு பருத்தியை பயிரிட்டு நட்டமடைந்து, நிலம் பாழ்பட்டு பலநூறு விவசாயிகள் தற்கொலை செய்து கொண்டார்கள். மரபணு மாற்றக் கத்தரிச் செடியை தின்ற ஆடுமாடுகள் கூட செத்து விழுந்தன. ஆந்திர விவசாய வரலாற்றில் இதுஒரு சோகம். கத்தரிக்காயை மனிதர்கள் தின்ற காலம் மாறி கத்தரிக்காய் மனிதர்களை தின்னத் தொடங்கியிருக்கிறது.

கத்தரிக்காய் பயன்படுத்திச் செய்யப்படும் ஆந்திரத்தின் பெருமைமிகு உணவு வம்காய அன்னம். அருகிவருகிற ஆந்திரத்து

நாட்டுக் கத்திரிக்காய் மணக்க, மணக்க செய்யப்படும் கலவை சாதம் இது. ரசாயனம் படாத கத்தரியில் செய்தால் சுவையே தனிதான்.

நீங்களும் செய்யலாம்!

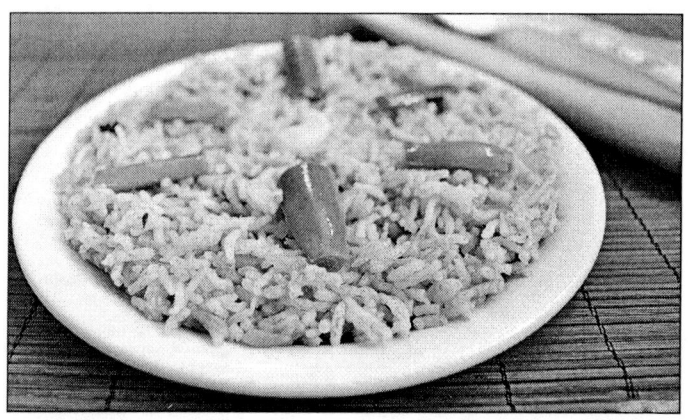

பிஞ்சு கத்திரிக்காய்	-	300 கிராம்
அரிசி	-	250 கிராம்
சின்ன வெங்காயம்	-	10
காய்ந்த மிளகாய்	-	5
தனியா	-	ஒன்றரை டேபிள்ஸ்பூன்
மஞ்சள்தூள்	-	சிறிதளவு
கடுகு	-	1 டேபிள்ஸ்பூன்
உளுந்து	-	1 டேபிள்ஸ்பூன்
கடலைப்பருப்பு	-	ஒன்றரை டேபிள் ஸ்பூன்
உப்பு	-	தேவையான அளவு
நல்லெண்ணெய்	-	200 மில்லி
கறிவேப்பிலை, கொத்தமல்லி	-	தேவையான அளவு

அரிசியை (குழைந்துவிடாமல்) சாதமாக வடித்துக் கொள்ளுங்கள். கத்தரிக்காயை நீளவாக்கில் பொடியாக வெட்டிக் கொள்ளுங்கள். வெங்காயம், கறிவேப்பிலை, கொத்தமல்லியையும் சிறிதாக வெட்டி வைத்துக் கொள்ளுங்கள்.

கடலைப்பருப்பு, உளுந்து, தனியா, காய்ந்த மிளகாயை வறுத்து அரைத்துக் கொள்ளுங்கள். வாணலியை அடுப்பில் வைத்து எண்ணெய்

விட்டு, கடுகு, கறிவேப்பிலை போட்டு தாளித்து, வெங்காயம், கத்திரிக்காயைப் போட்டு வதக்குங்கள். கத்திரிக்காய் நன்கு வதங்கியதும், மஞ்சள்தூள், உப்பு சேர்த்து லேசாக தண்ணீர் விட்டு கிளறி ஐந்து நிமிடம் மூடிவைத்து கிளறி இறக்குங்கள்.

இந்த கலவையில், சாதத்தையும் அரைத்து வைத்துள்ள கலவையையும் சிறிது, சிறிதாகப் போட்டு கிளறுங்கள். இதில் மீதமிருக்கும் எண்ணெயை ஊற்றி கொத்தமல்லியைத் தூவுங்கள். ஆந்திர தேசத்து வம்காய அன்னம் ரெடி.

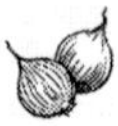

24
யுகாதிப் பச்சடி

கம்ப்யூட்டர் கூட 'ரெப்ரஷ்' செய்தால்தான் வேகமாக செயல்படுகிறது. மனிதர்களுக்கும் அதுபோன்ற புத்துணர்வு அவசியமாக இருக்கிறது. ஒரேமாதிரி உணவு, ஒரேமாதிரி உடை, ஒரேமாதிரி வாழ்க்கை, ஒரு கட்டத்தில் சோர்வையும், விரக்தியையும் தூண்டிவிடும். 'இதற்குத்தான் இந்தப்பாடா?' என்ற கேள்வி தோன்றாத வரைதான் வாழ்க்கை சுவாரஸ்யமாக இருக்கும். தோன்றிவிட்டால் அடுத்தடுத்த நகர்வுகள் தடைபட்டுப்போகும். மனிதர்கள் தங்களை 'ரெப்ரஷ்' செய்வதற்காக உருவாக்கப்பட்டவை தான் பண்டிகைகள். மன உற்சாகம் தருவது மட்டுமின்றி, மனிதர்களை பக்குவப்படுத்துவதும் பண்டிகைகளின் நோக்கம்.

யுகாதியும் அப்படியான அர்த்தம் பொதிந்த பண்டிகை தான். வாழ்க்கையின் உண்மைத் தத்ரூபங்களை அப்பட்டமாக பயிற்றுவித்துவிட்டு நகர்ந்து செல்கிறது யுகாதி. வாழ்க்கைப்பாதை மேடு, பள்ளங்களால் ஆனது. இந்த சூத்திரத்தைப் புரிந்துகொள்கிற மனிதர்கள் கசப்பையும், இனிப்பையும் ஒன்றுபோலவே எடுத்துக்கொண்டு கடந்துவிடுகிறார்கள். புரியாதவர்கள், மகிழ்ச்சிக்கு குதூகலித்து, கஷ்டத்துக்கு கலங்கித் தவிக்கிறார்கள். இதுபோன்ற மனிதர்களுக்கு வாழ்க்கையின் எதார்த்தத்தைப் புரியவைப்பதற்காகவே யுகாதிப்பண்டிகை அன்று 'யுகாதிப்பச்சடி' செய்யப்படுகிறது.

வெ. நீலகண்டன்

யுகாதி என்பது தெலுங்கு, கன்னட வருடப்பிறப்பு. பிரமன் உலகத்தைப் படைத்த நாள் என்கிறது புராணம். இன்று எக்காரியம் தொடங்கினாலும் அக்காரியம், நற்காரியமாக முடியும் என்பது நம்பிக்கை. நாம் தீபாவளியைக் கொண்டாடுவதைப் போல ஆந்திர, கர்நாடக மக்கள் யுகாதியைக் கொண்டாடுகிறார்கள். நள்ளிரவே யுகாதி கொண்டாட்டங்கள் தொடங்கி விடுகின்றன. பலகாரம், பட்சணம் என்று பெண்கள் பிஸியாகி விடுவார்கள். அதிகாலை, வாசலை வண்ணக்கோலத்தால் அலங்கரித்து, எண்ணெய் தேய்த்துக் குளித்து புத்தாடை அணிகிறார்கள். எத்தனை பட்சணங்கள் செய்தாலும் 'யுகாதிப்பச்சடி' தான் பண்டிகையின் முதன்மை பட்சணம். கன்னடத்தில் இதற்குப் பெயர் 'தேவு பெல்லா'.

யுகாதி பச்சடி, இனிப்பு, கசப்பு, புளிப்பு, உவர்ப்பு, காரம், உப்பு என அறுசுவையும் கொண்ட அருசுவை பாதார்த்தம். மகிழ்ச்சி, சோகம், வியப்பு, கோபம், அச்சம், சலிப்பு என எல்லா உணர்ச்சிகளும் உள்ளடங்கியதே இல்வாழ்க்கை. சக்கரத்தைப் போல இந்த எல்லா உணர்ச்சிகளும் சுற்றுச்சுற்றி வரத்தான் செய்யும். அவற்றை ஏற்றுக்கொண்டு கடந்துசெல்ல பழகிக்கொள் என்ற ஞானத்தை இந்த பச்சடி வழியாக போதிக்கிறார்கள் முன்னோர்கள்.

சூரிய வழிபாடு, இறைவழிபாடு முடிந்ததும் எல்லோரும் ஒவ்வொரு வாய் யுகாதிப்பச்சடியை ருசித்தபிறகே பிற உணவுகளை நாடுகிறார்கள். கோவில்களிலும் அன்று யுகாதிப்பச்சடியே பிரசாதமாக வழங்கப்படுகிறது. யுகாதியன்று வீட்டுக்கு வரும் விருந்தினர்களுக்கும் முதலில் இந்தப் பச்சடியை வழங்குகிறார்கள். நம் உறவென்பது, இனிப்பும், கசப்புமான எல்லா மன உணர்ச்சிகளையும் கடந்து காலகாலத்துக்கும் நீடிக்கவேண்டும் என்ற உன்னத அன்பின் வெளிப்பாடு அது.

யுகாதிப்பச்சடியை அப்படியே விழுங்கக்கூடாது என்பார்கள். ரசித்து, ருசித்து சாப்பிட வேண்டும். அது வயிற்றுக்கானது மட்டுமல்ல.. மனதுக்கானதும் கூட.

கடந்த ஏப்ரல் 11ம்தேதி ஆந்திரமும், கர்நாடகமும் யுகாதியைக் கோலாகலமாக கொண்டாடிக் களித்தன. எல்லாத் திசையிலும் யுகாதிப் பச்சடியின் சுவையும், மணமும் கலந்திருந்தன. அந்த வாசனையில் தெய்வீகம் ததும்பி நின்றது.

நீங்களும் செய்யலாம்.

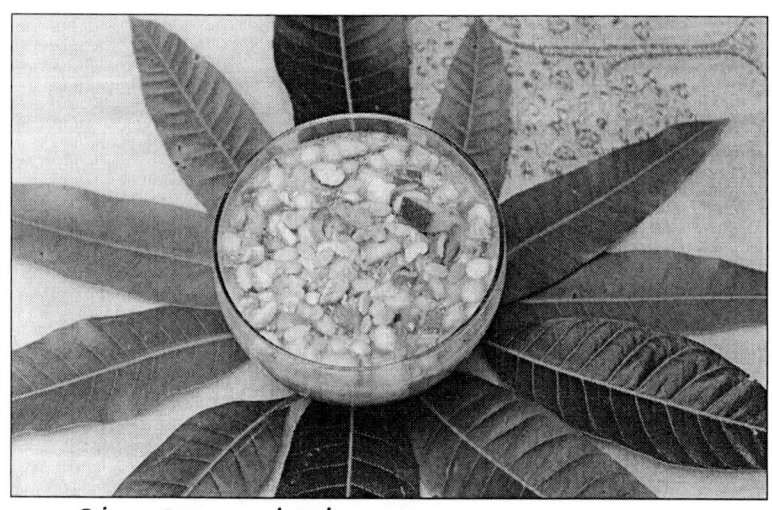

நடுத்தர அளவு மாங்காய்	- 1
வேப்பம்பூ	- 2 டீஸ்பூன்
வெல்லம்	- கால்கப்
புளி	- எழுமிச்சை அளவு
பச்சைமிளகாய்	- 3
உப்பு	- தேவையான அளவு

புளியை 20 நிமிடம் ஊறவைத்து, கரைத்துக் கொள்ளுங்கள். மாங்காயை லேசாக தோள்சீவி சிறுசிறு துண்டுகளாக வெட்டிக்கொள்ளுங்கள். மிளகாயையும் வட்டவடிவில் சிறுஅளவில் வெட்டிக்கொள்ளுங்கள். புளிக்கரைசலில் வெல்லத்தைக் கலந்து, வேப்பம்பூ, மாங்காய், மிளகாயைப் போட்டு, தேவையான அளவு உப்பைச் சேர்த்துக் கலக்குங்கள். யுகாதி பச்சடி ரெடி.

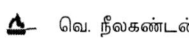

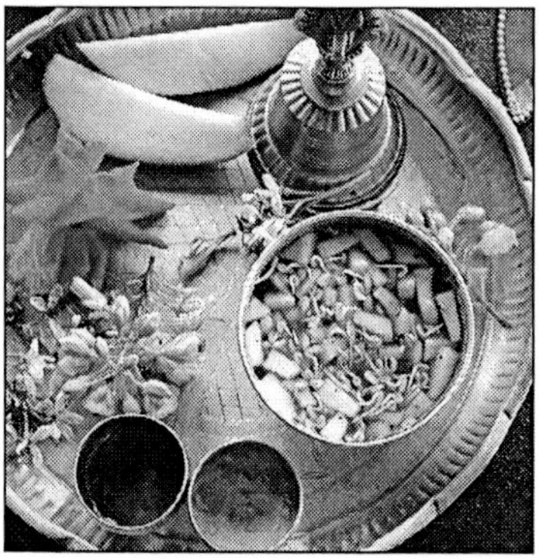

வெ. நீலகண்டன்

எமது வெளியீட்டில்
வெ.நீலகண்டன் நூல்கள்

1. ஊர்கதைகள்
2. உறங்கா நகரம்
3. தமிழர் வாழ்வு
4. அந்தர மனிதர்கள்
5. தென்னிந்திய வட்டார உணவுகள் இரண்டாம் பாகம் கர்நாடகா - கேரளா
6. முதல் முகவரி
7. கிராமிய இசைக்கருவிகள் - ஒரு பண்பாட்டு வரலாறு